# 40周怀孕同步指导

王晓梅　姜艳◎编著

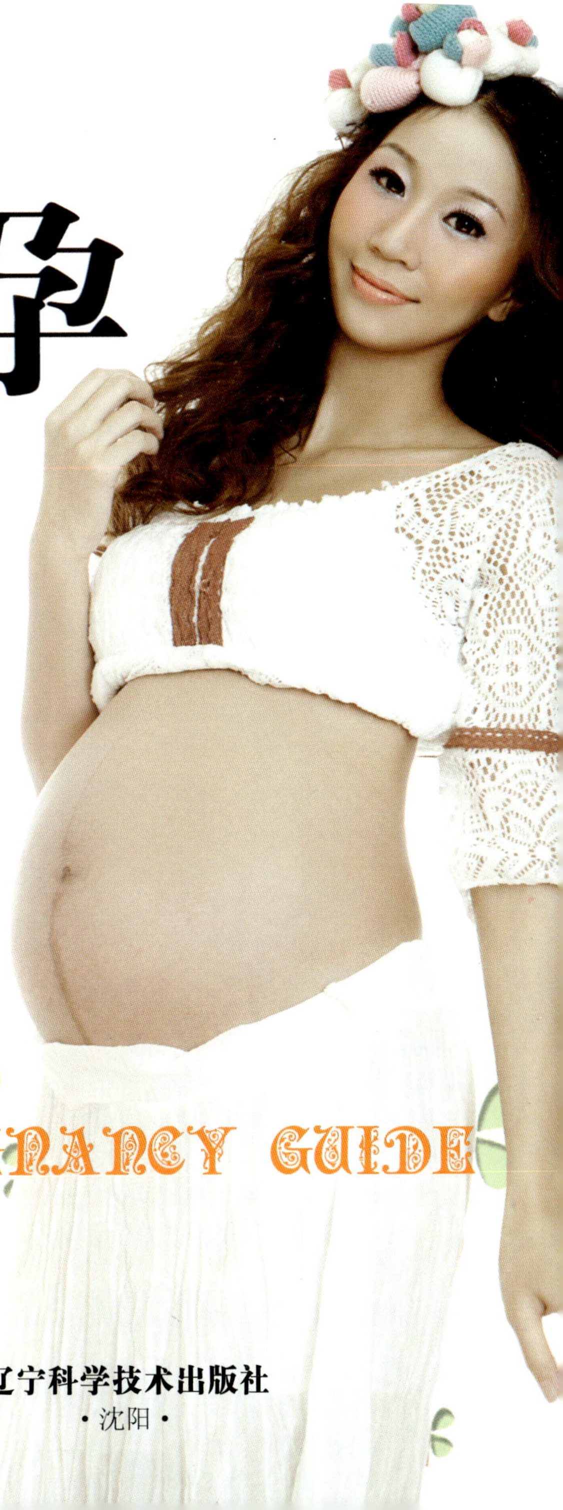

40 WEEKS

WEEK-BY-WEEK PREGNANCY GUIDE

辽宁科学技术出版社
·沈阳·

图书在版编目（CIP）数据

40周怀孕同步指导/王晓梅，姜艳编著. —沈阳：辽宁科学技术出版社，2012.5

ISBN 978-7-5381-7356-7

Ⅰ.①4… Ⅱ.①王… ②姜… Ⅲ.①妊娠期-妇幼保健-基本知识 Ⅳ.①R715.3

中国版本图书馆CIP数据核字（2012）第019497号

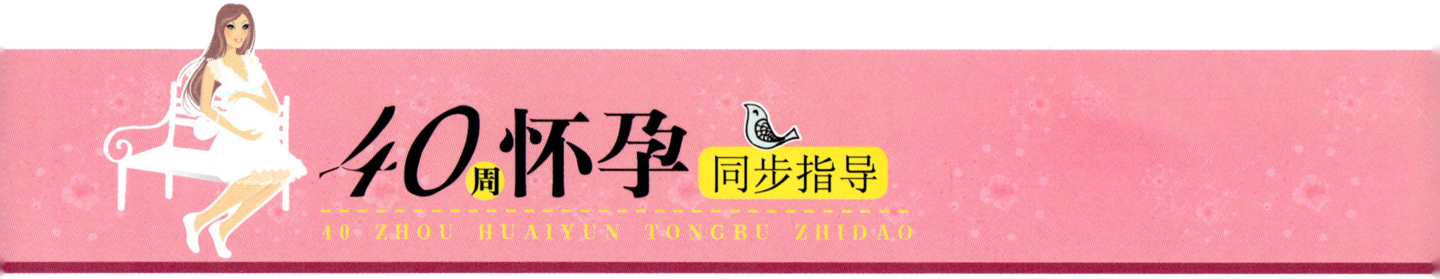


江之鸟图书

**策划制作**：北京江之鸟文化 010-82942753

**总 策 划**：周诗鸿

---

**出版发行**：辽宁科学技术出版社

（地址：沈阳市和平区十一纬路29号 邮编：110003）

**印 刷 者**：北京市十月印刷有限公司

**经 销 者**：各地新华书店

**幅面尺寸**：200mm×230mm

**印 张**：16

**字 数**：380千字

**出版时间**：2012年 5 月第 1 版

**印刷时间**：2012年 5 月第 1 次印刷

**责任编辑**：邓文军 江之鸟

**封面设计**：添翼图文工作室

**责任校对**：合 力

---

**书 号**：ISBN 978-7-5381-7356-7

**定 价**：39.80元

联系电话：024-23284360

邮购热线：024-23284502

E-mail:lnkjc@126.com

http://www.lnkj.com.cn

本书网址：www.lnkj.cn/uri.sh/7356

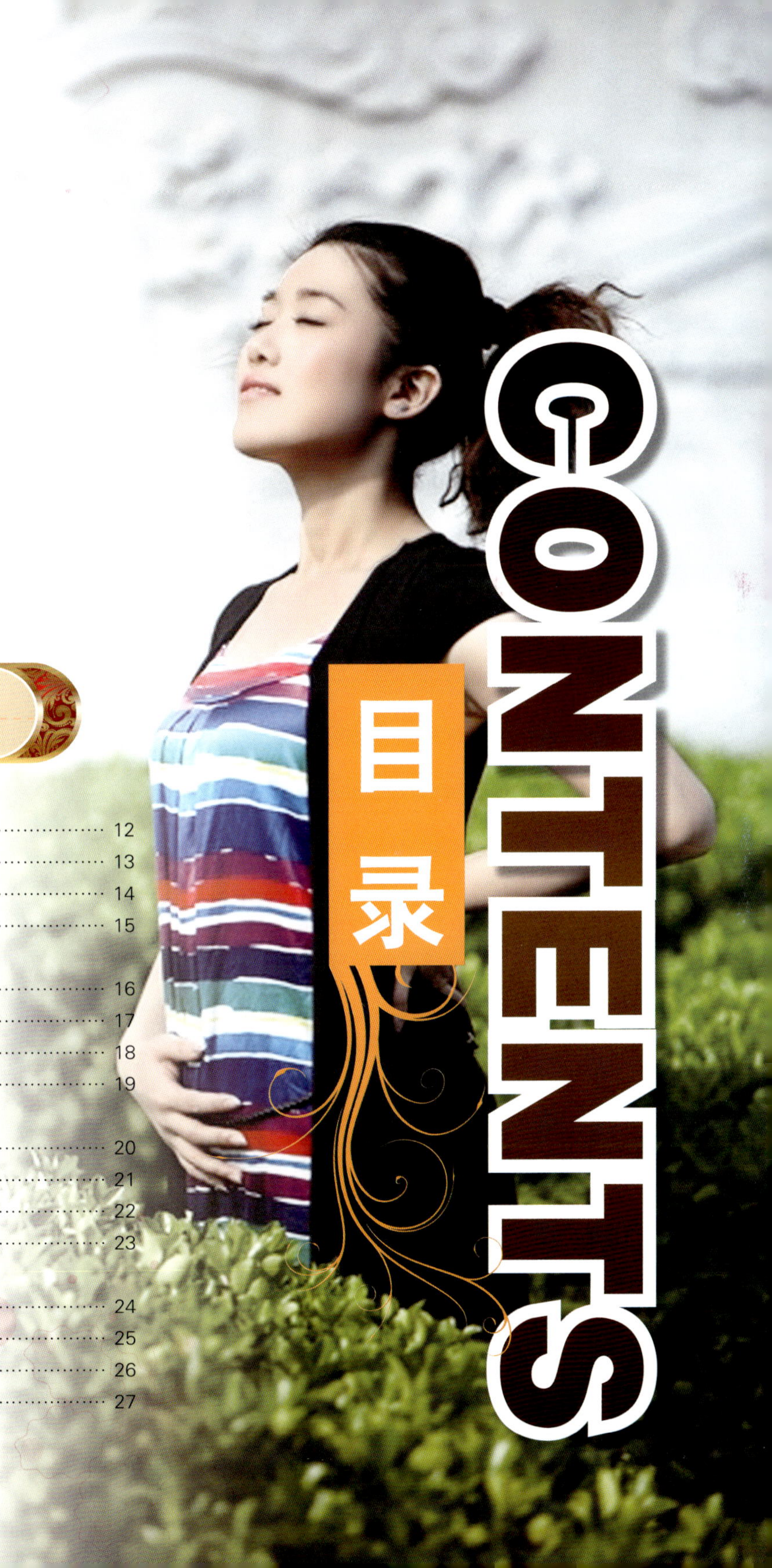

# 目录

CONTENTS

## 第一章 妊娠第1个月——宝贝，我们欢迎你

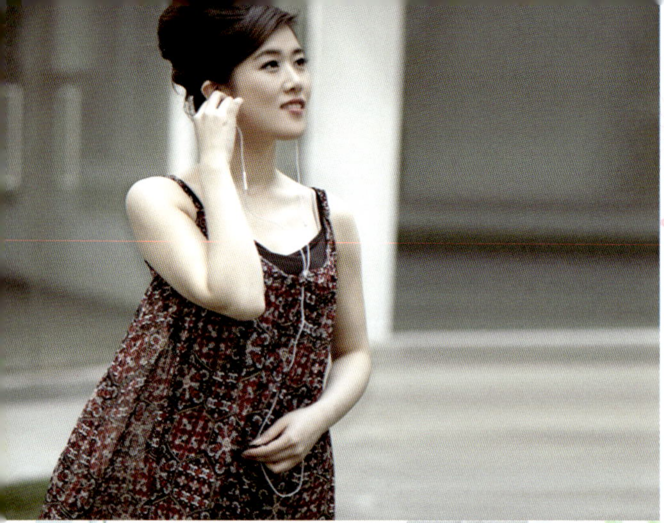

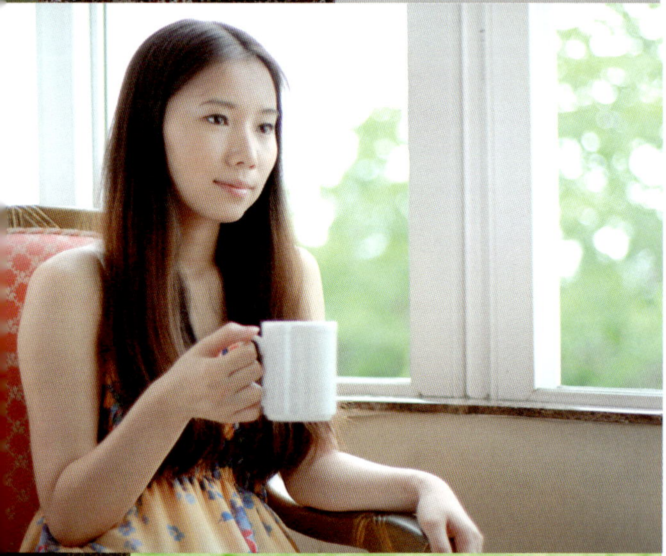

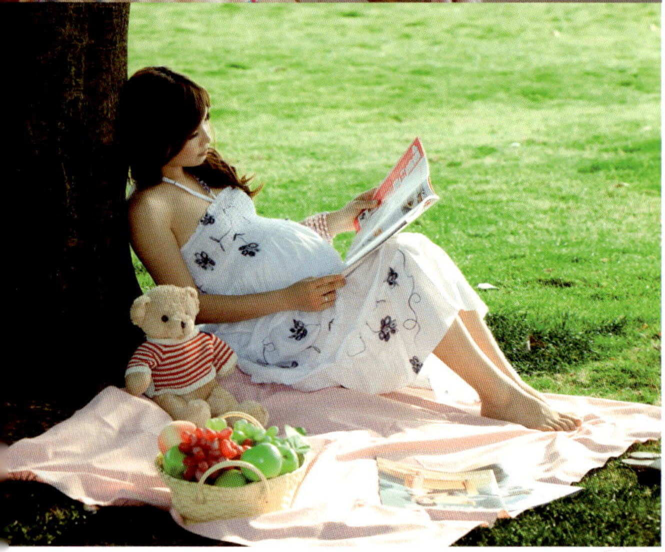

## 第二章 妊娠第2个月

### ——分享幸福的时刻



## 第三章 妊娠第3个月

### ——安全度过害喜期

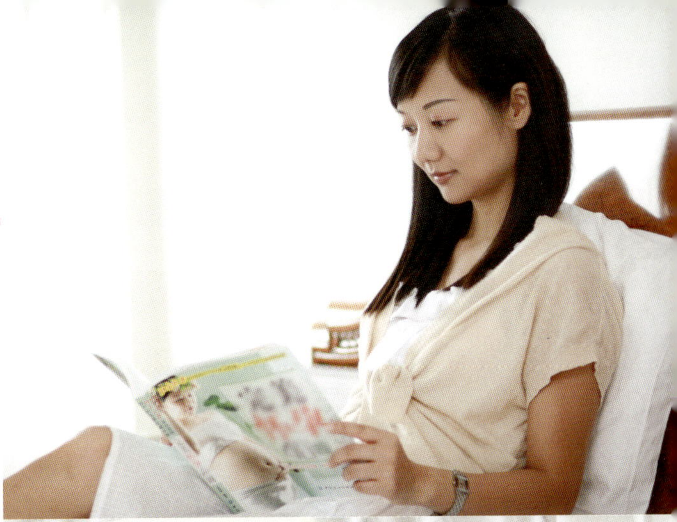

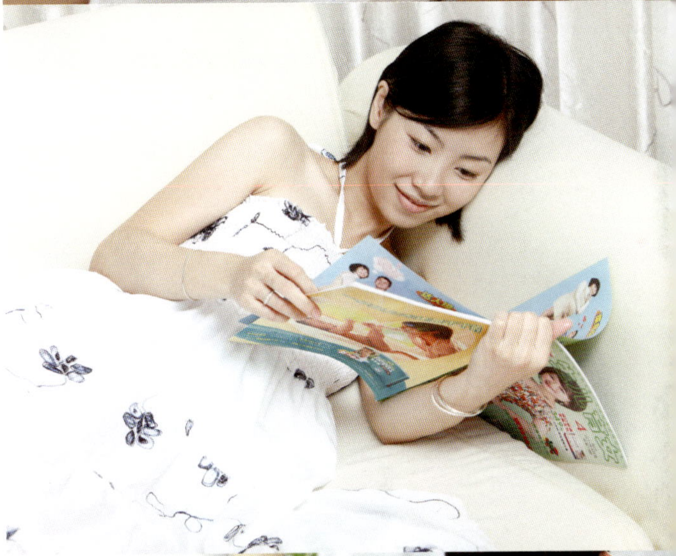

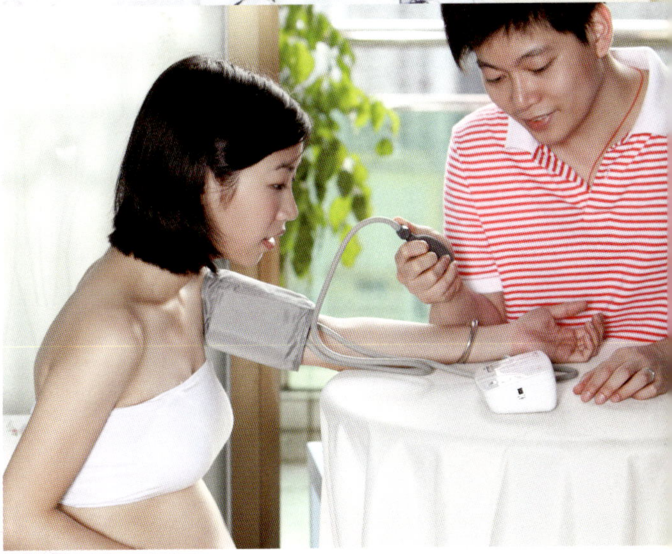

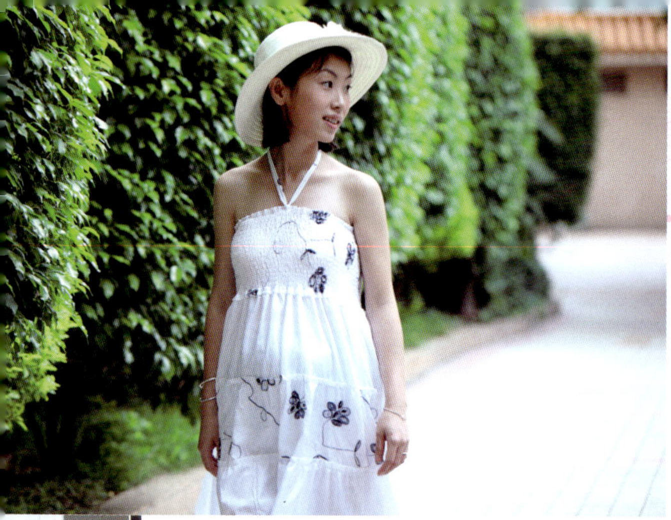

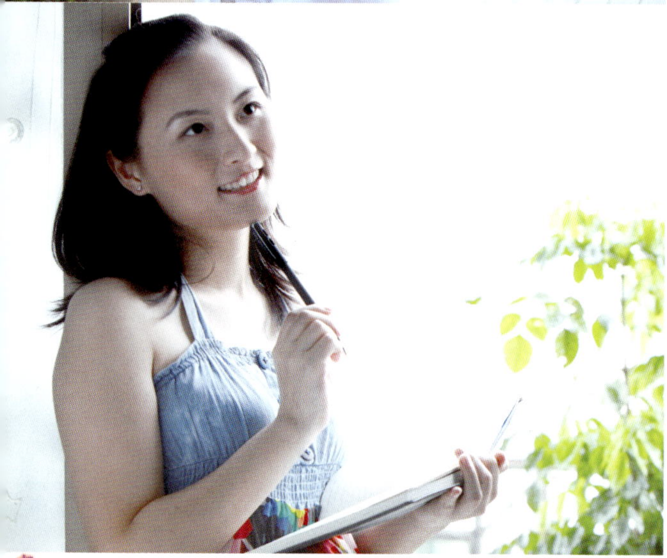

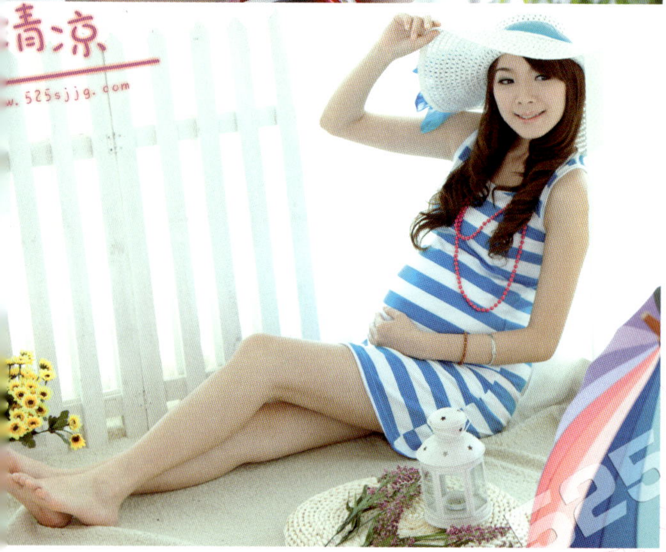

## 第五章 妊娠第5个月
——小家伙动了



## 第六章 妊娠第6个月
——做个快乐的大肚婆

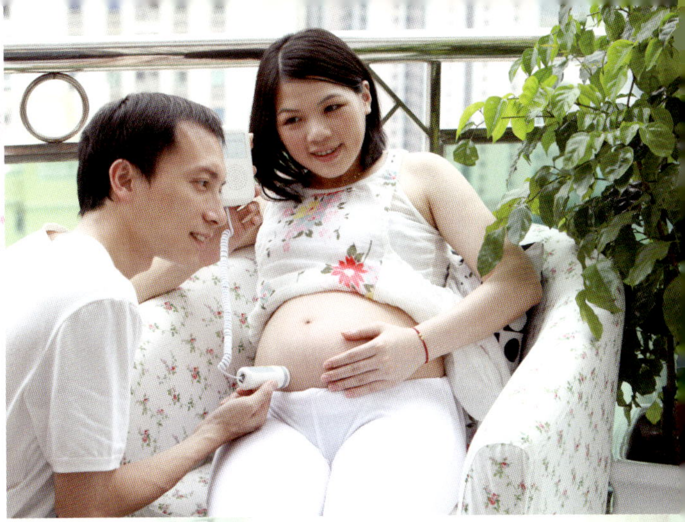

## 第七章 妊娠第7个月
### ——亲情互动每一天



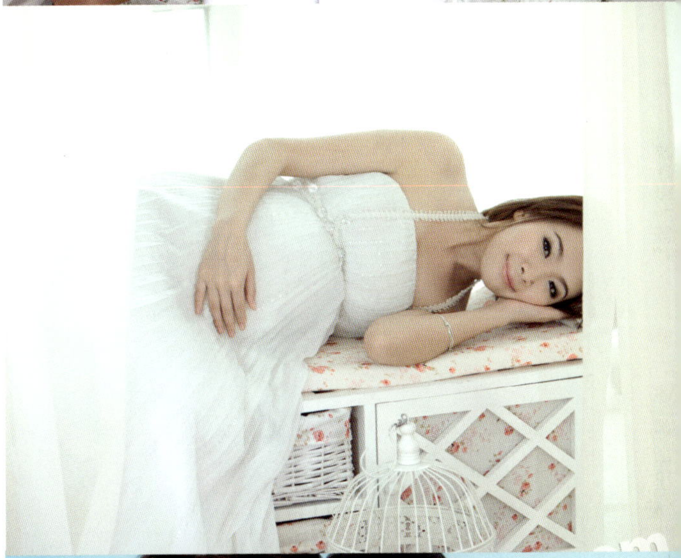

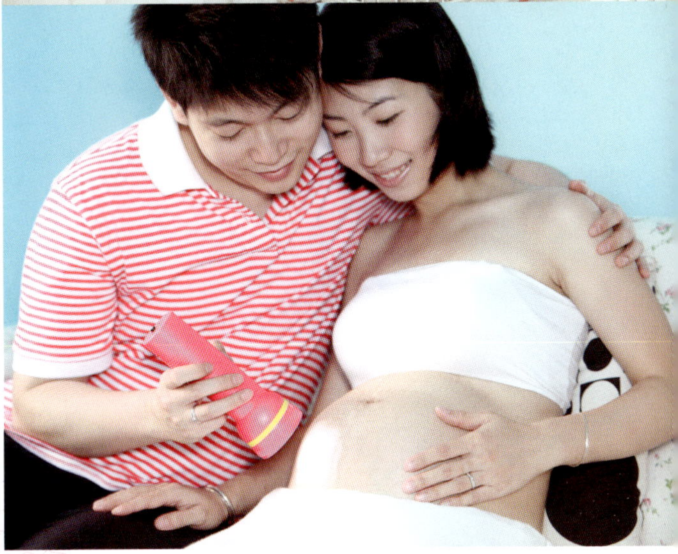

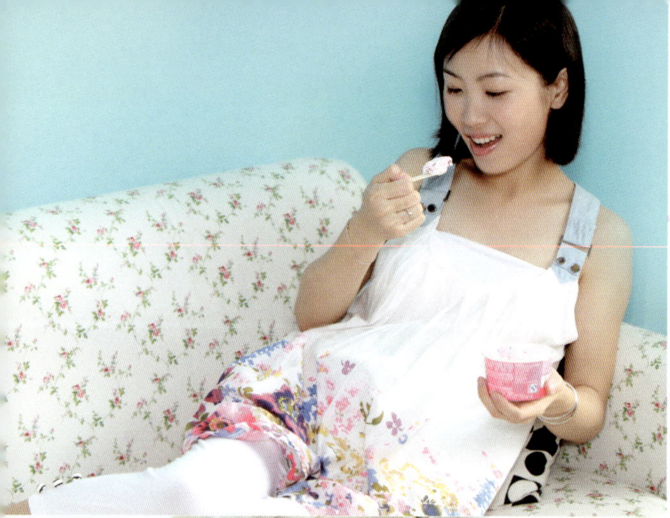

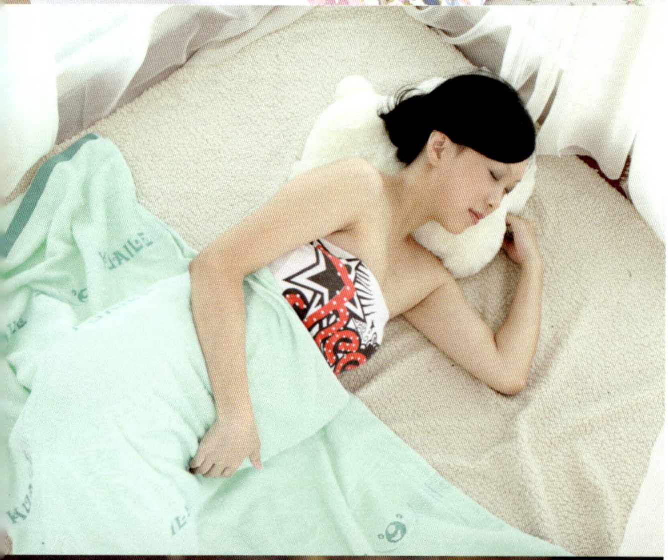

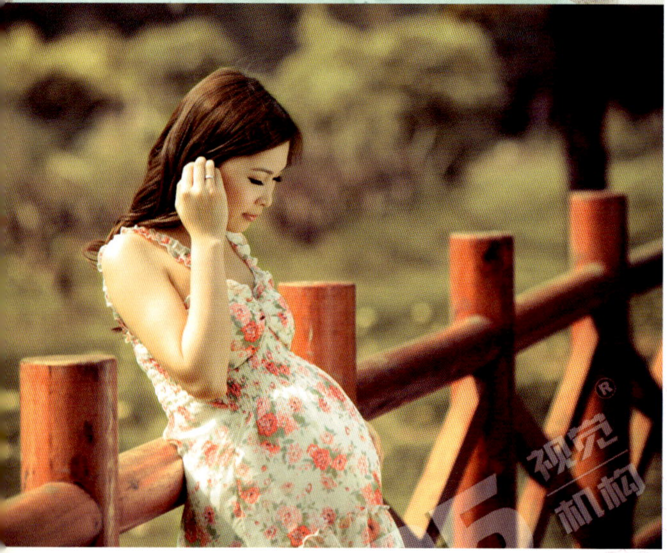

## 第八章 妊娠第8个月
### ——与不适对抗到底



## 第九章 妊娠第9个月
### ——有点迫不及待了

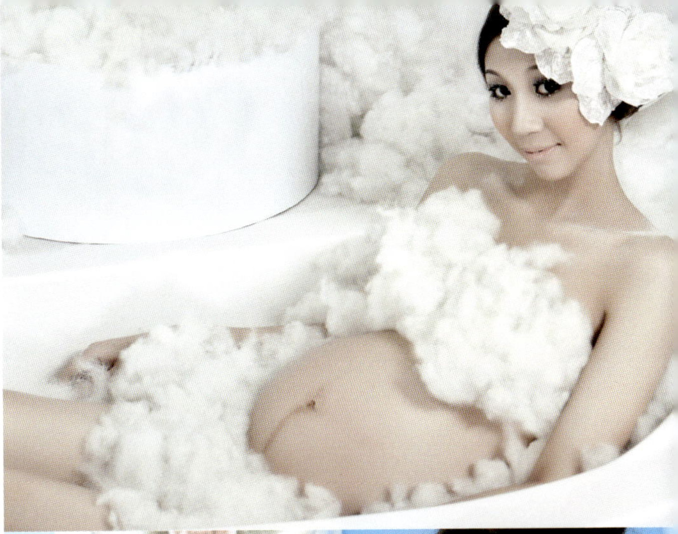

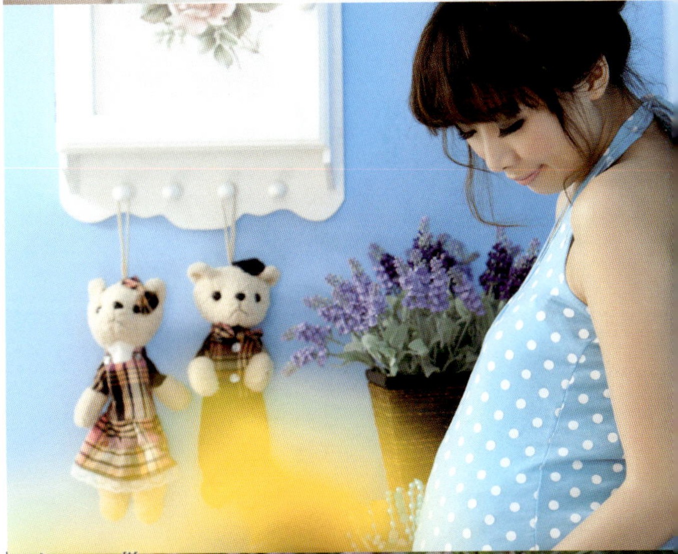

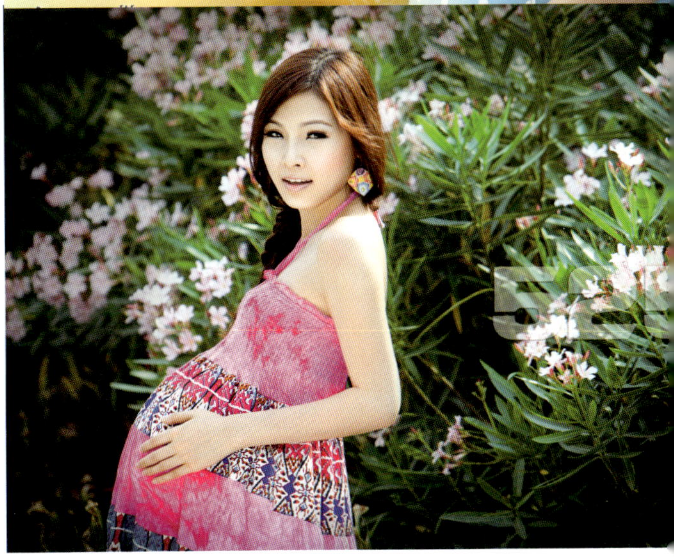

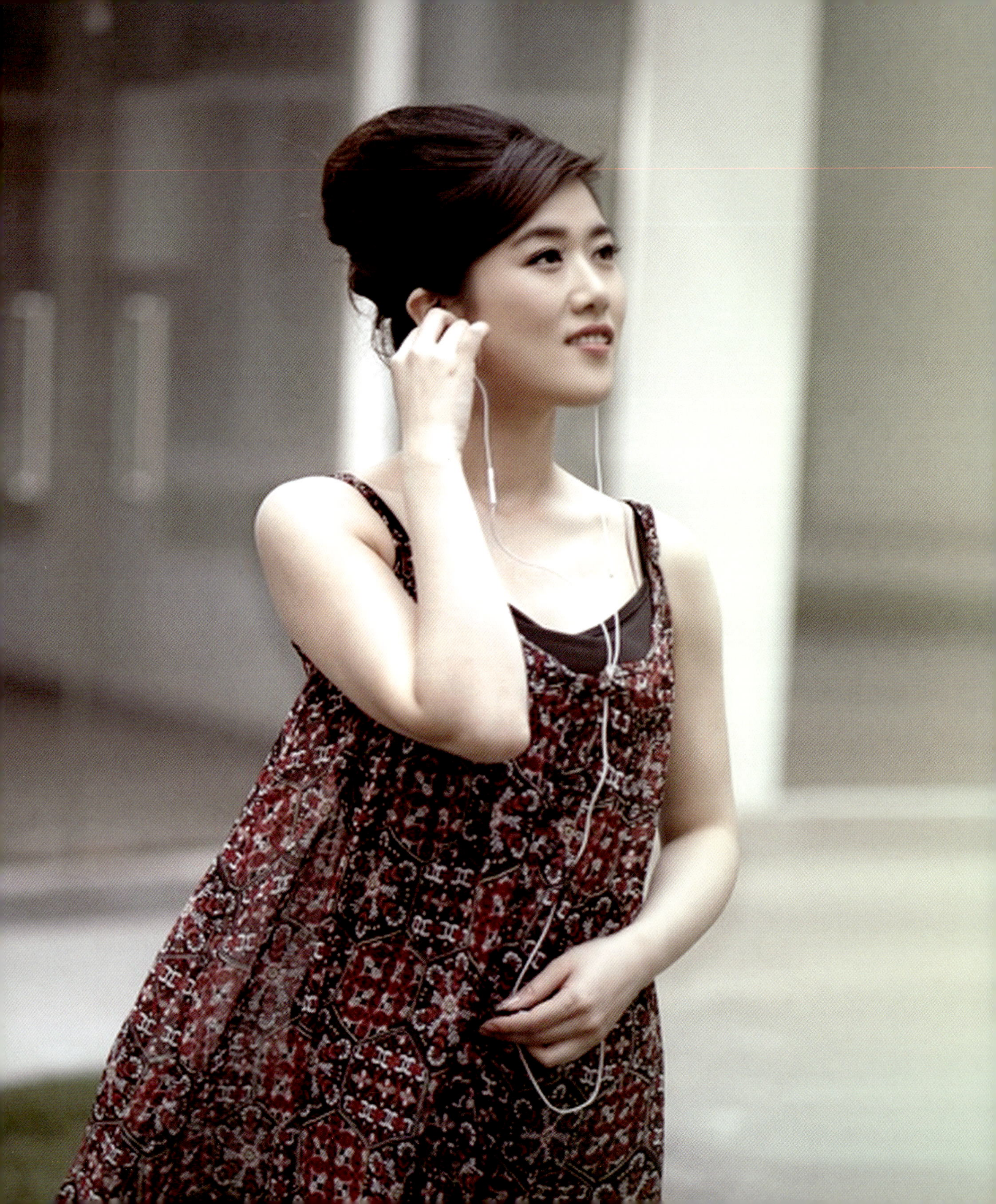

# 第一章

# 妊娠第1个月

## ——宝贝，我们欢迎你

### □胎宝宝的成长

胚胎学认为，受精卵大约在受精后7～10日，从输卵管游走到子宫，在子宫内着床，并从母体中吸收养分，开始发育。在前8周时，还不成人形，还不能称为胎儿，应该称为胚胎。

在怀孕第3周后期胚胎长0.5～1.0厘米，体重不到1克，但肉眼已能看出其外形。外表上，胚胎尚无法明显地区分头部和身体，并且长有腮弓和尾巴，这和其他动物的胚胎发育并无差别。此时眼睛和鼻子还没成形，但能看到下巴和嘴的原形，大体上已经有了胳膊和腿，只是因为太小还不能看清楚。

### □孕妈咪身体的变化

孕妈咪开始出现怀孕迹象，通常在2周以后，这时子宫的大小与未怀孕时基本相同，还没有增大的现象。

这时期因为胚胎太小，母体的激素水平较低，因此一般不会有不舒服的感觉，较敏感的人身体可能会有畏寒、低热、慵懒、困倦及嗜睡的症状，粗心的孕妈咪往往还误以为是患了感冒。同时为了保护子宫内膜的受精卵，孕体大量分泌黄体激素，自主神经也开始发挥作用了。

# 第1周

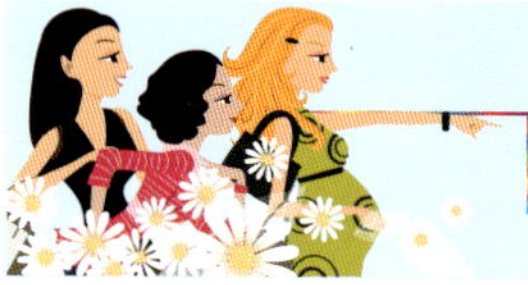

## 最佳怀孕时机

### ●最佳生育年龄

我们提倡适龄结婚、生育，并不是说婚育年龄越晚越好，专家建议，女性最佳生育年龄在24～30岁，最好不要超过35岁。这是因为女人到了这个阶段，身体已完全发育成熟，卵子质量高，妊娠并发症少，胎儿发育好，早产、畸胎、痴呆儿的发生率最低，且分娩较顺利。此年龄段夫妻精力充沛，生活经验也比较丰富，有利于抚养好婴儿。

大量研究证明，男子越年轻，产生的精子质量越差。遗传优生学家认为，男子最佳生育年龄应比妇女的最佳生育年龄晚1～2岁，即25～31岁。因为在25岁时，男性产生的精子质量最高，然后能持续5年，在此期间，精子有最强的生命力，可将最好的基因传给下一代，其中包括智力。如果男子的生育年龄过大，所生孩子畸形和遗传病的发病率就会增高。

### ●最佳受孕季节

现代医学认为，夏末秋初受孕最佳，8月是最佳的怀孕月份。因为孕妈咪在怀孕早期需要大量的营养，而夏末秋初时期富含维生素的蔬菜水果供应量充裕，孕妈咪可以充分摄取营养。而且，此期间天气晴朗，空气清新，孕妈咪可在室外散步，呼吸新鲜空气，这些对胎儿的大脑发育都十分有利。

### ●基础体温测试排卵期

可用基础体温法来测定排卵日，女性排卵前，基础体温一般为36.2～36.5℃。排卵后，基础体温会猛然上升至高体温段，一般为36.8℃左右。从低体温段向高体温段移动的几天，视为排卵日期，这期间同房容易受孕。还应注意，丈夫在妻子排卵之前一周要禁欲，以储备足够的精液量和精子数，而且在准备的4周内不宜洗热水浴，高温会使精子的活性和数量下降；不要穿又窄又厚的牛仔裤，以免阴囊温度上升而影响精子的数量与质量，并且双方避免接触烟酒、药物等。

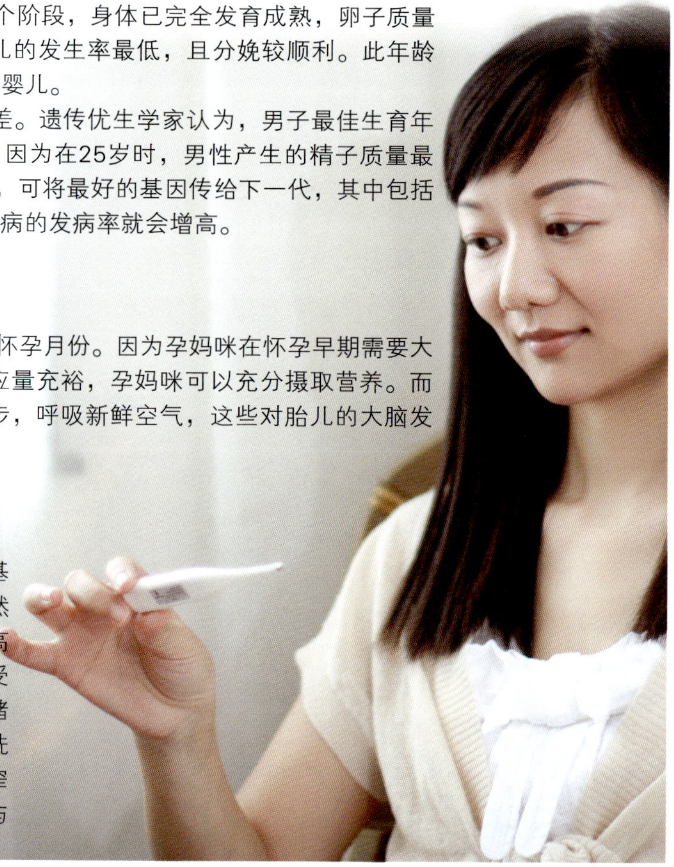

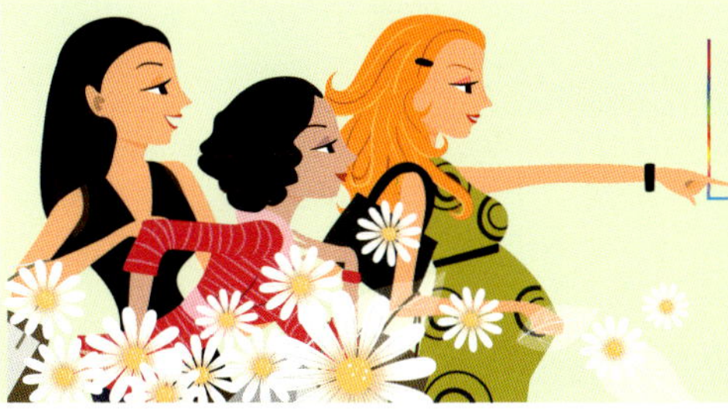

# 疾病患者怀孕须知

## ●肾炎患者怀孕须知

怀孕前曾有过肾炎的妇女，孕期应特别注意保健，要多卧床休息，不可劳累，饮食中要摄入丰富的蛋白质和维生素。孕期中要有医护人员监护，以便及时发现妊娠高血压疾病，随时采取有效的控制措施。

## ●高血压患者怀孕须知

高血压患者在妊娠后很容易患妊娠高血压疾病。患此病会加重血管痉挛，影响子宫血流量，胎盘由于缺血而功能减退，以致胎儿宫内缺氧、发育停滞，易产低体重儿，严重时胎儿可能会死亡。另外，由于胎盘坏死出血，可发生胎盘早期剥离，严重威胁母婴生命。

患高血压病的妇女妊娠后，在妊娠中期约有1/3的人血压可降为正常，即使这样，也不能放松警惕。孕妇要注意休息，避免精神过度紧张；要摄取高蛋白质、低盐食物；应及早进行产前检查，根据病情适当增加检查次数；及时服降压药和利尿药，使血压维持在正常水平。只有这样才能降低妊娠高血压疾病的发生率，或使发病推迟到妊娠35周以后，以减轻对胎儿的影响。通过采取以上措施才能使母子平安。

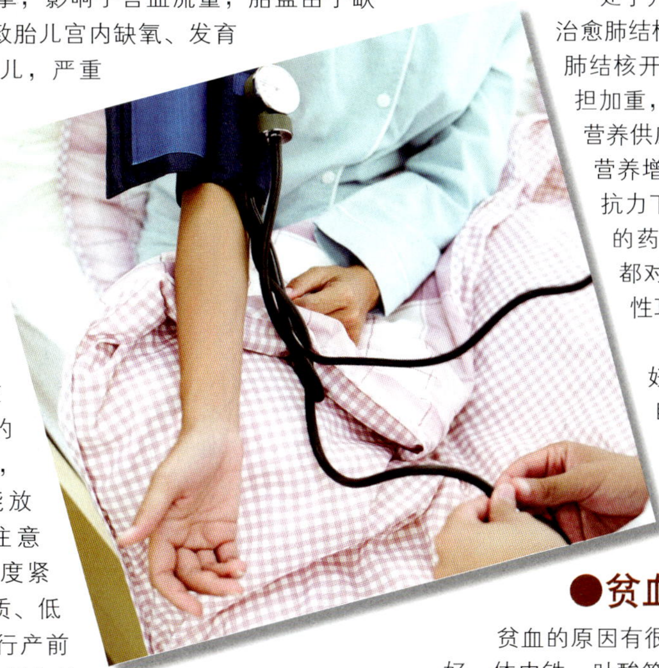

## ●肝炎患者怀孕须知

若孕妈咪在妊娠早期患有急性肝炎，最好做人工流产，妊娠中、晚期则应在专科医生指导下积极治疗。治疗时可采用高蛋白质饮食疗法及卧床休息等。产后不宜用母乳喂养，以减少产妇体力的消耗及避免对婴儿的传染。

## ●肺结核病患者怀孕须知

处于开放期的结核病人不应当怀孕，必须治愈肺结核病后，调理好身体再怀孕。因为在肺结核开放期怀孕，会使身体许多器官的负担加重，同时出现的早孕反应会影响病人的营养供应，而且随着胎宝宝的生长，所需的营养增加，会使孕妈咪变得更加虚弱，抵抗力下降，病情加重。另外，治疗结核病的药物，如链霉素、异烟肼、利福平等都对胎宝宝有一定的影响，可导致先天性耳聋或畸形，甚至死胎。

曾患过结核病现已痊愈的女性，妊娠后一定要有足够的营养，充足的睡眠，规律的生活及良好的环境，定期在产科及内科就诊，应在医生的监护及治疗下平安地度过孕产期。

## ●贫血患者可以怀孕吗

贫血的原因有很多，如营养物质摄入不足，吸收不好，体内铁、叶酸等造血原料缺乏，骨髓造血功能障碍等。如果通过食物的摄入和吸收解决贫血后，是可以怀孕的。孕妇需要在怀孕期间及时补充营养物质并定期检查，使胎儿能够得到充分合理的营养。如果是骨髓造血功能障碍引起的贫血，则不主张怀孕。

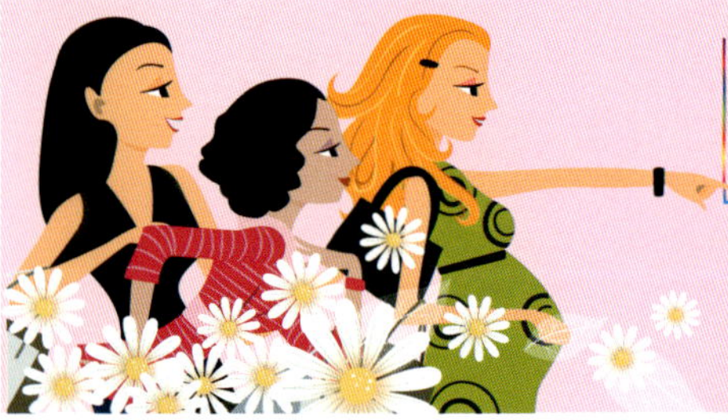

# 特殊人群孕产须知

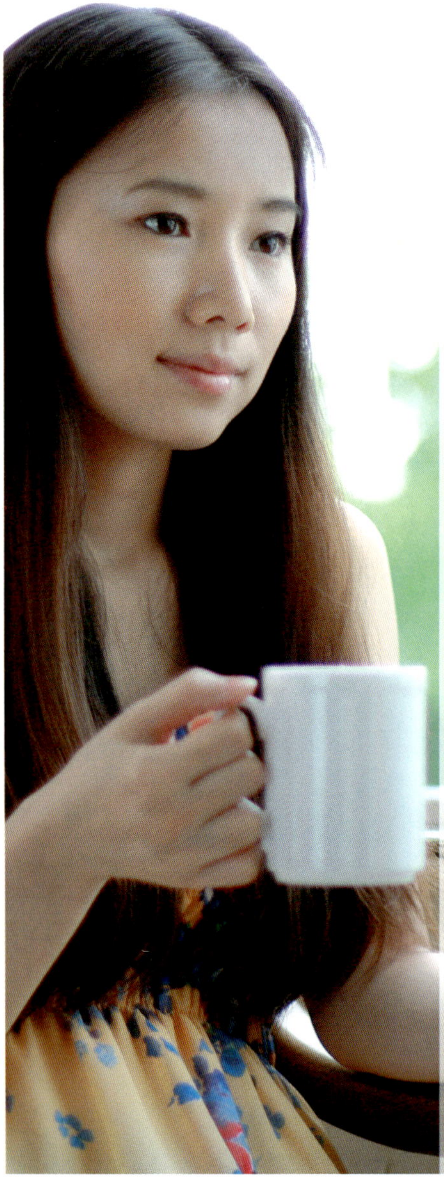

## ●高龄女子孕产须知

高龄孕妇（通常指35岁以上）通过孕前检查可让医生及早发现问题，及早处理。35岁以上产妇最多见的高血压和糖尿病，都可在孕前得到控制。

在计划怀孕前3个月（至少1个月）至孕后3个月，每天补充0.8毫克的叶酸，或以叶酸为主要成分的制剂，则可防止有神经管缺陷的婴儿出生。

产前遗传咨询及诊断可以减少畸形儿出生，达到优生的目的。随着产妇年龄的增长，流产会多见，但生双胞胎的概率也明显增加。因此，要到正规医院进行常规的产前检查以保证产妇的孕期安全。另外，在医生的指导下，平衡的膳食、适当的运动、避免烟酒将对产妇有益。

## ●肥胖女子怀孕须知

首先要合理安排饮食。在膳食营养素平衡的基础上减少每日摄入的总热量，原则是低能量、低脂肪、适宜优质蛋白和复杂碳水化合物。蛋白质和脂肪所提供热能的比例应为4：1左右，以减少脂肪摄入为宜。

其次要加强运动和锻炼。以中等或低强度运动为宜，因为机体耗氧量增加，运动后数小时耗氧量仍比安静时大，而且比剧烈运动容易坚持，如快步走、慢跑、跳舞、游泳等，活动30分钟即可消耗418~837千焦耳的热量。但是，运动要量力而行，有心血管病、高血压时要注意安全，选择活动方式一般从小运动量开始，每日30分钟。

## ●偏瘦女子怀孕须知

偏瘦女性应该做到以下几点，千万不要为了身材苗条而失去做妈妈的机会。

1. 纠正厌食、挑食、偏食习惯，减少零食；停止药物减肥。

2. 检查潜在疾病造成的营养不良，如血液病、心血管病、肾脏病、糖尿病、结核等。

3. 检查有无营养不良性疾病，如贫血、缺钙、缺碘、维生素缺乏等，如有则需治疗相关疾病，如无明显缺乏，则需补充足量的维生素、矿物质和叶酸。

4. 增加碳水化合物、优质蛋白等营养素的摄入，多食新鲜蔬菜水果，脂肪按需要量摄入，不宜过多。

5. 禁烟酒及成瘾药物。

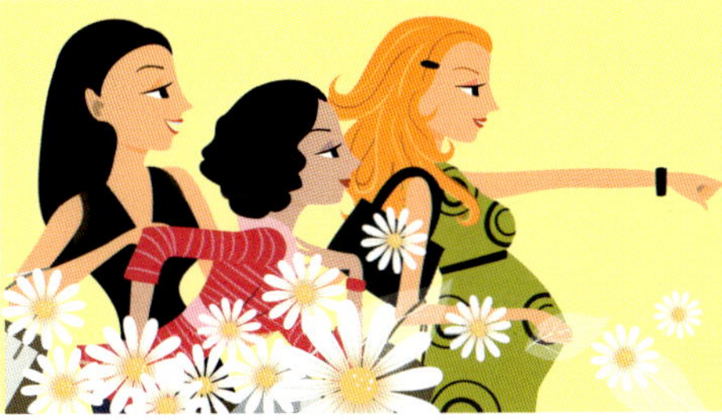

# 孕期应科学补充维生素

## ●孕妈咪要适量摄入维生素A

维生素A有促进胎儿生长发育的作用，并能增强母体抵抗感染的能力。妊娠期母体内物质的储存和胎儿机体生长发育都需要维生素A。如果维生素A供应不足，会引起胚胎发育不良，严重不足时，可导致胎儿骨骼和其他器官产生畸形，甚至有流产的危险。我国营养学会推荐孕妈咪维生素A的标准供给量与非孕妈咪一致，皆为微克当量视黄醇，即3300国际单位。

## ●孕妈咪忌缺乏B族维生素

维生素$B_1$缺乏的孕妈咪除易患脚气病外，还有更明显的表现，如疲劳、乏力、小腿酸痛、心跳过速，不利于胎儿生长发育。随之维生素$B_1$需要量也增加，故孕妈咪宜注意补充维生素$B_1$。

妇女妊娠期由于代谢旺盛，对维生素$B_2$的需要量也明显增加。若孕妈咪体内维生素$B_2$不足或缺乏，可引起或促发孕早期妊娠呕吐及早产儿发生率增加，导致婴儿体重不足甚至死亡。

妊娠期妇女由于雌激素增加，色氨酸代谢增加，维生素$B_6$需要量也增加，孕妈咪如果在5个月时维生素$B_6$缺乏，会影响胎儿中枢神经的发育，使智力低下。

妊娠期维生素$B_{12}$供给不足，孕妈咪易患巨幼红细胞贫血，新生儿也可患贫血，甚至胎儿的畸形发生率也可能增加。

## ●孕妈咪要适量摄入维生素C

怀孕期间，胎儿必须从母体中获取大量维生素C来维持胎儿的骨骼与牙齿的正常生长、发育，造血系统的健全和机体抵抗力等，以致母体血浆中维生素C含量逐渐降低，至分娩时仅为孕早期的一半，故孕期要适量摄入维生素C。缺乏维生素C的孕妈咪，其胎儿先天畸形儿发生率虽然未升高，但早产率却会升高。

## ●孕妈咪要适量摄入维生素D

当孕妈咪缺乏维生素D时，可出现骨质软化。最先而且最显著的发病部位是骨盆和下肢，以后逐渐波及脊柱、胸骨及其他部位，严重者可出现骨盆畸形，由此可影响自然分娩。维生素D缺乏还可使胎儿骨骼钙化以及牙齿萌出受影响，严重者可造成小儿先天性佝偻病。

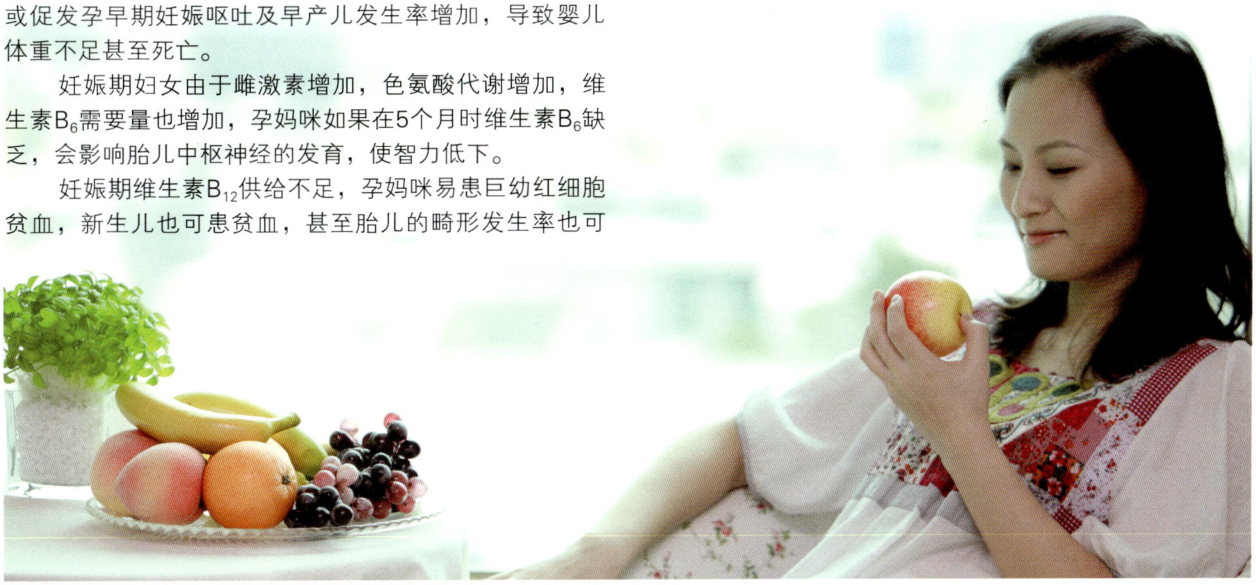

# 第 2 周

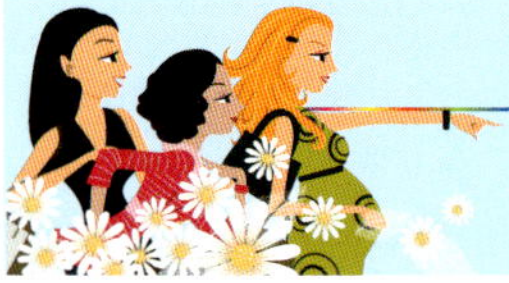

## 有害工作岗位须远离

随着社会的不断发展，越来越多的女性从事着各行各业的工作。有些岗位的妇女应在受孕后暂时调换工作岗位，因为有些工作环境不利于胎宝宝的发育。

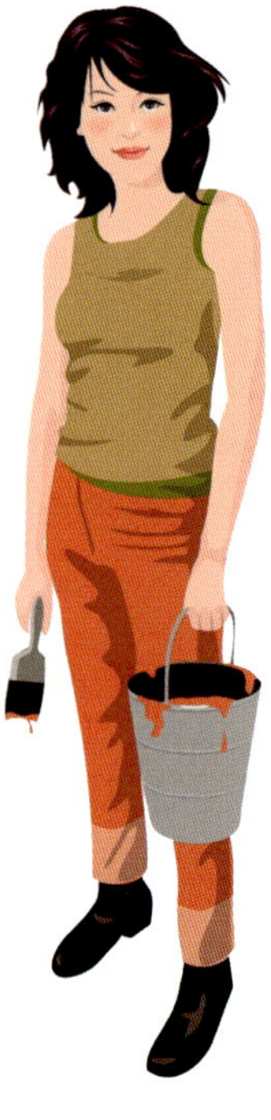

### ●某些特殊工种

经常接触铅、镉、汞等金属，会增加妊娠妇女流产和死胎的可能性，其中甲基汞可致畸胎；铅可引起婴儿智力低下；二硫化碳、二甲苯、苯、汽油等有机物，可使流产率增高；氯乙烯可使妇女所生的婴儿先天痴呆率增高。

密切接触化学农药的工种也是孕妈咪需要远离的岗位。

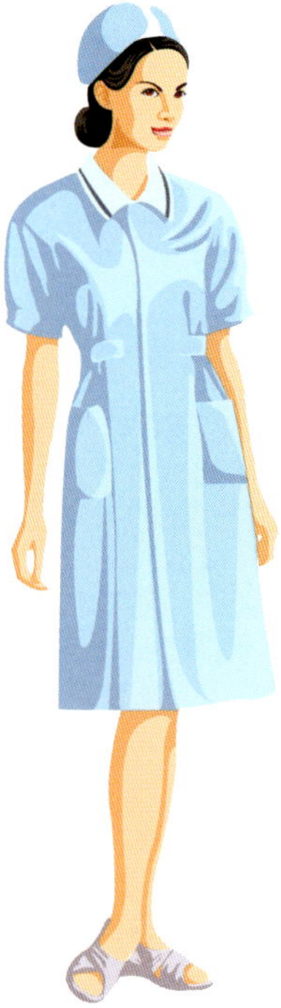

### ●高温作业、振动作业和噪声过大的工种

有研究表明，工作环境温度过高，或振动甚剧，或噪声过大，均可对胎儿的生长发育造成不良影响。

### ●接触电离辐射的工种

研究结果表明，电离辐射对胎儿来说是看不见的凶手，可严重损害胎儿，甚至会造成畸胎、先天愚型和死胎。所以，接触工业生产放射性物质，从事电离辐射研究、电视机生产以及医疗部门的放射线工作的人员，均应暂时调离工作岗位。

### ●医务工作者

尤其是某些科室的临床医生、护士，这类人员在传染病流行期间，经常与患各种病毒感染的患者密切接触，而这些病毒（主要是风疹病毒、流感病毒、巨细胞病毒等）会对胎儿造成严重危害。因此，临床医务人员在计划受孕或早孕阶段若正值病毒性传染病流行期间，最好加强自我保健，严防病毒侵害。

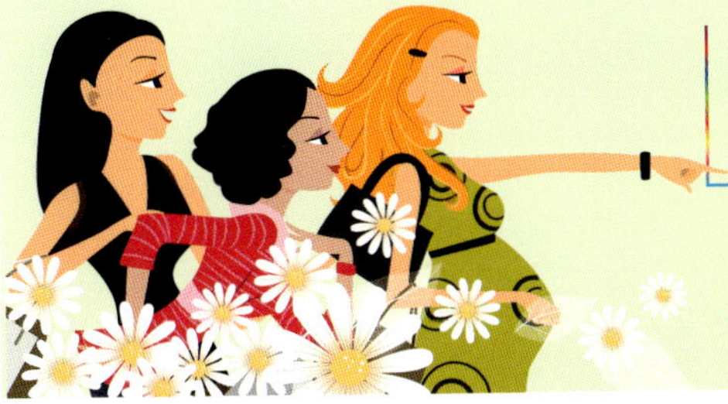

# 孕妈咪营养指南

## ●胎儿通过什么方法吸取母体的营养物质

胎盘是女性怀孕以后，腹中的胎儿通过它向妈妈索取生长发育所需营养物质的重要器官。胎盘的好坏，直接决定着宝宝能否吸收到足够的营养，发育成长为一个聪明健康的孩子。当妈妈分娩后，胎盘随着胎儿娩出，它的使命也至此完成。胎盘是胎儿和母体进行物质交换的重要器官。众所周知，一个人的生长发育所需的基本物质是蛋白质、脂肪、氨基酸、水、矿物质等，这些物质以很小的形式存储在妈妈的血液中，当妈妈的血液流经胎盘时，这些物质就通过胎盘供给胎儿了。而宝宝在得到这些物质时也将自己产生的代谢废物以及二氧化碳等，通过胎盘传递给妈妈，再由妈妈通过自己的呼吸、泌尿系统将废物排出体外。

## ●孕1月应补充的营养素

首先，胎儿神经管发育的关键时期在怀孕初期第17~30天。此时，如果叶酸摄入不足，可能引起胎儿神经系统发育异常。如果女性从计划怀孕开始补充叶酸，就可有效地预防胎儿神经管畸形。

其次，孕妈咪应尽早补充铁，以预防缺铁性贫血及其所带来的不良后果。因为怀孕后，孕妈咪的血容量扩充，铁的需要量就会增加1倍。如果不注意铁质的摄入，就很容易患上缺铁性贫血，并可能影响胎儿也患上缺铁性贫血。

另外，充足的锌对胎儿器官的早期发育很重要，有助于防止流产及早产，所以，此时也需要补充适量的锌。

### 一日营养食谱

| | 早餐 | 午餐 | 晚餐 |
|---|---|---|---|
| 主食 | 二米枣粥1碗，奶油馒头2个（1个50g）。 | 米饭2小碗（生米约100g），或挂面1碗（约干面条150g）。 | 米饭2小碗（量与早餐相同），或小花卷2个（量与早餐相同）。 |
| 副食 | 葡萄或草莓100g。 | 酸辣炝菜（小白菜150g、胡萝卜50g、青椒50g），煎焖刀鱼（新鲜刀鱼约200g，葱头50g），牛奶鲫鱼汤2小碗，苹果1个（约150g）。 | 清炖牛腩（牛肉约150g，土豆、胡萝卜各100g），酱香菜心（菜心200g），鸡蛋菠菜汤2小碗，香蕉2个。 |

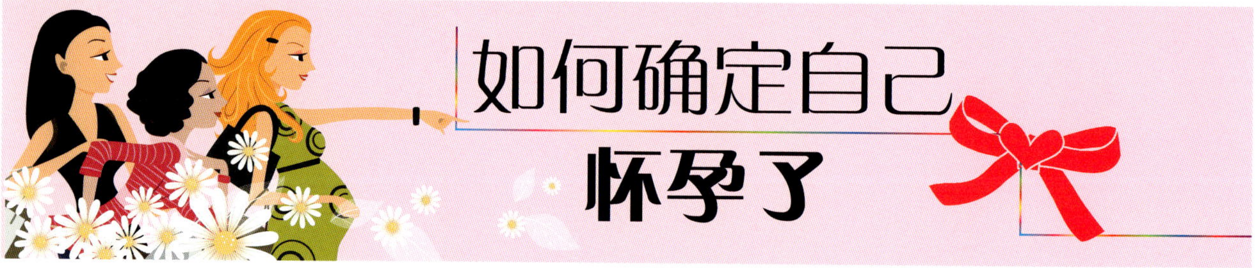

# 如何确定自己怀孕了

想要孩子的女性应该早些了解自己是否已经怀孕，这样可较早对胎儿加以保护，避免有害因素的影响。怀孕后会有一系列生理变化，从以下几方面可以判断自己是不是已经怀孕了。需要说明的是如果怀疑怀孕了，应该请医生加以证实，排除一些异常情况，切不可仅仅自行诊断。

## ●月经停止

如果月经一直很有规律，一旦超过7天以上不来，而之前没有采取可靠的避孕方式，应首先想到可能是怀孕了。这是怀孕的最早信号，过期时间越长，妊娠的可能性就越大。

## ●早孕试纸

在普通药店就能买到早孕试纸。可用此种试纸测试尿液，最好是早上的第一次尿液，如试纸上出现两条红线，就预示着可能怀孕了。

## ●家用验孕器

这种方法是用尿液做试验样本。由于各制造商的家用验孕器都有些区别，所以在使用前应先仔细阅读说明书。验孕方法是将一滴尿液滴入装有特别化学物的试管里，等1小时后再看结果。若透明箱中的反射影子形成一个环，便表示没有受孕；假若没有形成一个环，便表示有可能怀孕了。

## ●尿液试验

孕妈咪尿液中含有大量的绒毛膜促性腺激素（HCG），为了证实这一点，将抗HCG抗体和其他动物红血球与尿液混合，观察其反应。如果孕妈咪尿中含有HCG时，抗血清与尿中的HCG便发生抗原体反应而结合，红血球沉淀，在试管底部形成一个红圈。看到红圈时，便可判断为阳性，即已怀孕。

## ●阴道检查

去医院进行阴道检查也可判断是否怀孕。方法是将两个手指伸入阴道直至触摸到子宫头，而另一只手则按在下腹。由于在妊娠初期子宫会变大，子宫头及子宫下端会变得柔软，因此在受孕两星期时做 阴道检查的准确性达100%。虽然在检查时有少许不舒服，但无须担心，胎儿是不会受到影响的。

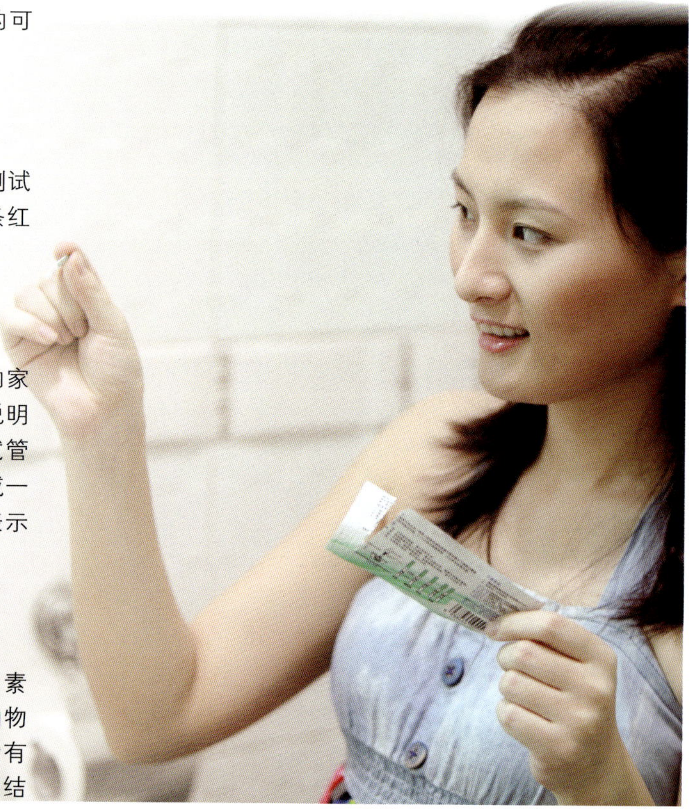

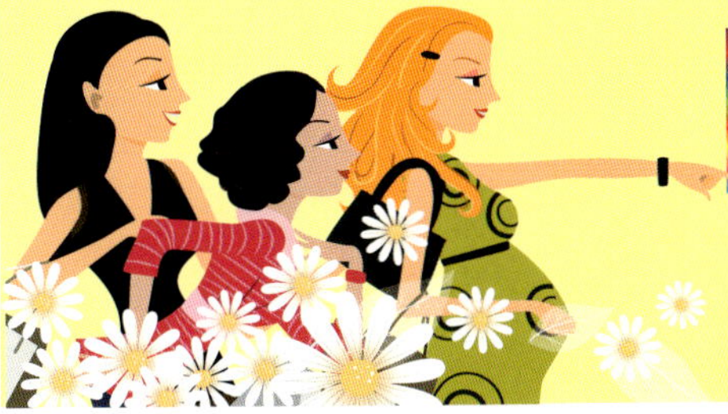

# 良好的生活方式

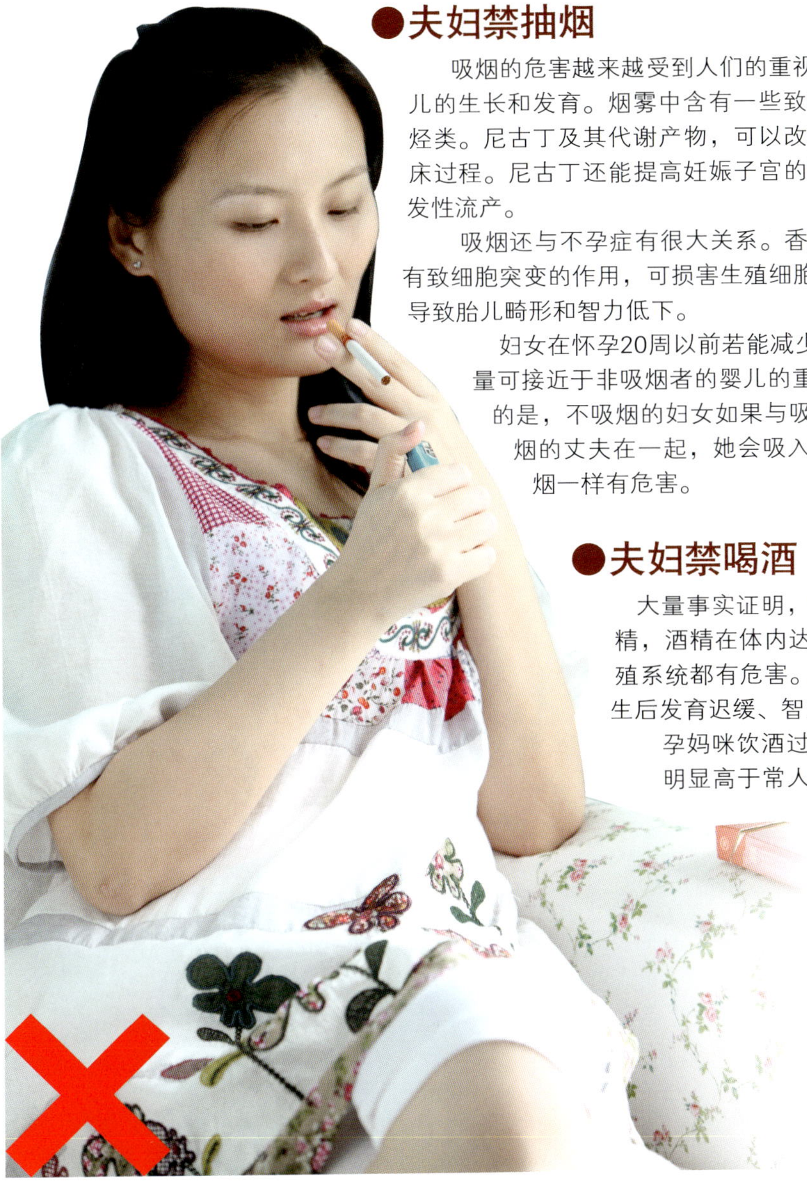

## ●夫妇禁抽烟

吸烟的危害越来越受到人们的重视。夫妇双方或任何一方吸烟，都会影响胎儿的生长和发育。烟雾中含有一些致畸物质，如尼古丁、焦油、辐射物和多环烃类。尼古丁及其代谢产物，可以改变催乳素和孕酮的分泌，破坏受精卵的着床过程。尼古丁还能提高妊娠子宫的紧张度，增加子宫的收缩力，从而造成自发性流产。

吸烟还与不孕症有很大关系。香烟在燃烧过程中所产生的有毒化学物质，有致细胞突变的作用，可损害生殖细胞。卵子和精子在遗传因子方面的突变，会导致胎儿畸形和智力低下。

妇女在怀孕20周以前若能减少吸烟支数或停止吸烟，所生婴儿的出生重量可接近于非吸烟者的婴儿的重量，但仍有先天性异常的危险。值得注意的是，不吸烟的妇女如果与吸烟的人在一起，也会受到影响。妻子和吸烟的丈夫在一起，她会吸入飘浮在空气中的焦油和尼古丁，同本人吸烟一样有危害。

## ●夫妇禁喝酒

大量事实证明，嗜酒会影响后代。因为酒的主要成分是酒精，酒精在体内达到一定浓度时，对大脑、心脏、肝脏、生殖系统都有危害。酒精对胎儿发育的危害，常表现为婴儿出生后发育迟缓、智力低下。

孕妈咪饮酒过度，会造成流产、早产、死胎，且发生率明显高于常人，因为酒精是生殖细胞的毒害因子。受酒精毒害的卵子很难迅速恢复健康，酒精还可使受精卵不健全。酒后受孕可造成胎儿发育迟缓。西方有一种称作“星期日婴儿”的孩子，就是指假期夫妇狂喝滥饮后孕育的低能儿。如果准妈妈饮酒过量或长期少量饮酒，就会生出智力障碍、畸形、发育不全、体重过低、面部和小头畸形等障碍儿。哪怕每天只喝很少一点，都会对胎儿不利。据统计，有32%的此类婴儿先天性智力低下。

# 第3周

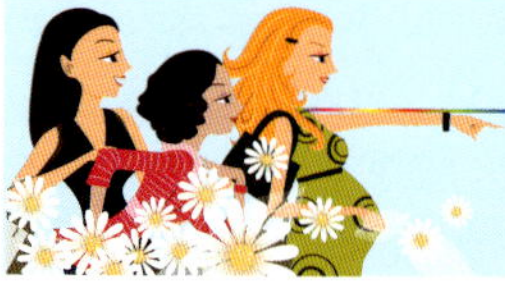

## 孕妈咪的心理要健康

### ●孕早期的心理变化

在怀孕早期，由于生理的一些变化，加上早孕反应，孕妈咪的心理和身体的压力会比平时大一些，特别是一些并没有做好怀孕的心理准备的孕妈咪，还有一些事情没来得及处理，像学习、工作等方面都会因为妊娠而带来种种不便。此时，孕妈咪常常会心烦意乱，会因为一点小事而发脾气、哭闹等。

### ●孕妈咪要保持良好的心态

在怀孕期间，孕妈咪一定要保持良好的心态，首先自己应该注意精神修养，克制自己的情绪，做到胸怀博大、情绪平和，多与家人沟通、谈心，为胎宝宝创造一个良好的生活环境。这样会使腹中胎宝宝胎动缓和而有规律，按着生命节律而良好有序地发育。若胎宝宝性情平和，对智力和形体发育都有着极好地促进作用。

### ●准爸爸应做的事

怀孕第一个月，孕妈咪容易出现情绪不好、精神疲倦、烦躁不安等反应，这时，丈夫要比以前更加爱护妻子、体谅妻子，要注意做到以下几点：

1. 保证妻子的营养供给。营养不良会影响胎儿的正常发育，因此，准爸爸要特别注意为孕妈咪安排好饮食，保证营养均衡及胚胎的正常发育。

2. 不要抽烟喝酒，保持生活环境卫生，尽量避免性生活，以免给妻子和胎儿造成伤害。

3. 保持开朗愉悦的心态，陪伴准妈妈就诊，参与每一项孕检过程。

4. 帮助妻子做好情绪胎教。丈夫在情绪胎教中有着义不容辞的责任，应多陪妻子到幽静的公园、田野中散步，给妻子看些描述天伦之乐的图书，与妻子开开适度的玩笑，或是陪妻子观看令人开心的影剧，让妻子与久别的亲人重逢，让妻子参与社交活动，陪妻子作短途旅游等。

总之，要让妻子的情绪始终保持平和、愉悦的状态，从而保证胎儿在母体内健康成长。

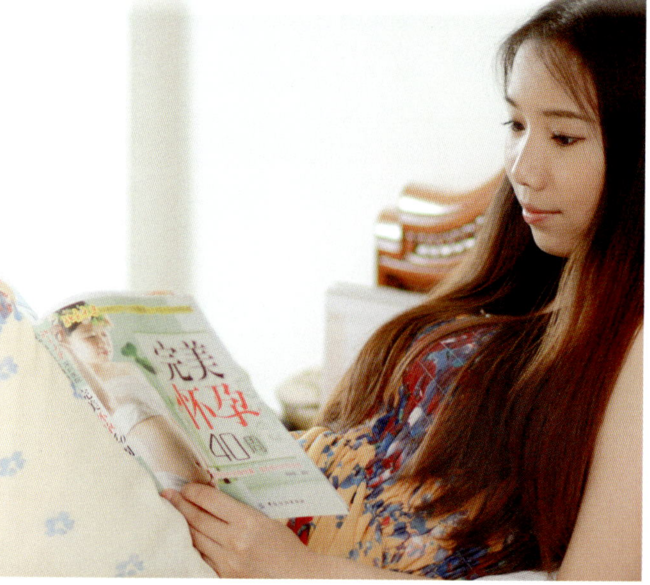

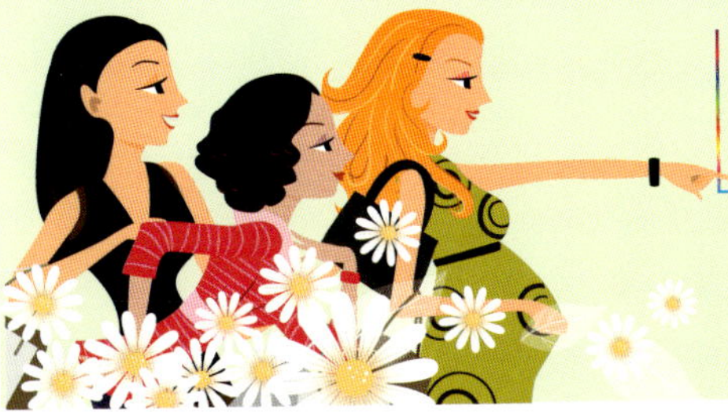

# 孕期的异常情况

## 如何识别假孕

假孕患者多为结婚2～4年未怀孕的少妇，她们急切盼望怀孕，在强烈的精神因素影响下，产生食欲不振、喜欢酸食、恶心、呕吐、腹部膨胀、乳房增大等一系列酷似早孕反应的症状和体征。从医学上来解释，这是有些妇女婚后盼子心切，大脑皮层中会逐渐形成一个强烈的“盼子”兴奋灶，影响了中枢神经系统的正常功能，引起下丘脑垂体功能紊乱，体内孕激素水平增高，抑制了卵巢的正常排卵，最后导致停经。另一方面，停经之后，由于孕激素对脂肪代谢的影响，逐渐增多的脂肪便堆积在腹部，脂肪的沉积加上肠腔的积气，会使腹部膨胀增大。腹主动脉的搏动或肠管蠕动使患者认为这就是“胎动”。闭经、腹部增大和所谓的“胎动”让患者误以为自己有孕在身。必要时可做B超检查，只要经过简单的检查就能识别假孕。

## 预防腮腺炎

流行性腮腺炎是比较常见的传染病，儿童多发，孕妈咪也占有一定比例。引起腮腺炎的病原体主要是腮腺炎病毒，它不但能侵犯人的腮腺，还能侵犯人体的其他组织。腮腺炎病毒是“细胞溶解性”的病毒，它能感染妇女卵巢，导致卵巢炎症，并使卵巢细胞遭到破坏，甚至能通过胎盘感染胎儿。

孕妈咪妊娠的前3个月内患流行性腮腺炎，胎儿的死亡率会明显增加。针对此项研究的实验显示，实验组胎儿死亡率为27.3%，而对照组仅有13%。这些胎儿的死亡常发生在孕妈咪感染此病的第2周内。死亡的原因主要是由于母亲的生殖腺（卵巢）受到感染，导致内分泌失调造成的。

研究发现，在妇女妊娠期患流行性腮腺炎后的流产物中，有严重的坏死性绒毛膜炎和胎盘血管炎，在胎儿组织内还分离到腮腺炎病毒。现实中还发生因腮腺炎病毒引起胎儿畸形的事例。

因此，妇女在妊娠的前3个月内，要特别注意预防腮腺炎，只要注意预防，还是可以不被腮腺炎病毒感染的。

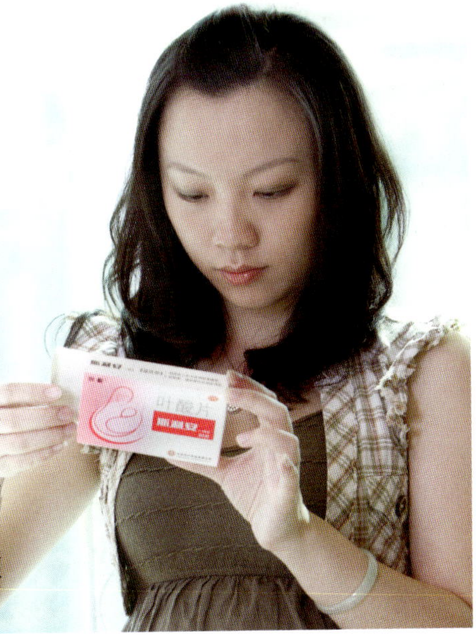


## 注意防畸

确定妊娠后，为避免致畸因素的影响，妊娠1个月要注意以下几点：

1. 此时可以通过检查及时发现是否异常妊娠，如宫外孕以及孕妈咪生殖器官是否畸形，有无肿瘤，以便正确处理，有利优生。

2. 应避免外界不利因素的影响，如防止病毒感染，不要轻易用药，禁止X线、CT检查，避免长时间操作计算机和看电视等。

3. 生活要有规律，做到按时休息，定时用餐，保证睡眠，避免过于劳累，睡午觉时间最好增加30分钟至1小时。

4. 坚持口服叶酸片（从怀孕的1个月至妊娠后3个月）每天0.8毫克，预防胎儿神经管畸形。

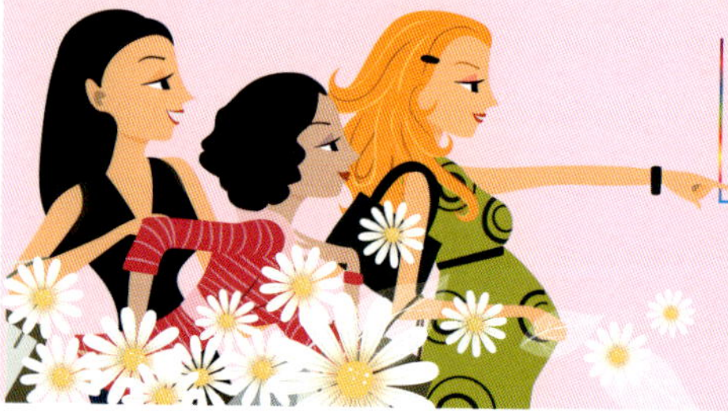

# 运动锻炼好处多

## 孕妈咪参加运动的好处

研究结果表明，胎儿的生长发育不仅与母亲的营养和健康有关，而且与运动也有密切的关系。因为运动能促进机体的新陈代谢及血液循环，增强心、肺及消化功能，锻炼肌肉的力量，从而使人保持健康的身体及充沛的精力。户外活动能使孕妇呼吸到新鲜空气，沐浴在充足的阳光中，还可避免维生素D的缺乏。

运动还能增加氧的吸入，提高血氧含量，加速羊水的循环，并能刺激胎儿的大脑、感觉器官、平衡器官以及循环和呼吸功能的发育。

适当运动促进了母体及胎儿的新陈代谢，既增强了孕妇的体质，又使胎儿的免疫力有所增强。所以，孕妇应进行适度的运动。

## 运动的安排要合理

锻炼虽然能给机体带来很多好处，但如果安排不合理就会适得其反。由于男女生理结构的不同，其选择运动锻炼的方式也应不同。对于女性而言，其力量小，耐力又较差，在运动时要对运动量、强度和时间进行合理的控制，以免给身体造成一些不必要的损伤。同时，女性的灵活性和柔韧性较强，所以可以选择瑜伽、慢跑、游泳、健美操、散步、骑自行车等来进行锻炼（瑜伽、健美操、骑自行车有一定风险，孕妈咪应注意），同时还可以在运动时配一些优美的旋律，使运动变得更有情趣。男性可以选择的锻炼方式就很多了。总之，在锻炼时应遵守循序渐进、持之以恒的原则，不要让身体太过疲劳。

## 孕妈咪运动时注意的事项

对孕妇来说，特别是平素体弱、肥胖、习惯于久坐的人，可进行短时间缓和的活动即可，妊娠期不要做剧烈运动。以下几点是孕期禁忌，希望准妈妈们能够注意。

1. 不宜肩挑重担，不要提举重物或长时间蹲着、站着或弯着腰劳动。这样过重的活动会压迫腹部或引起过度劳累，易造成流产或早产。

2. 常骑自行车的孕妇，到妊娠6个月以后，不要再骑自行车，以免上下车不便，出现意外。

3. 不要参加举重、打篮球、打羽毛球、打乒乓球等运动，这些运动不但体力消耗大，而且伸背、弯腰、跳高等动作幅度太大，容易引起流产。

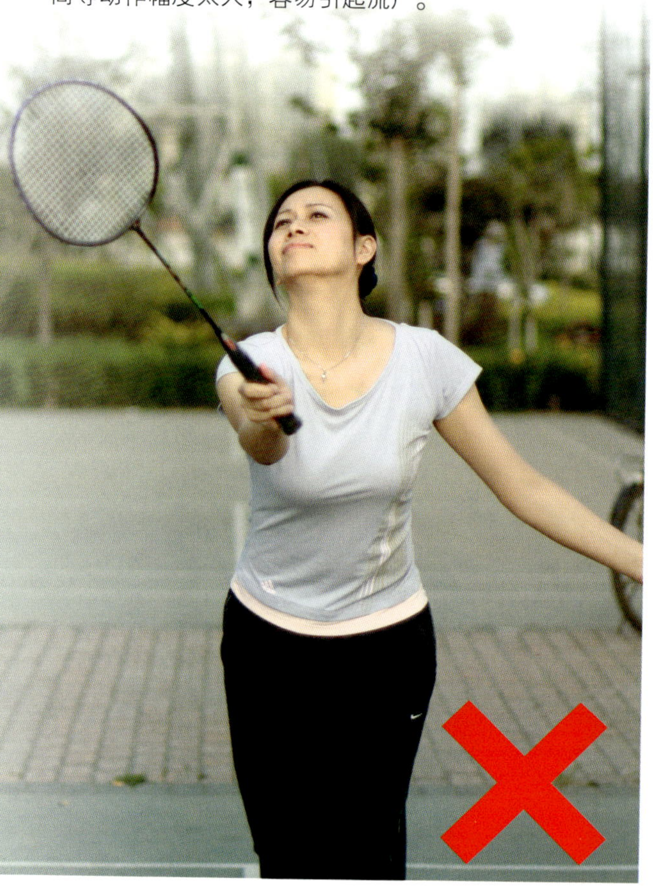

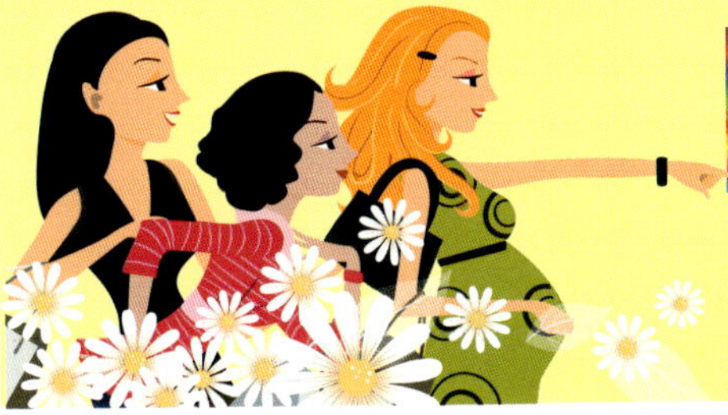

# 孕妈咪要远离电磁辐射

尽管家电产品产生的电磁波对人类健康会造成很多的不良影响，特别是对孕妈咪的影响更大，但又不能不使用这些为生活带来极大便利的产品，那么，该如何有技巧地避开电磁辐射的伤害呢?

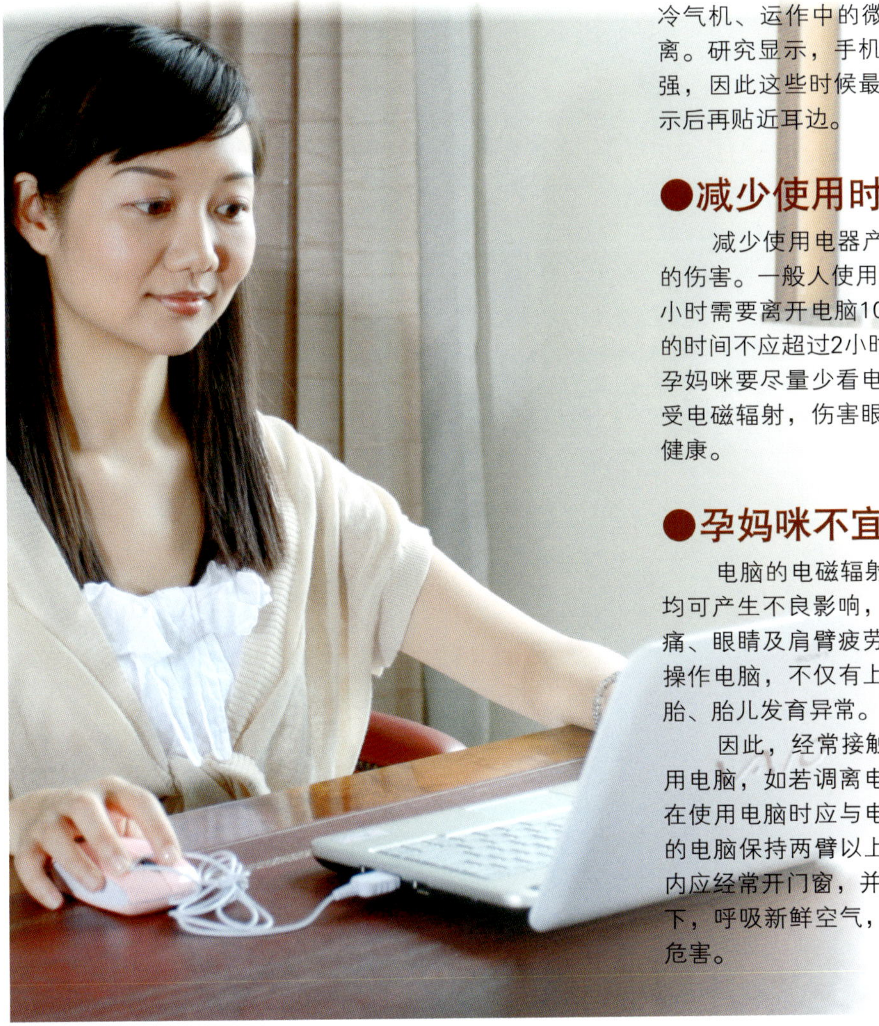

## ●保持安全距离

孕妈咪使用吹风机时不要将吹风机贴近头部，使用烤箱、烤面包机时，应与其保持70厘米以上的距离，与音响、电冰箱、电风扇保持1米以上的距离，与电视机、冷气机、运作中的微波炉以及电热器保持2米以上的距离。研究显示，手机在拨通、接听瞬间产生的电磁波最强，因此这些时候最好尽量远离人体，待看见有通话显示后再贴近耳边。

## ●减少使用时间

减少使用电器产品的时间，则可减少电磁辐射带来的伤害。一般人使用电脑的时间一天不应超过6小时，每小时需要离开电脑10分钟，孕妈咪和孩童一周使用电脑的时间不应超过2小时。手机每天通话不可超过30分钟。孕妈咪要尽量少看电视，如果看电视时间过长，不仅会受电磁辐射，伤害眼睛，更会因此而减少活动量，有碍健康。

## ●孕妈咪不宜经常操作电脑

电脑的电磁辐射、噪声、光照不足及铅污染对人体均可产生不良影响，长期操作电脑的人常会有头昏、头痛、眼睛及肩臂疲劳、食欲下降等反应。如果孕期经常操作电脑，不仅有上述不适，还可导致流产、早产、死胎、胎儿发育异常。

因此，经常接触电脑的妇女怀孕后，最好不要再使用电脑，如若调离电脑工作没有太大的可能，则孕妈咪在使用电脑时应与电脑保持一定的距离，并与他人操作的电脑保持两臂以上的距离，操作时，还要特别注意室内应经常开门窗，并在工作1小时后到室外或窗前活动一下，呼吸新鲜空气，这样可以减少电磁波给母婴带来的危害。

# 第4周

## 孕早期用药要谨慎

### ●孕早期用药原则

孕期如需服药时需要注意以下一些问题。

1. 药物的致畸作用主要与药物性质、用药时胚胎发育阶段、胎儿对药物的敏感性、药物剂量的大小以及用药时间长短有关。妊娠的前3个月是胎儿的各器官分化、发育、形成阶段，3个月以后，除生殖器官和中枢神经系统进一步发育外，胎儿的多数器官均已形成。因此，在妊娠的前3个月内要尽可能避免用药，但不包括必需的治疗药物。

2. 任何药物（包括中草药、中成药）的使用必须得到医生的同意，并在医生的指导下使用。

3. 在孕期必须用药时，应尽可能选择对胎儿无损害或影响最小的药物，尽量避免大剂量、长时间使用药物或多种药物一起使用。病愈或基本痊愈后要及时停药，以达到既去除母体疾病，又不损伤胎儿的目的。如因病情和治疗需要而必须长期应用某种药物，而该药又会导致胎儿畸形时，则应果断终止妊娠（流产或引产）。

### ●孕妈咪不宜服用的西药

在十月怀胎期间，孕妈咪难免因生病需要服药。那么有哪些药物可能会导致胎儿畸形呢？下面一些药物准妈妈们必须特别注意：

镇静催眠类药物：巴比妥、苯巴比妥、安定、利眠宁等药物短期应用较安全，但长期服用可导致胎儿四肢畸形、唇裂、腭裂、心脏病等。

噻嗪类精神药物：抗精神病的药物应在医生指导下应用。

解热镇痛药物：有报道说，妊娠早期如果长期服用阿司匹林，可致胎儿腭裂、唇裂、肾脏畸形、心血管畸形、神经系统畸形；消炎药则可致动脉导管过早关闭。

抗凝血药物：如双香豆素等，可能导致胎儿小头畸形，应在医生指导下服用。

激素类药物：性激素，如己烯雌酚、炔孕酮、乙炔雌二醇、甲羟孕酮、甲基睾丸素、同化激素等可引起男胎女性化或女胎男性化；肾上腺皮质激素可导致兔唇、腭裂，糖皮接激素在妊娠早期可引起死胎、早产；胰岛素可致胎儿畸形。

甲状腺素和抗甲状腺药物：如他巴唑、脲类等，均有致畸作用，应在医生指导下应用。

中成药：凡说明书上注有“孕妇忌用”或“孕妇慎用”的中成药皆不宜服用。中成药制剂成分复杂，作用机制多种多样，所以孕妈咪要慎服中成药。

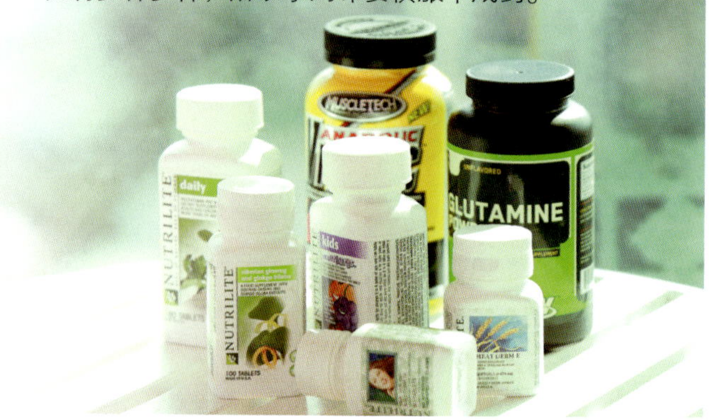

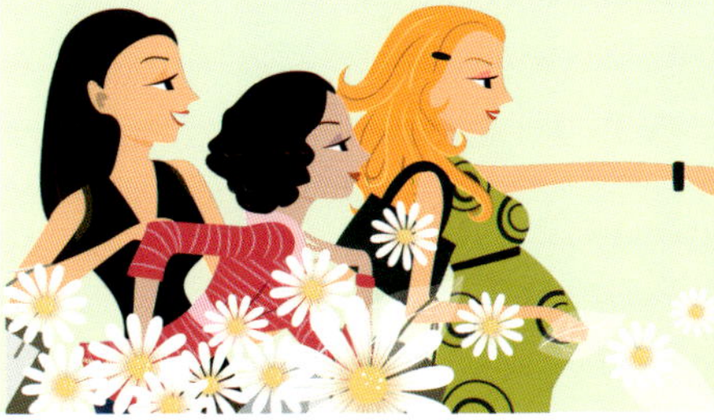

# 厨房的安全隐患

很多孕妈咪都认为危害只存在家外面，其实很多时候在家中也隐藏着危害。每天都要使用的厨房，可能正隐藏着不为你所知的危害呢。

## ●孕妈咪慎防煤气中毒

煤气为一氧化碳的俗称，是无色、无味的气体。孕妈咪在孕早期，一氧化碳中毒可影响胎儿生长发育，造成胎儿畸形、流产或胎死宫内，在孕晚期，一氧化碳中毒可造成胎盘早剥、早产、胎儿死亡等。

孕妈咪心脏功能、肾的排泄功能、肝的解毒功能等较平时大大增强，身体的代谢能力几乎达到了极限，而且体内血红蛋白本来就偏低，如果孕妈咪血液中一氧化碳浓度上升，会使本已偏低的血红蛋白和一氧化碳大量结合，使血红蛋白和氧结合的机会大大下降，容易造成供氧不足，发生一氧化碳中毒。所以，孕妈咪使用煤气一定要谨慎，用完后要随手关掉，以免发生意外。

## ●油烟危害大

炒菜时，将菜放进滚热的油锅中时，一时油烟四起，这个时候的油烟危害是最大的。

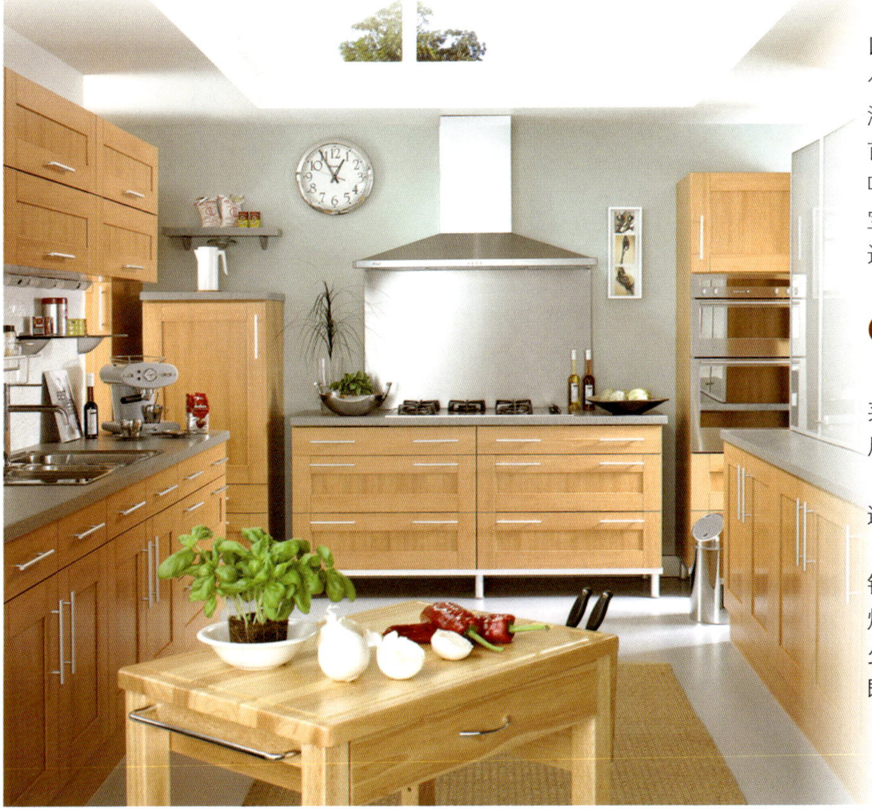

因为当各种食用油加热到200℃以上时，产生的油烟凝聚物，如氮氧化物等有很强的毒性，还有煤气灶、液化气灶燃烧后生成的致癌物苯并芘。这些有害油烟能够通过孕妈咪的呼吸道进入血液，穿过胎盘，伤害胎宝宝，干扰胎宝宝的正常发育，甚至造成胎宝宝的发育不良。

## ●如何避开油烟

1. 安置抽油烟机或排风扇，炒菜时将其打开，让厨房保持良好的通风。

2. 尽量多做一些清淡的菜肴，避免爆炒、煎炸时的浓烟滚滚。

3. 如果在油热的时候着急下锅，可先将锅具倾斜，让油锅被抽油烟机吸走，待油面波动加剧，油烟减少时，再放入菜，这样烧出来的菜才既有营养又无害。

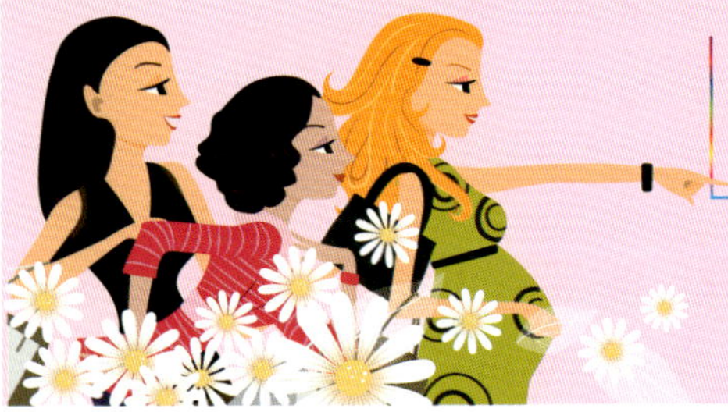

# 孕妈咪不宜多吃什么

## ●孕妈咪不宜多吃酸性食品

判断食物的酸碱性是根据食物进入人体后所生成的最终代谢物的酸碱性而定。一般含钠、钾、钙、镁等金属元素较多，在人体内其氧化物呈碱性的食物就是碱性食物，如牛奶、豆类、蔬菜、水果、板栗、咖啡、葡萄酒等。蛋白质、脂肪、糖类食物，含氮、硫、磷等非金属元素较多，在人体内氧化后，生成带有阴离子的酸根，属于酸性食物，如各类畜禽肉、蛋类、海产品、面粉、大米、花生、大麦、啤酒等。

孕妈咪在妊娠早期，常会出现恶心、呕吐的正常反应，而流行在民间的习俗是用酸性食物来缓解孕期的呕吐，甚至还有些人滥用酸性药物止呕，这些做法是极不科学的。

研究发现，妊娠早期的胎儿酸度低，母体摄入的酸性药物或其他酸性物质容易大量聚集在胎儿组织中，影响胚胎细胞的正常分裂增殖与生长发育，并易诱发遗传物质突变，导致胎儿畸形。在妊娠后期，由于胎儿日趋发育成熟，其组织细胞内的酸碱度与母体相接近，受影响的危害性相应小些。同时，大量的酸性食物会使体内碱度下降，孕妈咪长时间食用酸性物质，容易疲乏、无力，甚至引起某些疾病。

因此，孕妈咪在妊娠的最初半个月左右，不宜服用酸性药物、饮用酸性饮料等。

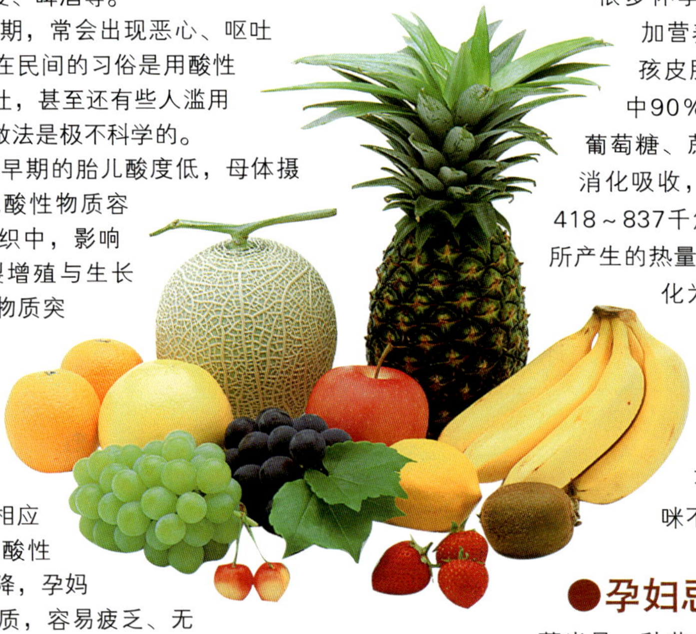

## ●孕期慎吃辛辣调味品

辛辣调味品主要是指葱、姜、蒜、辣椒、芥末、咖喱粉等。有人认为孕妈咪最好不要吃辛辣的食物，但是，辛辣的调味品可以刺激食欲，偶尔吃一吃也无妨。由于怀孕的时候必须严格地控制食盐的摄取量，所以可以在食物中添加一些香料。但是绝对不能吃得太过量。尤其是有妊娠毒血症倾向的孕妈咪，最好是避免吃刺激性的食物及调味品。

## ●孕妈咪不宜多吃水果

很多怀孕的妇女认为，多吃水果可增加营养，不会令人发胖，生出的小孩皮肤细腻白嫩，其实不然。水果中90%是水分，此外还含有果糖、葡萄糖、蔗糖和维生素。这些糖类很易消化吸收，一个中等大小的苹果能产生418～837千焦耳的热量，相当于一碗米饭所产生的热量。果糖和葡萄糖经代谢还可转化为中性脂肪，不但会促使体重迅速增加，而且易引起高脂血症。所以一般主张孕妈咪每天水果食量不应超过800克，而且在饭后1小时后吃才不至于影响食欲。贫血的孕妈咪不要多吃石榴、杏子等。

## ●孕妇忌食薏米和马齿苋

薏米是一种药食同源的食物，中医认为其质滑利。药理实验证明，薏米对子宫平滑肌有兴奋作用，可促使子宫收缩，因而有诱发流产的可能。

马齿苋它既是草药又可做菜食用，其药性寒凉而滑利。实验证明，马齿苋汁对于子宫也有明显的兴奋作用，能使子宫收缩次数增多、强度增大，易造成流产。

所以，孕妈咪应忌食薏米和马齿苋。

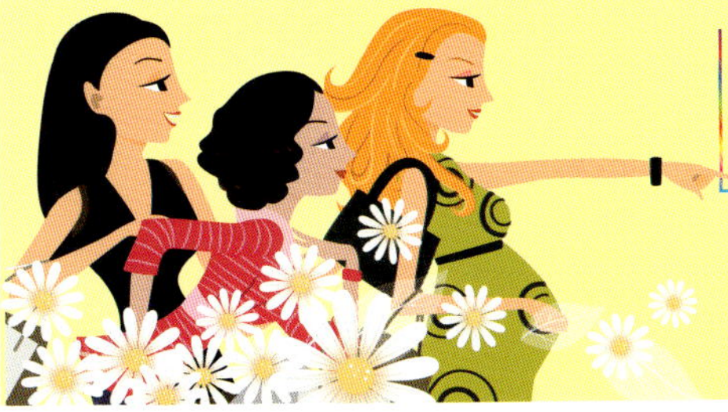

# 日常生活指南

## 怎样记录妊娠日记

十月怀胎是否正常，分娩能否顺利，关系到日后小生命和母亲的安全与健康。因此在整个妊娠期间，如能将有关事项及时记载下来，则是一份宝贵的档案资料。

写妊娠日记可以帮助孕妈咪掌握孕期活动及变化，帮助医务人员了解孕妈咪在妊娠期间的生理及病理状态，为及时处理异常情况提供依据，可以减少因记忆错误而造成病史叙述不准确及医务人员处置失误。妊娠日记内容要简明确切，下列重要内容切不可遗漏。

1. 末次月经日期。医生根据该日期可以大致判断预产期。

2. 早孕反应何时开始，何时消失，以及反应程度。

3. 第一次胎动的日期与以后每日的胎动次数。

4. 孕期出血情况，记录出血量和持续时间。

5. 若孕期患病，应加以记录，包括疾病的起始日期、主要症状和用药品种、剂量、天数、副作用等内容。

6. 有无接触有毒、有害物质及放射线。

7. 重要化验及特殊检查结果，如血尿常规、血型、肝功能、B超等。

8. 如曾经有过情绪激烈变化或性生活，也应加以记录。

9. 产前检查的日期、胎位情况。

10. 一些生活习惯、外出旅行的情况、工作状况等也应加以记录。

## 孕妈咪应尽量少用复印机

孕妈咪如果长时间地与复印机接触，就会感到头痛、头晕，过敏体质的孕妈咪还会咳嗽、哮喘等。这是由于复印机的静电作用，会使空气中产生臭氧，而且复印机在启动时还会释放一种有毒气体，这样就会使孕妈咪出现一些不适症状。因此，孕妈咪应尽量减少与复印机打交道，多食用一些富含维生素E的食物。若孕妈咪工作的场所有一台复印机，则可以将它放置到通风、避光的地方。

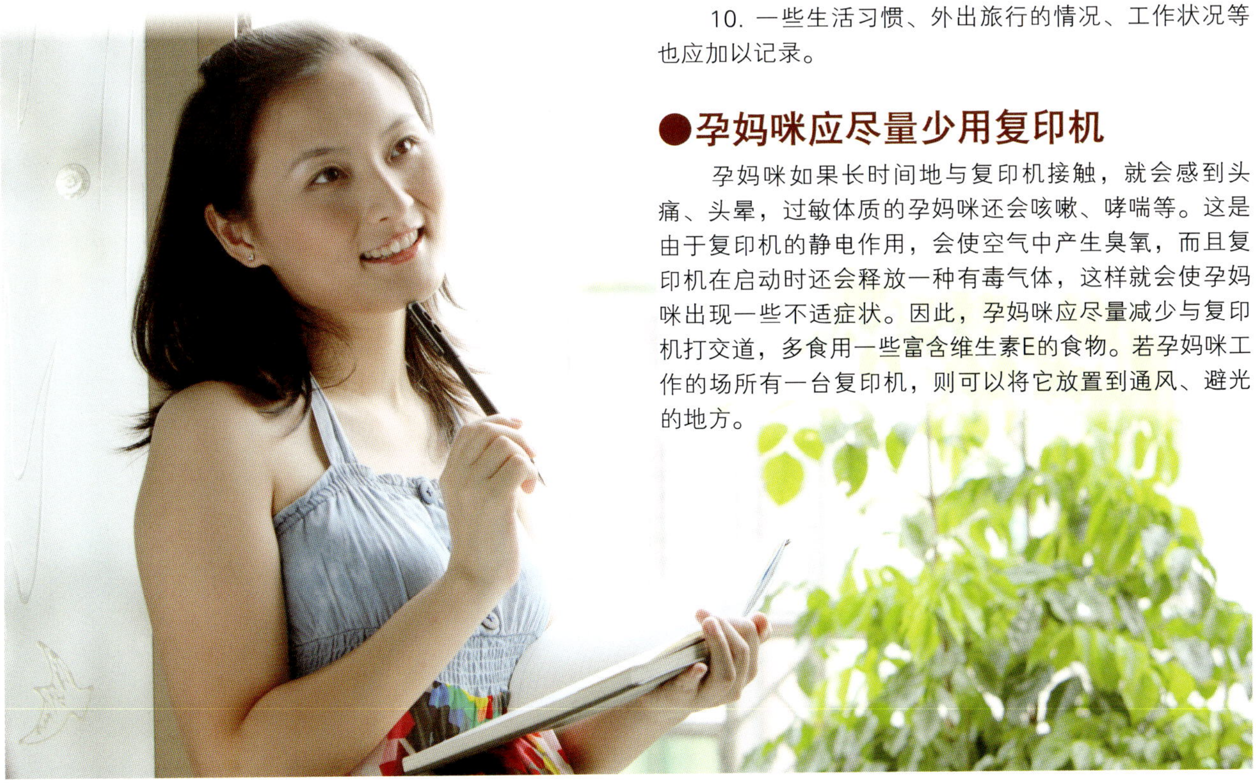

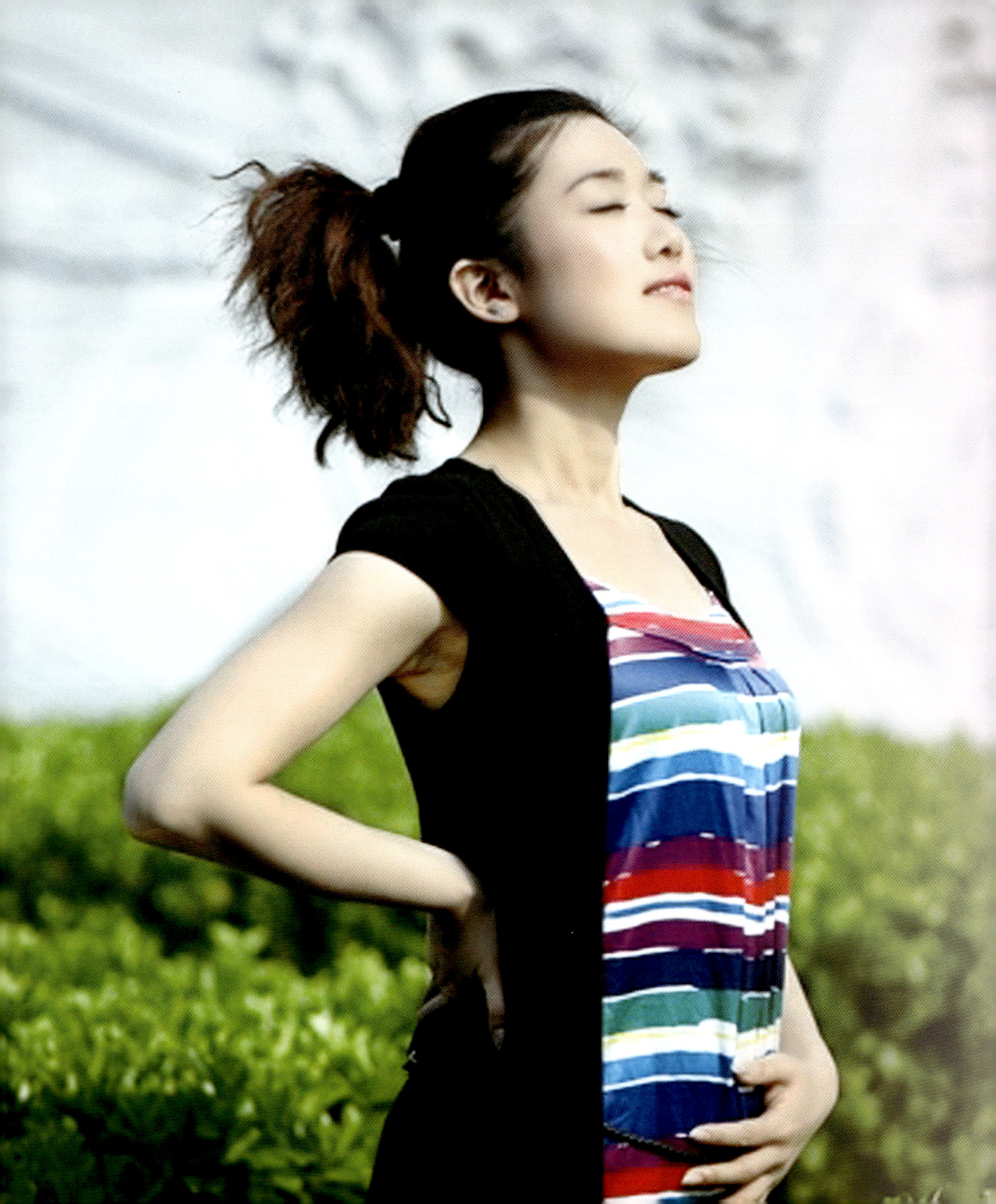

# 第二章

# 妊娠第2个月

## ——分享幸福的时刻

### □胎宝宝的成长

怀孕2个月时，胚胎的细胞仍在快速地分裂，胎儿的器官进入形成期，即受精后的15～56天是胚胎高度变化和形成的时期。

5周时，胚胎头大但松弛无力地垂下，已有萌芽状态的手、脚、尾巴等。7周时，胚胎身高约2.5厘米，体重约4克，胃、肠、肝等内脏及脑部开始分化，胚胎的心脏已经划分成左心房和右心室，并开始有规律地跳动，手、足、眼、口、耳等器官已形成。

到了8周末，胚体身高已长到3厘米，用肉眼也可分辨出头、身体和手足。

### □孕妈咪身体的变化

在第2个月内，妊娠反应始终伴随着孕妈咪，会出现身体慵懒发热、食欲下降、恶心呕吐、情绪不稳、心情烦躁、乳房发胀、乳头时有阵痛、乳晕颜色变暗，有些人甚至会出现头晕、鼻出血、心跳加速等症状。这些都是怀孕初期特有的现象，不必过于担心。但有些现象会因为个人的体质或心理因素而有所差异，比如一般人都是食欲不振，但有人却是食欲大增。

# 第5周

## 孕妈咪的饮食与营养

### 孕2月营养搭配要求

在妊娠的第2个月，有些孕妈咪会因孕吐而吃不下东西，所以担心胎儿是否会营养不良。妊娠初期胎儿生长缓慢，但母体体重相对增长较快，对营养的要求增高，但不是很高，所以不要勉强自己进食，营养的摄入要结合体重的变化。假如为了胎儿勉强吃下含有钙质或蛋白质的食物，效果也不大，只要能尽量吃些清淡爽口的食物，就不致影响胚胎发育。

孕妈咪在这一时期的饮食营养，主要应以富含维生素$B_1$、维生素$B_6$、微量元素锌，以及易于消化、蛋白质丰富的食物为主。为了使食物得到充分的消化和吸收，还可以同时服用2～3片酵母片或10毫升胃蛋白酶合剂，每日3次口服。此外，也可食用一些开胃健脾、理气的汤水和热饮。

**一日营养食谱**

| | 早餐 | 午餐 | 晚餐 |
|---|---|---|---|
| 主食 | 莲子大枣粥2小碗，小米面发糕1块（约100g）。 | 米饭2小碗，或金银小馒头2个（约面粉70g、玉米面30g）。 | 蔬菜挂面2小碗，或米饭2小碗（量均保持在150g左右）。 |
| 副食 | 酱牛肉75g，茶叶蛋1个，香蕉2个。 | 红焖鲤鱼（鲤鱼约200g），杏仁炝西芹（西芹250g、杏仁30g），排骨冬瓜汤2小碗。餐后水果约150g。 | 虾酱炒豆腐（豆腐100g、虾酱15g），排骨炖白菜（猪排骨50g、白菜150g），小水萝卜汤2小碗（鲜水萝卜150g，香菜、紫菜等各适量）。餐后可吃苹果1个。 |

### 孕妈咪吃鱼好处多

鱼肉中含有的二十碳五烯酸是人体必需的脂肪酸，机体自身是不能合成的。它具有多种药理活性，可以抑制促凝血素$A_2$的产生，使血液黏度下降，使抗凝血酶III增加，这些活性都可以起到预防血栓形成的作用。同时，二十碳五烯酸在血管壁上能合成前列腺环素，可使螺旋动脉得以扩张，以便将足够的营养物质输送给胎儿，促进胎儿在母体内的发育。另外，鱼肉中还含有较多磷、氨基酸，这些物质对胎儿中枢神经系统的发育会起到良好的作用。

所以，在孕妈咪的膳食中增加些鱼类食物，尤其是海产品类，无论对胎儿还是对孕妈咪本身，都是十分有益的。

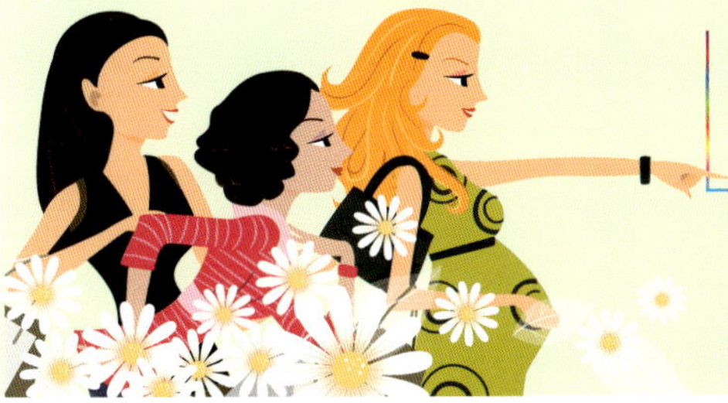

# 准爸爸必修课

胎宝宝是准爸爸与孕妈咪爱情的结晶，在妊娠反应剧烈的这个时期，准爸爸需要和孕妈咪一起守护你们的胎宝宝。

## ●理解妻子的心情

女子在怀孕以后，由于早孕反应的出现，以及身体的变化，心情一般会变化比较大，性情变得易怒、激动、烦躁，因此丈夫在此时的作用就变得很重要了。此时做丈夫的要理解妻子心理上的这种变化，要尽量迁就妻子，多体贴妻子，在她身体不适时要多加照顾。注意劝慰妻子切不可因妊娠反应、体形改变、面部出现色素沉着等而产生不良情绪，努力创造和睦、温馨的生活环境。

## ●帮忙做家务劳动

在此期间，丈夫最好能下厨做饭。有些孕妈咪会因孕吐而吃不下东西，丈夫要注意选择做一些妻子喜欢的能吃下的饭菜，以保证营养的供给，要尽量多准备几种小菜，供妻子任意选择。此外，丈夫还要注意不要让妻子干体力活儿，要帮助妻子提重的物品，帮助妻子从高的地方拿东西或者放置东西，打扫浴室等，要让妻子尽可能得到充分的休息。

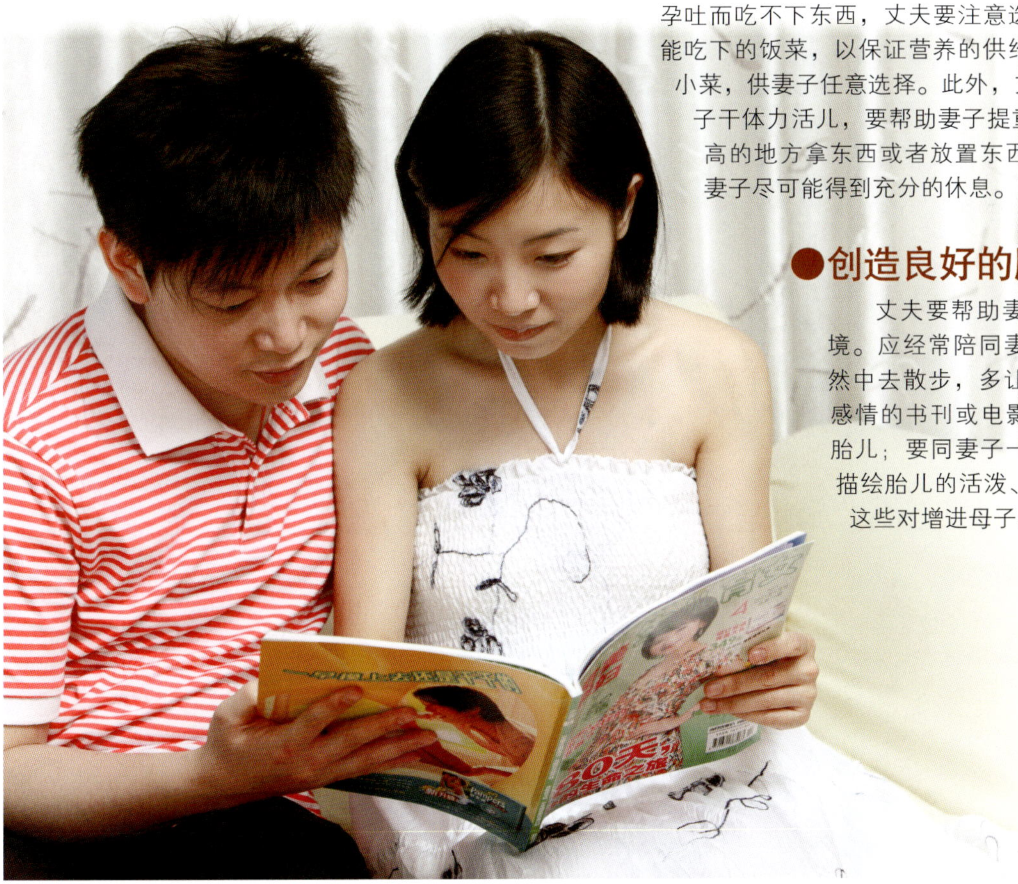

## ●创造良好的胎教环境

丈夫要帮助妻子创造良好的胎教环境。应经常陪同妻子到空气清新的大自然中去散步，多让妻子看一些激发母子感情的书刊或电影电视，引导妻子爱护胎儿；要同妻子一起想象胎儿的情况，描绘胎儿的活泼、健康、漂亮的样子，这些对增进母子感情是非常重要的。

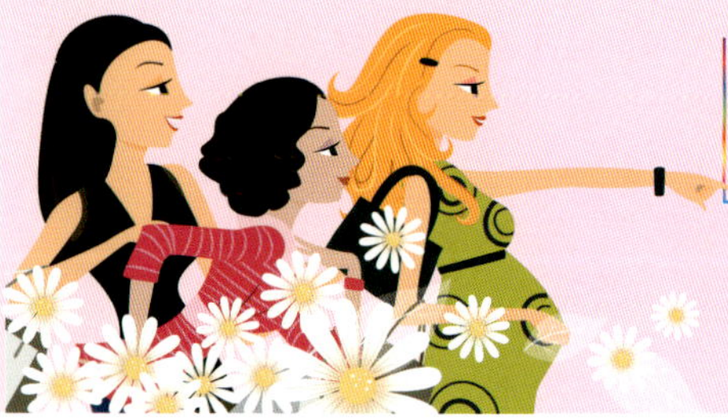

# 慎防宫外孕

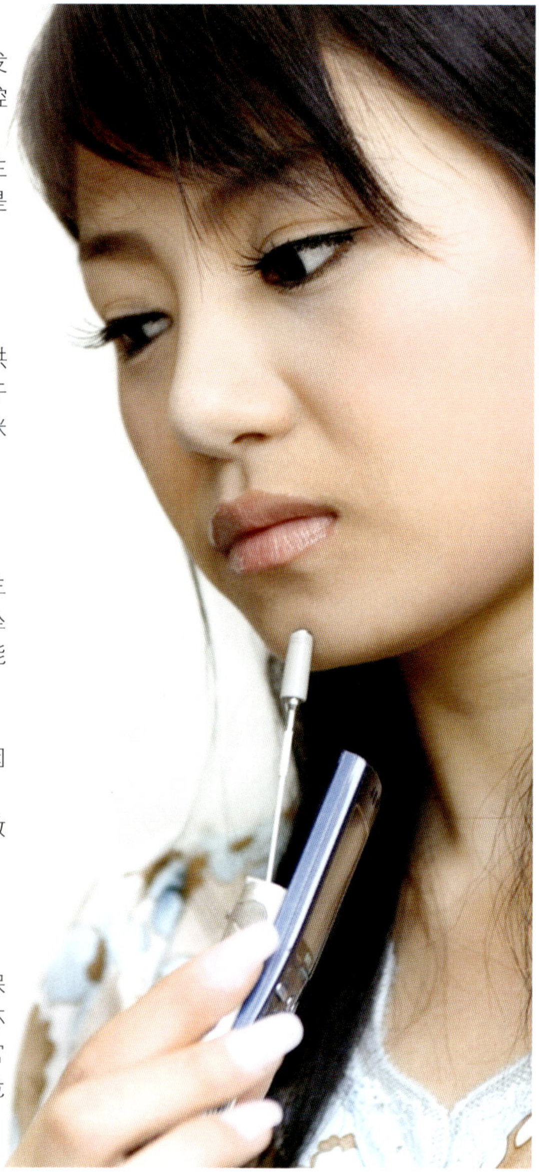

## ●宫外孕的原因

正常妊娠时，从受精卵发育成为胎儿的过程是在子宫腔中发生的。如果受精卵不在子宫腔中着床，而是在输卵管、卵巢、腹腔或子宫颈等处着床，习惯上称为宫外孕，医学上称为异位妊娠。95%～98%的宫外孕在输卵管，也有在卵巢和腹腔的。宫外孕的主要原因是输卵管狭窄或功能不全，导致受精卵不能进入子宫腔，于是就在输卵管等部位着床发育。

## ●宫外孕的危害

宫外孕比流产更危险，由于这些部位组织较子宫要薄，并且供应的血也差，孕卵发育到一定时候就会发生流产、出血或者破裂，于是引起母体腹腔内大出血，严重者不仅胎儿保不住，还会威胁孕妈咪的生命。

## ●宫外孕的症状

宫外孕典型表现是停经、阴道流血、腹痛下坠。如果突然发生一侧腹部剧痛，伴有恶心、呕吐、头晕、出汗、面色苍白、肛门下坠或者有大便感，说明可能有内出血，是危险之兆，应及时就诊，不能延误治疗。

对下列两种情况孕妈咪应该提高注意力：

1. 在生育期内，出现短暂停经后，下腹部一侧又出现不明原因的隐痛或酸胀，应高度警惕宫外孕的可能。

2. 停经后不久，从阴道排出膜样的片状或管状物，应去医院做进一步诊断治疗。

## ●宫外孕的预防

预防宫外孕的关键是：避免输卵管的损伤及感染，做好妇女保健工作，尽量减少盆腔感染等。容易发生宫外孕的妇女，如果确定怀孕，最好在停经后6周内到医院做一次全面的早孕检查。总之，对宫外孕应早期诊断、早期发现、早期治疗，否则会给孕妈咪带来生命危险。确诊宫外孕时要立即住院治疗。

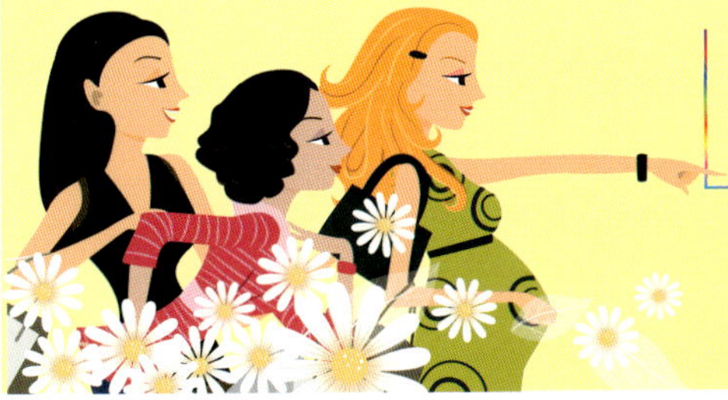

# 孕妈咪美发

## ●怀孕期头发的护养

孕妈咪容易发生脱发，这是一种很自然的现象。此时，孕妈咪应常洗头、梳头，保持头发干净。洗头时除了洗去污垢外，最好顺便按摩头皮。按摩时，以指腹揉、捏、敲、擦头皮，其动作要领是：揉时以“画圆”的方式进行，捏时力道不要太重，敲时以发旋儿为中心，做前后左右式移动，擦时以拇指由耳往下按。这样不仅可以让头皮的血液循环正常，使头发有光泽，还让你觉得特别清爽、神采飞扬。此外，孕妈咪应该保持心情愉快，摄取均衡的饮食，吃得好，睡得香，头发便自然掉得少。

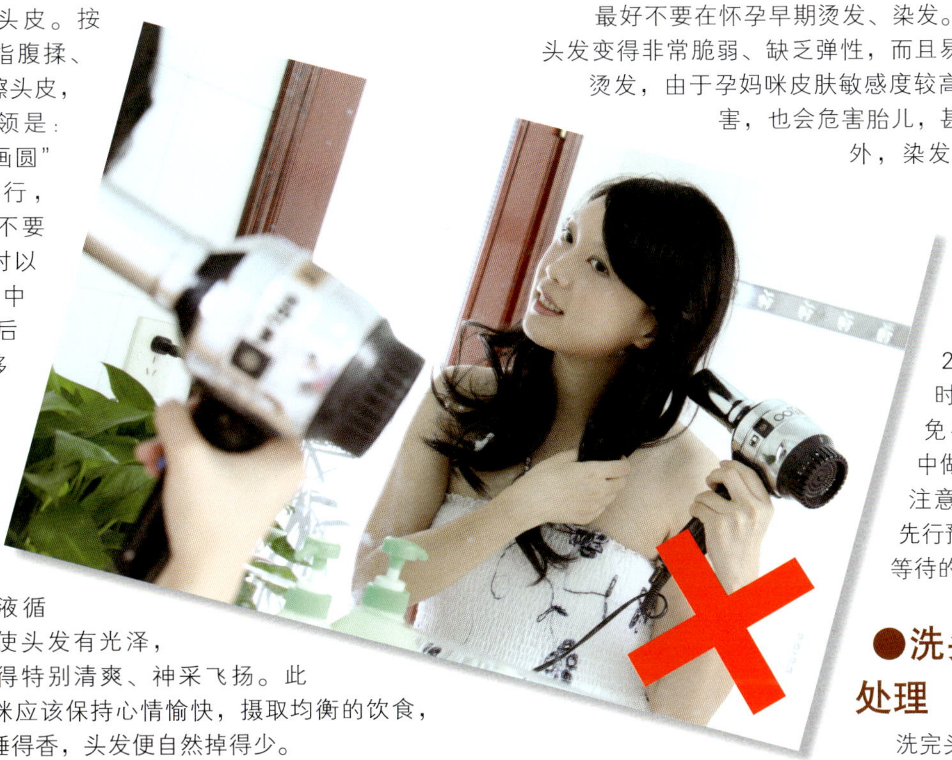

## ●洗发水的选择

妊娠后，孕妈咪的皮肤变得非常敏感，这时孕妈咪应该选择适合自己发质且性质比较温和的洗发水来清洗头发，如果发质还比较适应妊娠前用的洗发水，则最好不要换用其他品牌的洗发水，以免突然刺激头皮，引起过敏现象，从而使胎宝宝受到影响。有些孕妈咪的头发会由于缺乏蛋白质而变得很脆弱，此时可以选择能给头发补充蛋白质的洗发水，这样就能改善这种情况。

## ●孕早期不宜烫发和染发

最好不要在怀孕早期烫发、染发。因为烫发不但使头发变得非常脆弱、缺乏弹性，而且易脱落。这个时期烫发，由于孕妈咪皮肤敏感度较高，对皮肤造成伤害，也会危害胎儿，甚至造成流产。此外，染发、脱色所用的药品，刺激性极强，事先必须做好皮肤适应测验。若要烫发或染发，应选在28周左右实施。同时，孕妈咪还应避免在太冷的冷气房中做头发，而且应该注意身体状况，可以先行预约的方式来减少等待的时间。

## ●洗头后湿发的处理

洗完头发后，孕妈咪若顶着湿漉漉的头发睡觉或外出，这样不仅不舒服，而且还很容易感冒，如果用吹风机吹干，吹风机的辐射又可能对胎宝宝造成影响，怎样才能解决这种烦恼呢？这时孕妈咪可以戴上透风性好、吸水性强的干发帽，头发很快就能干。但是要注意干发帽要选择质地柔软、卫生、抑菌的。

# 第6周

## 预产期的推算

人类的怀孕期是平均满40周（共280天），所以怀孕满40周的那一天就是预产期。因为一个月约4个星期，所以人们常说“怀胎十月”。可是一个月不都是28天，大月有31天，小月有30天，2月才28天，所以仔细算起来，妊娠280天其实应是9个月零7天。因此，可采用以下方法来计算预产期。

月经有规律的孕妈咪，预产期以最后一次月经的月份加9（如果加9后得出的数字超过12，则改为减3），天数加7即可得知。

例如最后一次月经为1月1日，则预产期就在10月8日；若最后一次月经为10月10日，则预产期即为第2年7月17日。

不过，这种推算法只适用于月经周期为28天的女性，因此，如果月经周期为23天的孕妈咪的预产期，需较28天孕妈咪提前5天，而周期为35天的孕妈咪，则往后延7天。依此类推。

用上述方法推算出来的预产期，只能说是大概的分娩日期，并不是一定会在那一天生产。据统计，能在预产期生产的不到5%，在预产期前后两周内生产都属于正常现象。

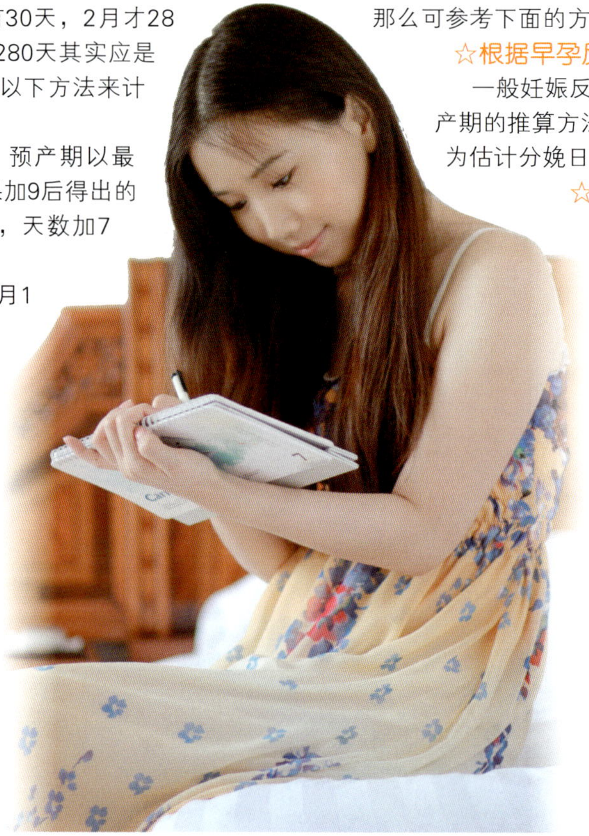

如果孕妈咪对末次月经来潮的确切日期记不清了，那么可参考下面的方法进行推算。

☆根据早孕反应的时间推算。

一般妊娠反应在闭经6周左右出现，这时，预产期的推算方法是：出现早孕反应日加上34周，为估计分娩日。

☆根据胎动出现的时间推算。

一般情况下，孕妈咪能感觉胎动出现是在怀孕18～20周，那么按胎动推算预产期的方法是胎动出现日期再加上20周，这就能推测出大约的预产期。不过，曾生产过的孕妈咪往往会提早感觉胎动，大概在17周、18周就会发生，因此加22周才是预产期。自觉胎动时期往往因人而异，所以这种算法并不精确。

☆根据B超检查推算分娩日期。

主要通过B超测双顶径（BPD）、头臂长（CRL）及股骨长（FL）进行测算。孕早期B超对胎龄的估计较为准确。

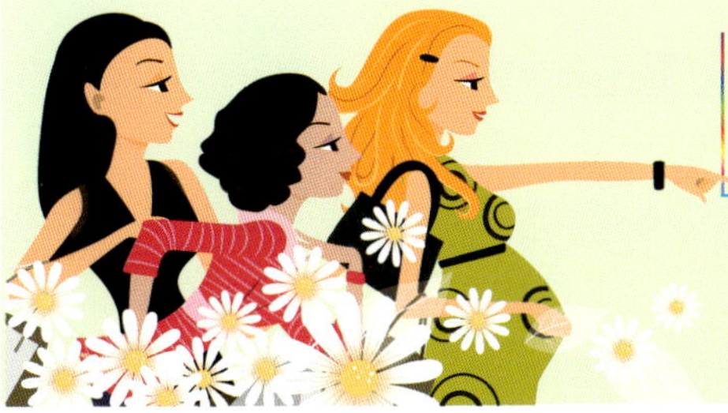

# 素食孕妈咪的饮食

## ●素食孕妈咪的饮食原则

怀孕后孕妈咪的营养，不仅要维持自己的需要，还要供给胎儿生长发育的需要，而且要为分娩和哺乳储存一部分养料。所以素食孕妈咪的饮食结构需科学。

素食的孕妈咪在孕期如果能很好地调配自己的膳食，每天坚持吃豆类及豆制品、谷物（包括粗粮）、植物油、各类蔬菜和水果，经常晒太阳，就不会缺乏营养了。

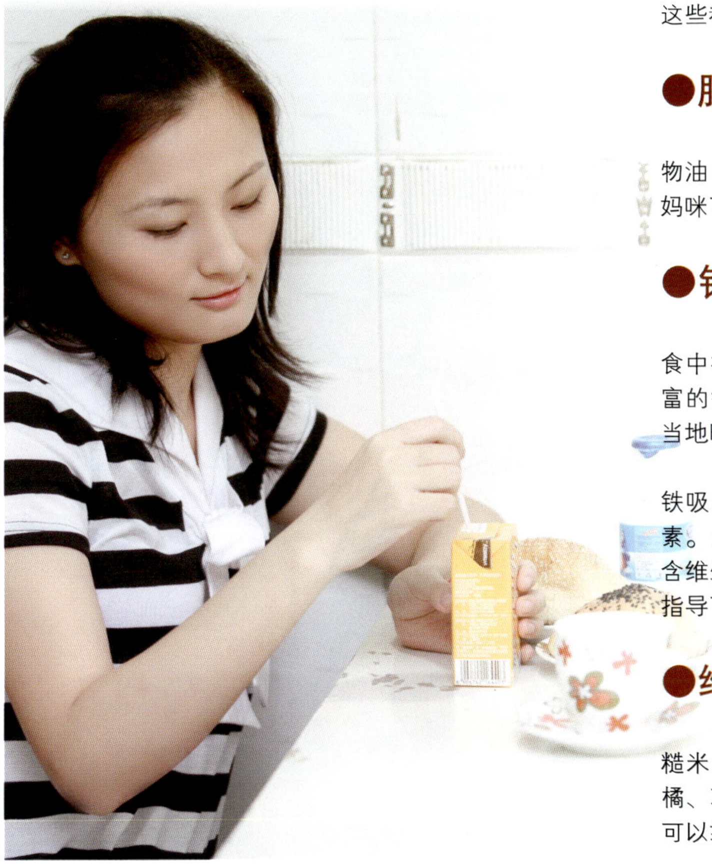

## ●热量的摄取

孕期所需的热量可以从素食中摄取，如五谷、马铃薯、白薯等都能提供大量热量。

## ●蛋白质的摄取

豆腐、豆浆等豆制品都富含蛋白质，所以蛋白质主要从豆类食品中摄取。素食妈妈每天都必须食用此类食品。如果不是纯素食主义者，还可以吃鱼、蛋、禽类，这些都能提供优质的蛋白质。

## ●脂肪的摄取

植物性脂肪比动物性脂肪更适合孕妈咪食用。在植物油中，如花生油、豆油、橄榄油、食用棕榈油等，孕妈咪可从中获得足量脂肪。

## ●钙和铁的摄取

孕妈咪最急需的矿物质是钙和铁，这些都可以从素食中摄取。豆类、海带、黑木耳、牛奶、芝麻酱含有丰富的钙，其中最易于被人体吸收的是牛奶。另外，要适当地晒太阳摄取维生素D以帮助促进钙的吸收。

豆类、黑木耳、芹菜含铁丰富，但人体对植物中的铁吸收率较低。因此，素食妈妈必须注意额外摄取铁元素。为了最大程度地吸收铁，应把含有铁元素的食物与含维生素C丰富的食物搭配食用。如有必要，可在医生的指导下服用铁剂或含钙、维生素D和维生素$B_{12}$的药物。

## ●维生素的摄取

红薯、玉米、苋菜、杏、李、葡萄含有维生素A，糙米、芥菜含B族维生素，在水果中，酸枣、红果、柑橘、草莓、猕猴桃等含丰富的维生素C，维生素D的获取可以靠晒太阳、吃蛋黄等。

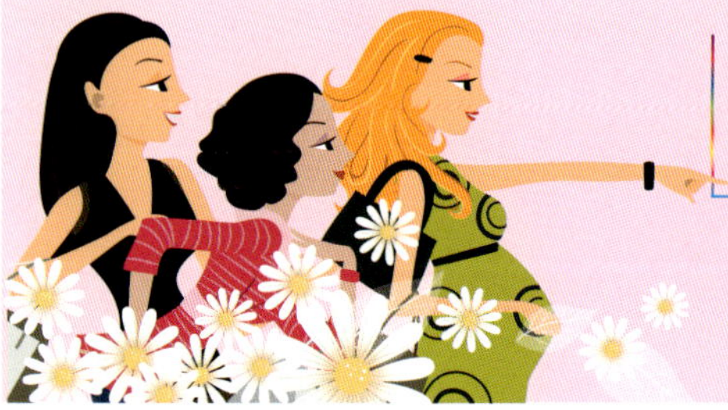

# 孕妈咪服饰

## ●衣着注意事项

1. 孕妈咪不要穿紧身衣，不然会影响腹部的血液循环而使胎儿发育不良；孕妈咪易出现腿部水肿，因此袜口不要太紧，避免使水肿加剧，并要具有吸汗防滑的特性；鞋帮和鞋底要松软和柔软，并有牢牢支撑身体的宽大后跟，有一点坡度反而会减轻孕妈咪身体沉重带来的腰部酸痛及脚跟痛。

2. 孕妈咪身体要保暖，如果孕妈咪身体受凉，特别是腰、腹部，会使腹部淤血导致流产或早产，覆盖式内裤不仅能保暖，而且还可自行调节松紧度。

## ●孕妈咪内衣的选择

孕妈咪内衣的选择需考虑胸部与腰部的变化，质料应选择易清洗、高棉质的，可防治因皮肤变得敏感所带来的不适。同时，孕妈咪的分泌物会增多，所以内裤最好用触感与吸水性好的棉质内裤，且能够包住腹部与大腿，这样可防止因腹部着凉而引起的早产或流产，另外在腹部及大腿处要有松紧束缚。

## ●科学选用乳罩

戴乳罩并不单是为了美观，主要是因为乳罩有支托、稳定、保护乳房的作用。要选择大小合适的乳罩，既不要松松垮垮、过于宽大，也不要像个紧胸背心，使乳房受压，以致乳房血液循环发生障碍，影响乳房增大。乳罩过紧可造成乳头内陷，不但影响哺乳，还特别容易发生乳腺导管炎。

选购乳罩前要先量好尺寸，测量时，先用皮尺通过测两个乳头处来量最大胸围，然后再量两侧乳房下面反折线处的最小胸围，市售的乳罩号码是最小胸围数。还要用最大胸围减去最小胸围，再除以2，即可求出乳房的近似高度。选购时，不仅要注意号码是否合适，还要看乳罩锥形隆起的高度是否与自己乳房的近似高度相适应，圆锥能否容纳乳房。最好选用纯棉的、有软钢托的乳罩，可支持住日益增大的乳房，防止其下垂。还可以选择前扣式的，这样便于穿着和产后哺乳。

## ●孕妈咪不宜穿三角形内裤

很多女性平时喜欢穿三角形内裤，因为其舒适而贴身，还可显示女性的体形美。但是由于在妊娠期容易出汗，阴道分泌物也会增多，穿三角形紧身内裤不利透气和吸湿，容易发生妇科炎症。而且穿着此种类型内裤有时会出现着凉现象，同时，待孕妈咪的肚子逐渐增大时，三角形内裤就无法穿用了。因此，孕妈咪最好选用能把腹部全部遮住的肥大短裤。

## ●孕妈咪不宜穿化纤内衣

有些人穿上化纤内衣后，会有过敏反应，在躯体直接与内衣接触的地方，皮肤会出现散在的小颗粒状丘疹，并伴有瘙痒和不适的感觉。医生常给予患者服一些镇静药物和脱敏药、消炎药。但是孕妈咪如果服用这些药物，就会影响胎儿的发育，甚至会造成胎儿畸形。因此，孕妈咪不宜穿化纤类内衣。

### 温馨提示

**不宜用沸水冲调营养品**

孕妈咪服用一些营养品时不宜用沸水冲调，如麦乳精、蜂乳精、猕猴桃精、葡萄糖等滋补营养品都是以炼乳、奶粉、蜜糖等为主要原料加工制作的，这类滋补饮料当加温至80℃时，其中大部分营养成分均会分解流失掉，会大大降低其营养价值。所以，孕妈咪饮用时，最好用温水冲服。

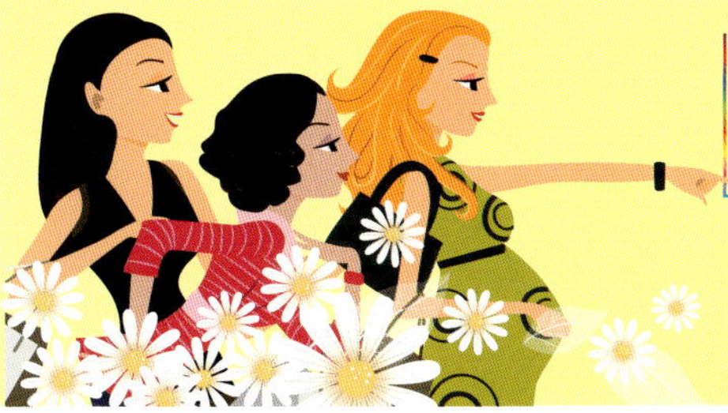

# 孕妈咪特殊护理

## ●孕妈咪不宜做X线检查

X线是一种波长很短的电磁波，它能透过人体组织，使体液和组织细胞发生物理与生物化学变化，引起不同程度的损伤。不同X线的射线每次对人体照射的量虽然很小，但却很容易损伤人体内的生殖细胞和染色体。

受孕后2～8周，胚胎器官正处于高度分化和形成中，此时，一旦不慎接受X射线检查，就有可能使胚胎基因的结构发生变化，或者使染色体发生断裂，从而造成胎儿畸形甚至胎儿死亡。因此，在最初妊娠2个月里要绝对禁止做下腹X射线检查。

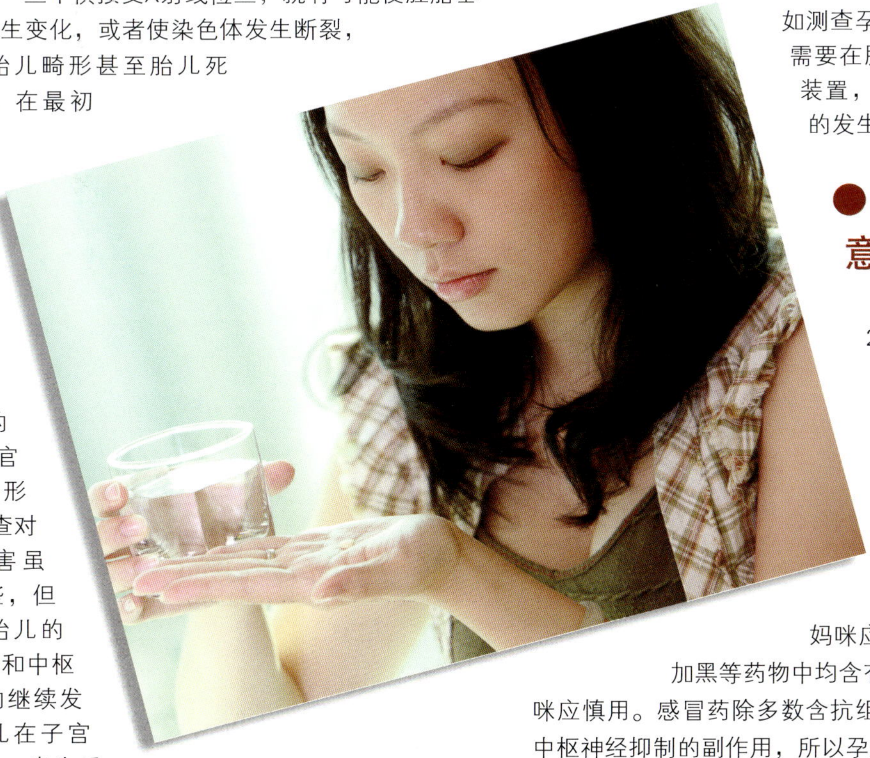

妊娠3个月以后，胎儿的大多数器官已经基本形成，X线检查对胎儿的危害虽然小了一些，但也会影响胎儿的性腺、牙齿和中枢神经系统的继续发育，使胎儿在子宫内发育缓慢，出生后智力低下。另外，有关专家还指出，早期胎儿被X线照射，还有可能在其10岁以内增加发生恶性肿瘤和血癌的危险。

## ●孕妈咪不宜做CT检查

CT是利用电子计算机技术和横断层投照方式，将X射线穿透人体每个轴层的组织，它具有很高的密度分辨力，要比普通X线强100倍，其对人体的危害也比X光大得多。孕妈咪若在怀孕的前3个月内接触放射线，可能引起小儿畸形、胎儿脑积水或造血系统缺陷、颅骨缺损等严重后果。如测查孕妈咪必须做CT检查时，需要在腹部放置防X射线辐射的装置，以避免和减少胎儿畸形的发生。

## ●用药方面的注意事项

妊娠期尤其是怀孕第2个月，是胚胎各器官发育的关键时期，如果此时随便用药，则易导致胎儿畸形，像解热镇痛药中大多都含有对乙酰氨基酚，因其能够通过胎盘对胎儿造成伤害，所以孕妈咪应慎用或禁用；泰诺、白加黑等药物中均含有氢溴酸右美沙芬，孕妈咪应慎用。感冒药除多数含抗组胺成分，该成分可加深中枢神经抑制的副作用，所以孕妈咪也应慎用。

孕妈咪要尽可能地避免服用一些不必要的药物，凡属于可用可不用的药物一律不用，对于某些情况必须用药时，千万不要自己随便用药，一定要经过医生确诊后再对症下药。

# 第7周

## 日常起居须注意

### ●孕妈咪不宜过多进行日光浴

日光中的紫外线是一种具有较高能量的电磁辐射，有显著的生物学作用。多晒太阳，能促使皮肤在日光紫外线的照射下制造维生素D，进而促进钙质吸收和骨骼生长。但是，过多地进行日光浴可使孕妈咪脸上的色素斑点加深或增多，出现妊娠蝴蝶斑或使之加重，而且日光中的紫外线还会对孕妈咪的皮肤造成损害，可能发生日光性皮炎（又称日晒伤或晒斑），尤其是初夏季节，人们的皮肤尚无足量黑色素起保护作用时更易发生。此外，由于日光对血管的作用，还会加重孕妈咪的静脉曲张。

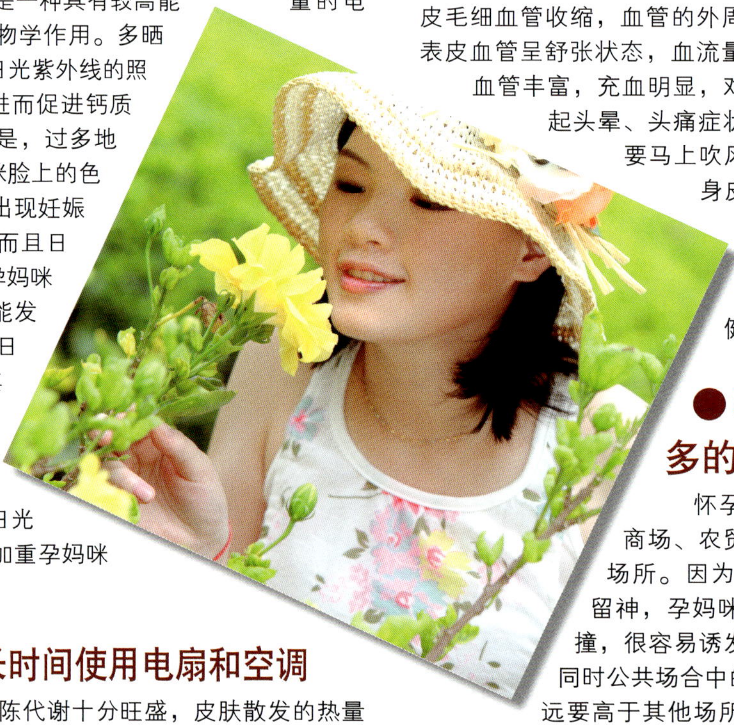

### ●孕妈咪不宜长时间使用电扇和空调

由于孕妈咪的新陈代谢十分旺盛，皮肤散发的热量也较多，基础体温比一般人高0.3～0.5℃，所以比一般人耐热能力差。在炎热的夏季，如果孕妈咪用电风扇久吹不停或长久使用空调，就会有头晕头痛、疲乏无力、饮食下降等不良反应出现。因为电扇和空调的风吹到皮肤上时，汗液蒸发作用会使皮肤温度骤然下降，导致表皮毛细血管收缩，血管的外周阻力增加而使血压升高；表皮血管呈舒张状态，血流量增多，尤其是头部因皮肤血管丰富，充血明显，对冷的刺激敏感，从而易引起头晕、头痛症状。孕妈咪出汗多时，更不要马上吹风扇或吹空调，因为这时全身皮肤毛孔疏松，汗腺大开，冷风极易乘虚而入，轻者伤风感冒，重者高热不退，给孕妈咪和胎宝宝的健康造成危害。

### ●孕妈咪不宜去人多的地方

怀孕后，孕妈咪应尽量避免去商场、农贸市场及公共汽车上等公共场所。因为这些场所人多拥挤，稍不留神，孕妈咪的腹部就会受到挤压和碰撞，很容易诱发流产、早产或胎盘早剥。同时公共场合中的各种致病微生物的密度远远要高于其他场所，尤其是在传染病流行的时期和地区，再加上孕妈咪自身的抵抗力比没有怀孕时差一些，更容易遭受细菌、病毒的侵害，这对于孕妈咪及正处于生长发育过程中的胎儿来说都是比较危险的。

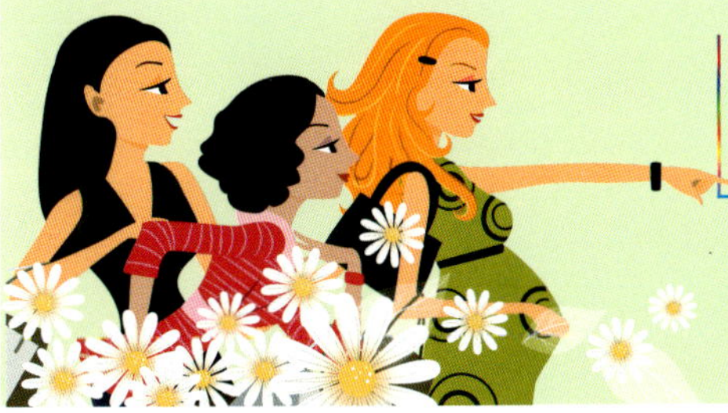

# 葡萄胎的诊断

## ●什么是葡萄胎

妇女怀孕后，在子宫内生长的不是胎儿，而是无数成串的大小不等的透明水泡，大者像葡萄，小者像绿豆，由于其外形似成串的葡萄，因此医学上称之为葡萄胎，又称水样胎块。葡萄胎是由于早期形成胎盘的绒毛组织，因发育异常而变成鱼卵般大小不一的储水袋，会在子宫内逐渐增加，使胎儿停止发育，不久胎儿即被吸收而消失不见。葡萄胎可分为良性葡萄胎和恶性葡萄胎。据统计，每200～500名孕妈咪中，大约就有1人有葡萄胎，初产妇与经产妇的比例为1:4，可见经产妇的罹患率较高，而且此种情况多半发生在30～40岁的孕妈咪之间。

## ●葡萄胎的症状

☆ 强烈的孕吐状态

比正常妊娠的孕妈咪孕吐状态要强烈很多，而且腿肚臃肿，很早就显现出尿蛋白妊娠中毒症的症状。

☆子宫变大

子宫大于相应月份的正常妊娠子宫，有些仅孕2～3个月，子宫底高度已达脐水平，相当于孕5个月大小，而且子宫呈球状。

☆发生不规则的阴道出血

停经以后阴道流血，多在停经8～12周时出血，量多少不定，有时可排出葡萄样物。妊娠3～4个月的时候会流产。

☆没有胎儿

虽然也有例外的情形存在，不过大部分是没有胎儿的。子宫内绒毛部分呈葡萄状，由身体外部诊查或X光拍摄，都不能发现胎儿。

葡萄胎经尿液检查就可以很清楚准确地诊断出来。这是因为葡萄胎比正常妊娠在胎盘中分泌出更多的激素，而这些激素都排泄在尿中的缘故。

## ●良性葡萄胎的处理方法

葡萄胎多数为良性疾病，在确诊后不必过分紧张。良性葡萄胎处理应采取以下措施。

1. 清除子宫内容物

葡萄胎确诊后应及时清除子宫内容物。葡萄胎子宫大而软，易发生子宫穿孔，一般采用吸刮术，手术较安全。子宫大于妊娠12周者，一般吸刮两次，每次间隔一周，每次刮出物均应送病理检查。术前应做好输血准备，手术前后使用抗生素预防感染。

2. 卵巢黄素囊肿的处理

卵巢黄素囊肿可自然消失，一般无须处理，如发生蒂扭转，一般在超声或腹腔镜下穿刺吸液后多可自然复位。如扭转时间长，血运恢复不良，则需及早剖宫检查。

3. 恶变的预防

预防性子宫切除术目前多不采用，但年龄较大，无生育要求者可考虑。预防性化疗是预防葡萄胎恶变的有效手段。

### 温馨提示

**孕妈咪不宜泡温泉**

孕妈咪泡温泉时，全身的血管会扩张，心脏的血液大部分扩散至人的全身，心脏负荷加重，这个时候孕妈咪输往胎儿的血液就会相对减少，氧气含量也减少，这对胎儿来说是非常不利的。同时，如果孕妈咪泡温泉的时间过长，或是突然从水中起来或改变姿势，可能会脱水、胸闷、呼吸不顺、头晕，从而导致跌倒、滑倒的情况出现，直接影响到胎儿和自身的安全，所以建议孕妇尽量避免泡温泉。

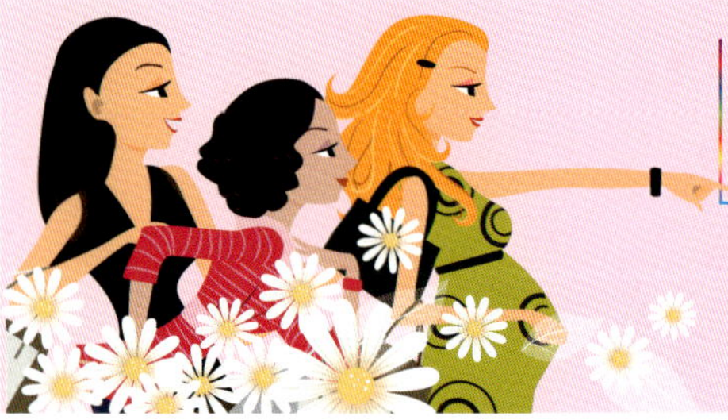

# 孕早期感冒的防治

## ●感冒的症状及危害

普通感冒和流行性感冒都是由病毒引起的呼吸道传染病。普通感冒的主要病原是鼻病毒，一年四季几乎人人都可罹患，鼻塞、流涕、咽痛、咳嗽、全身酸痛是常见症状，有时只发低热。孕期患普通感冒的人很多，对胎儿影响不大，但如果较长时间体温持续在39℃左右，就有出现畸胎的可能。流行性感冒简称流感，病原是流感病毒，借空气和病人的鼻涕、唾液、痰液传播，传染性很强，常引起大流行。受感染后发冷发热，热度较高，头痛乏力，全身酸痛，常在发热消退时鼻塞、流涕、咽痛等症状才明显。患者体力消耗大，恢复也慢。流感病毒不仅能使胎儿发生畸形，高热和病毒的毒性作用也能刺激子宫收缩，引起流产、早产。有人调查了56例畸形儿，其中有10例产妇在怀孕当日至50天时患过流感。所以，妊娠早期发生流感需谨慎。

## ●孕妈咪感冒应对法

如果孕妈咪感冒了，应尽快地控制感染，排除病毒，同时应采取措施让体温下降。若高烧到39℃以上，且持续3天以上，可分以下两种情况来处理。

1. 如果孕妈咪感冒的时间是处在排卵以后2周内，用药就可能对胎儿没有影响。

2. 如果感冒的孕妈咪处在排卵以后2周以上，这一时期，胎儿的中枢神经已开始发育，就可能会对胎儿造成影响。

如果出现以上情况，就需要与医生、家人共同商讨是否继续本次妊娠。

若孕妈咪在怀孕3～8周之后患上感冒，并伴有高热，就对胎儿的影响较大。病毒可透过胎盘进入胎儿体内，有可能造成胎儿先天性心脏病、兔唇、脑积水、无脑和小头畸形等。感冒造成的高热和代谢紊乱产生的毒素会刺激子宫收缩，造成流产，新生儿的死亡率也会因此增高。

因此，孕妈咪感冒时，一定要去专科医院诊治，千万不能随意自行用药，尤其是阿司匹林类的药物，以免对母体和胎儿造成不良影响。

## ●孕妈咪感冒后的处理方法

轻度感冒：可选用口服感冒清热冲剂或板蓝根冲剂等，并且多喝开水，同时要注意休息、保暖，补充维生素C，感冒很快就会痊愈。

重度感冒，伴有高热、剧咳时：可选用柴胡注射液退热和纯中药止咳糖浆止咳。同时，也可采用物理降温法，如在额、颈部放置冰块，或以湿毛巾冷敷，或用30%左右的酒精（或将白酒兑水冲淡1倍）擦浴。也可选择使用药物降温，在选用解热镇痛剂时，要避免采用对孕妇、胎儿和新生儿有明显不良影响的药物，例如阿司匹林之类药物。可在医生指导下使用诸如醋氨酚等解热镇痛药。

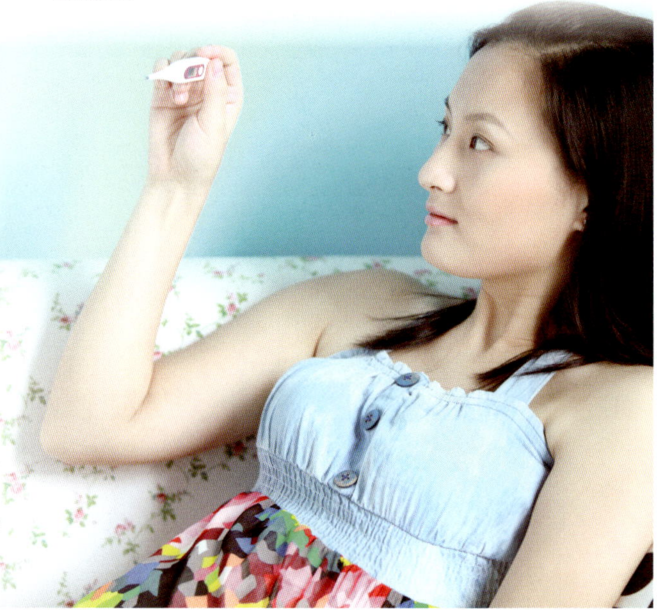

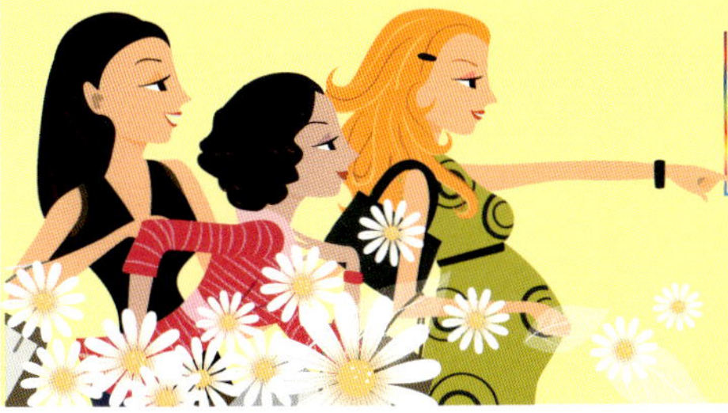

# 早孕反应的应对方法

## ●妊娠早期反应症状

妇女在怀孕早期会出现一系列异常现象，一般会持续1～2个月，最迟在第4个月末消失，发生率约为50%。这种现象一般不会对孕妈咪和胎儿有影响，症状以消化系统的表现为多见，如食欲不振、恶心、呕吐、厌油腻、偏食、腹胀、头晕、乏力、嗜睡，甚至低热等，呕吐一般在空腹或清晨时较为严重，还有些孕妈咪特别喜欢吃酸味食物。这是孕妈咪特有的正常生理反应，这种反应的时间、程度、症状会因人而异，有的孕妈咪早孕反应挺严重，有的却不明显。但是孕吐与其他因疾病所导致的呕吐不同，吐过之后感觉舒服而且想吃东西，虽然呕吐却不会消瘦，这是孕吐的一大特征。

## ●如何克服早孕反应

### ☆消除心理负担

要保持心情愉快，多了解一些相关的医学知识，并尽量消除对怀孕的心理负担，如对胎儿性别想得太多，担心怀孕、哺乳会使自己的体形发生变化，对分娩过分害怕等。闲暇时做自己喜欢做的事情，邀朋友小聚、散步、聊天都可以。整日情绪低落是不可取的，不利于胎儿的发育。

### ☆选择喜欢的食物

孕妈咪由于早孕反应剧烈会引起食欲不佳，这时可以选择一些自己喜欢的食物来吃。这个时期胎儿还很小，不需要多少营养，平常饮食就已经足够了。每天还可以口服维生素$B_1$、维生素$B_6$、维生素C及少量镇静剂，配合适当休息，在很难受的情况下，还可以用橘皮煎水饮用或口含姜片，这样对缓解症状有一定效果。

### ☆厨房要通风

最令孕妈咪感到困扰的事，大概就是在厨房做菜因食物的味道刺激而呕吐！但如果因此而不做菜，或是只做些简单的菜，也是不可取的。因此，烹饪食物时为了防止味道刺鼻，不妨戴上口罩，打开抽风机、抽油烟机，并打开厨房的窗户使空气流通，这样可去除一些味道。

### ☆防止便秘

一般而言，女性比男性容易便秘，尤其是怀孕期间更为严重。便秘会加重孕吐，有时因孕吐的反射作用，甚至会引起流产，所以当便秘持续2天以上时，就必须注意了。

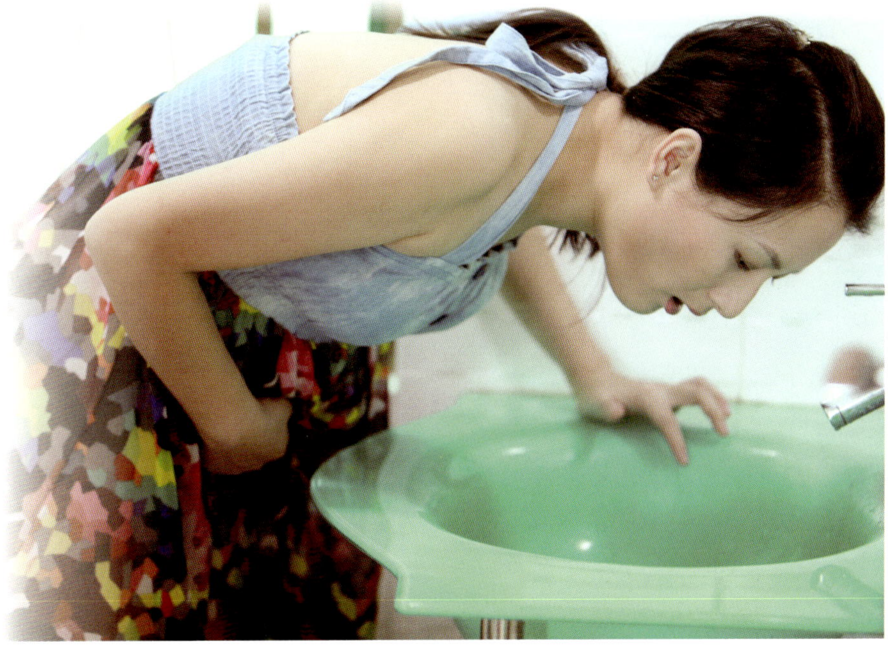

# 第8周

## 不良情绪排解法

### ●孕妈咪排解不良情绪的方法

孕妈咪的精神和情绪能对胎儿的生长发育产生至关重要的影响。如果孕妈咪在怀孕早期的情绪不好，会造成肾上腺皮质激素增高，有可能阻碍胎儿上颌骨的融合，造成腭裂、唇裂等畸形。因此，孕妈咪一定要注意排解不良情绪，这对于胎教来说也是十分重要的。通常，孕妈咪排解不良情绪的方法有以下一些。

☆告诫法

如果知道不良情绪对母婴都有不利影响，那就要在妊娠期常常告诫自己不要生气，保持平衡淡然的心态，凡事想开点，多想想腹中的胎儿，多想想胎教的要求，尽力使自己情绪平和，心情舒畅。

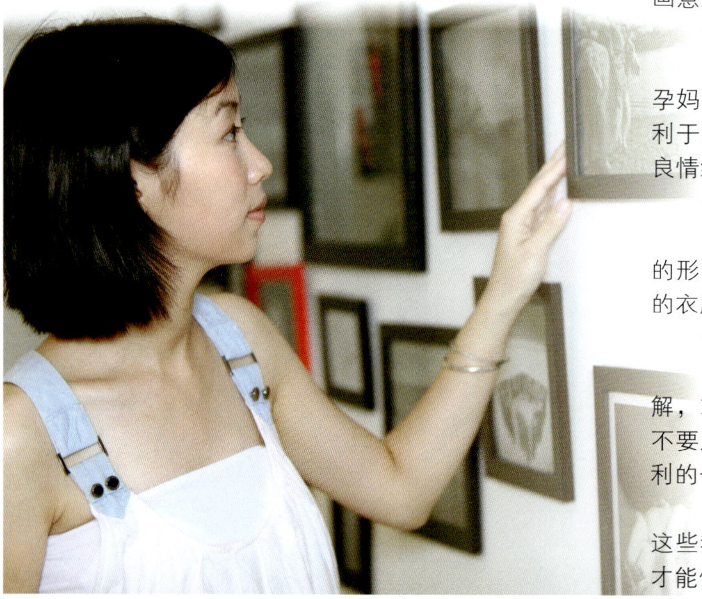

☆疏泄法

不能让不良情绪郁结于胸，要注意疏导。如果孕妈咪遇到不幸的事，一定不要独自悲伤，要哭就痛痛快快地哭一场，但哭过之后心情就应平静下来。孕妈咪还要学会将压抑的情绪疏导宣散，逐渐发泄。可找亲朋好友倾诉苦衷，以取得别人的帮助，也可写诗作画，借诗情画意宣泄情感，以解忧消愁。

☆转移法

有时，转移自己的注意力，可以很好地消除烦恼。孕妈咪可多欣赏美丽的风景或图片，多读优生优育和有利于身心健康的书刊，多听悦耳轻快的音乐，以转移不良情绪。

☆改变形象法

孕妈咪在遇上情绪不好时，不妨试着改变一下自己的形象，如变一下发型，化一化淡妆，买几套漂亮合身的衣服，可使自己的心情转为愉悦。

☆反向思维法

任何事情都有两面性，只要善于从积极方面去理解，就可减少消极因素。孕妈咪碰到令人不快的事情也不要成天忧愁，要学会逆向思维，善于发现事物积极有利的一面。

总之，孕妈咪需要一个良好的心态，融洽的感情，这些都是孕妈咪达到优生优育的重要因素。只有这样，才能使生下的孩子更健康、聪明。

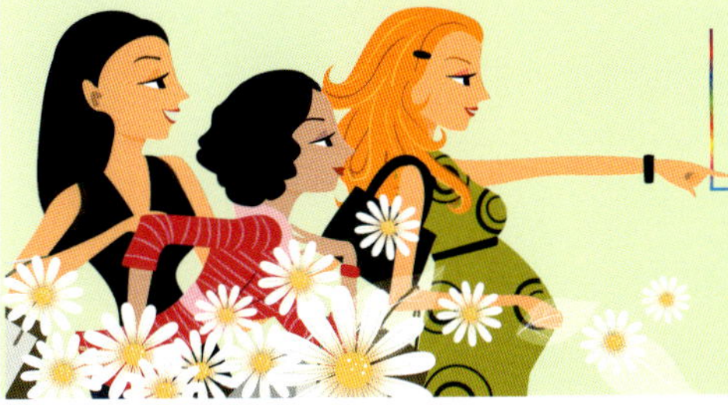

# 快快乐乐洗个澡

孕妈咪洗澡的方式与常人有所不同，千万不可马虎，那么，孕妈咪如何给自己洗一个安全、健康、快乐的澡呢?

## ●洗澡的方式

孕妈咪洗澡时最好选用淋浴的方式，不要用盆浴，尤其不要在公共浴池洗盆浴，更不要将下身泡在水里。因为妇女怀孕后，阴道内对外来病菌的抵抗力大大降低，盆浴或将下身泡在水里，都极易使脏水进入阴道，引起阴道炎或宫颈炎，甚至发生羊膜炎，引起早产。再者，孕妈咪由于身体笨重，进出浴缸不方便，容易使腹部受到撞击。在没有洗淋浴的条件时可以擦澡或用盆、水桶盛水冲洗。另外，孕妈咪不要过度擦洗乳房，以免引起早产。

## ●冬季不宜在浴罩内洗澡

有些家庭为了避寒保温，冬天喜欢在卫生间支起浴罩沐浴。常人尚可应付，但孕妈咪就不太适应，很快会出现头昏、眼花、乏力、胸闷等症状。这是因为浴罩相对封闭，浴盆内水较热，罩内水蒸气充盈，经过一段时间的呼吸，其中氧气便会逐渐减少，加上温度又较高，氧气供应相对越来越不足。另外，由于热水浴的刺激，会引起全身体表的毛细血管扩张，使孕妈咪脑部的供血不足，加上罩内缺氧，更易发生晕厥。同时胎儿也会出现缺氧、胎心心跳加快等现象，严重者还可使胎儿神经系统发育受到不良影响。

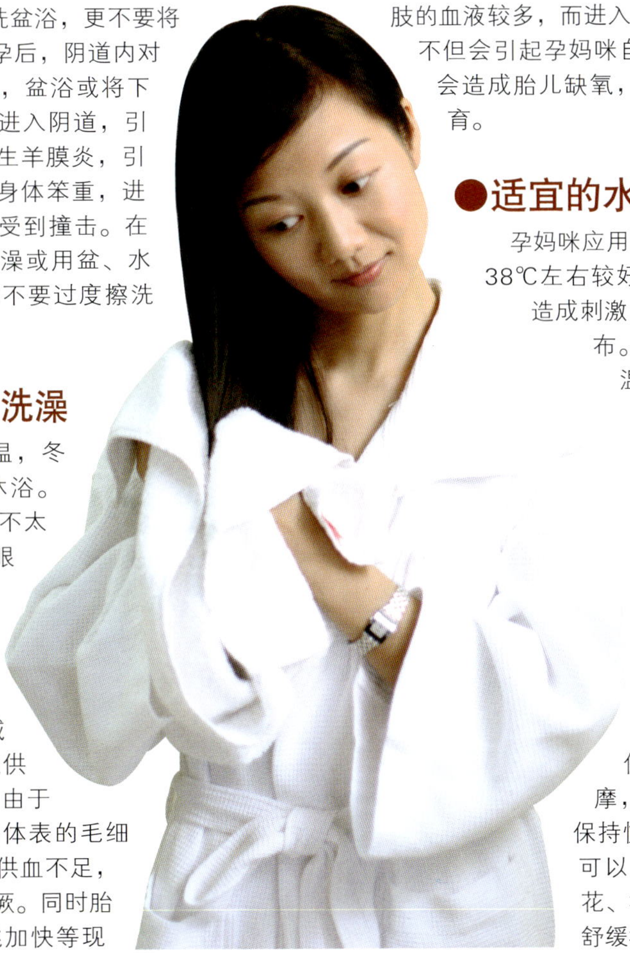

## ●适宜的洗澡时间

孕妈咪洗澡时间不要太长，每次洗澡时间不宜超过15分钟。因为浴室内空气不流通，湿度大，氧气含量也少，待在里面时间过久会导致血管扩张，流入躯干、四肢的血液较多，而进入大脑和胎盘的血液暂时减少，不但会引起孕妈咪自身脑部缺血，发生晕厥，还会造成胎儿缺氧，影响胎儿神经系统的生长发育。

## ●适宜的水温

孕妈咪应用适宜的水温洗澡，一般控制在38℃左右较好，水温太凉或太热会对皮肤造成刺激，从而影响孕妇身体的血液分布。此外，还应注意洗澡前后的温差不宜过大，冬天孕妈咪洗澡时不能立即进入高温的浴室中，夏天不能洗冷水澡，否则会刺激孕妈咪的子宫收缩，造成早产、流产等现象。

## ●给洗澡增加快乐的因素

洗澡时，孕妈咪的动作要轻柔，并适当地给自己按摩，可以听听音乐，放松情绪，保持快乐的心情。此外，孕妈咪还可以适当使用一些精油，如茉莉花、柠檬等，这些可以帮助孕妈咪舒缓神经、使人精力充沛。

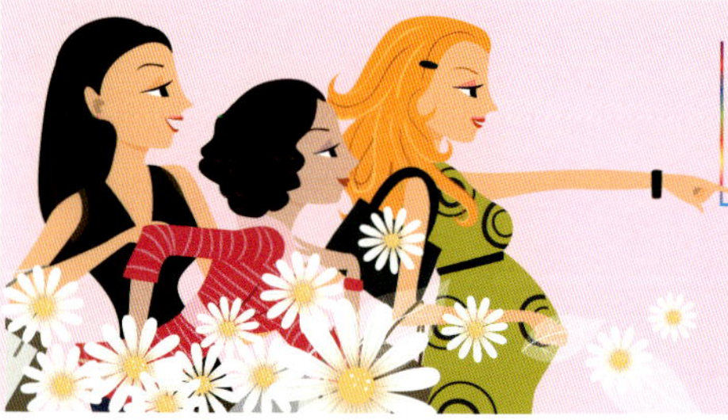

# 绒毛细胞检查

## ●什么是绒毛细胞检查

绒毛细胞检查是利用内径约为1.5毫米、长约30厘米的金属管，在超声波的引导下，通过孕妈咪的子宫口，沿子宫壁插入，吸取40毫克左右的绒毛，然后放在培养液中进行观察。也可以通过腹部穿刺，穿过子宫肌肉到达胎盘，再抽去组织后进行培养观察。

## ●需做绒毛细胞检查的人群

1. 以前生过一个染色体异常儿的孕妈咪。
2. 有某些遗传病家族史的孕妈咪。
3. 夫妇一方有染色体平衡易位者。
4. 有多次流产、死胎史的孕妈咪。

## ●绒毛细胞检查的作用

绒毛细胞检查主要是用于了解胎宝宝的染色体病和性别，其准确性可高达90%以上。因为胎盘中的绒毛细胞是由胚胎细胞分化而来，绒毛中心有微细血管与胎儿血管相通。抽取绒毛细胞做染色体以及基因检查，就可以判断胎宝宝是否患有染色体病或是其他的遗传性疾病。但是如果准爸妈利用这项检查纯粹是为了了解胎宝宝的性别，这是不允许的。

### 温馨提示

**早孕反应太剧烈不宜保胎**

虽然早孕反应在清晨空腹时较严重，但对平时生活、工作影响不大，不需要特殊治疗。但是，也有少数孕妈妈反应较大，发展为妊娠剧吐，呈持续性，无法进食或喝水。由于频繁剧吐，呕吐物除食物、黏液外，还可能有胆汁和咖啡色渣样物，这证明胃黏膜出血了，而且孕妈妈明显消瘦，尿少，此时应及早到医院检查。如果出现心率加快，伴有黄疸和体温上升，甚至出现脉细、嗜睡和昏迷等一系列危重症状，就不宜强求保胎，应及时住院终止妊娠。

## ●绒毛细胞检查的最佳时间

怀孕6～8周是孕妈咪进行绒毛细胞检查的最佳时间，它比羊膜腔穿刺检查的时间要早，因为这段时间胚泡周围布满了绒毛，抽取绒毛时容易一些。

## ●绒毛细胞检查的缺点

绒毛细胞检查存在一定的危险性，它可能导致孕妈咪流产，其发生率为4%左右，比一般同周数胎儿的自然流产率要高3.5%，也可能造成胎儿肢体残疾。

## ●绒毛细胞检查的优点

绒毛细胞检查最大的优点就是孕妈咪能比较早地知道诊断结果，这项检查在2周以内就能知道结果，即孕妈咪在8～10周就能了解胎宝宝的情况，如果发现胎宝宝患有重大的遗传性疾病，此时孕妈咪做流产的危险性可以减小到最低，因为在14周以内做流产手术是最好的。

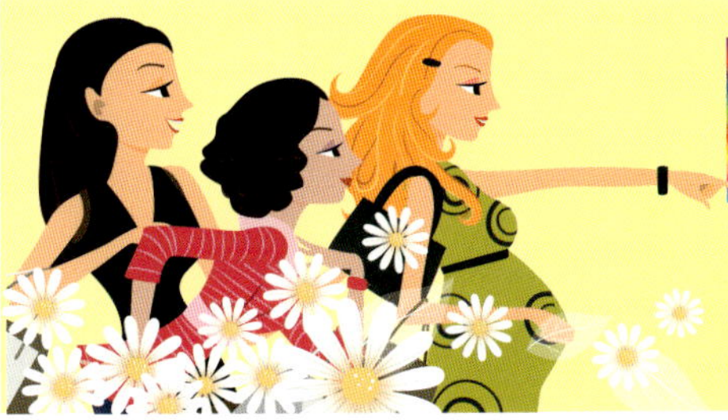

# 吃什么和不吃什么

## 孕妈咪要多喝牛奶

牛奶含钙量高，每100毫升牛奶中约含钙120毫克，且特别容易被人体吸收。牛奶中的镁能使心脏和神经系统耐疲劳，锌能促进胎儿大脑发育，铁、铜和维生素A有美容作用，能使皮肤保持光洁，维生素$B_2$可提高视力，碘和卵磷脂能大大提高大脑的工作效率，酪氨酸能促进快乐激素——血清素大量生长，促使孕期的母亲保持良好体力、脑力和情绪。而且牛奶还具有阻止人体吸收食物中有毒的金属铅和镉的功能，能减少胎儿吸收这类有毒物质的风险。

所以，孕妈咪每天临睡前喝1杯牛奶，一般主张在孕中期每天250毫升，孕晚期每天500毫升，这样既可以补充营养，又能使孕妈咪情绪稳定，促进睡眠，有利于胎儿的发育成长。

## 孕妈咪应多食酵母片

酵母片是在制造啤酒时，由发酵液中滤取酵母，洗净后加入适量蔗糖，干燥粉碎后制成的，内含丰富的B族维生素、烟酸、叶酸等营养物质。这些营养物质不仅对孕妇的身体健康起着积极的作用，而且有利于胎儿的生长发育。

首先，其中的维生素$B_2$不但可促进胎儿视觉器官的发育，并可为胎儿的皮肤提供营养，使其细腻柔嫩，防止皮肤疾患，还可促进消化液的分泌，增强孕妇的食欲，进而促使胎儿健康成长。其次，B族维生素和叶酸是胎儿形成血红蛋白、刺激红细胞增生的重要成分，并能增强胎儿及出生后婴儿的免疫功能，保证孕妇的良好情绪和胎儿神经系统的良好发育。所以，目前国内外一些学者都主张孕妇从妊娠开始，每天服2片酵母片，以益于母体与胎儿的健康。

## 孕妈妈如何选择饮品

水是生命之源，人体不可缺水。水可从饮品或食物中补充，身体内代谢时产生的“内生水”也可用来补充所需。

孕妈妈不要喝生水，以防腹泻或被传染其他疾病。咖啡及浓茶具有较强的兴奋性，应该少饮用。矿泉水中含有许多微量元素，可以经常饮用。市场供应的许多饮料含糖分高，不宜多饮。在夏天，西瓜是较好的食物，既可补充水，也可补充一些矿物质，又可消暑解热，孕妈妈及产妇都可以吃。

孕妈妈不论喝什么饮品，均不宜选择冰镇时间过长的，太冷的饮品对消化道有刺激，过急或大量喝进去可使胃肠血管痉挛、缺血，以致出现胃痛、腹胀、消化不良等。

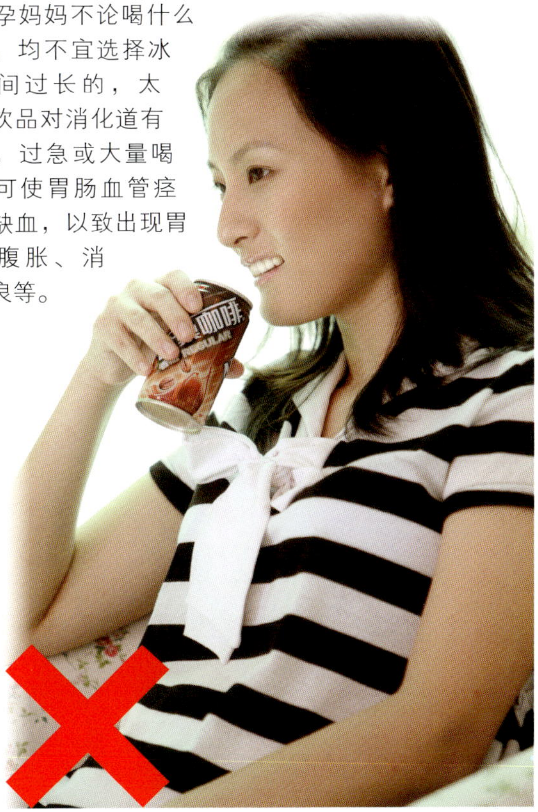

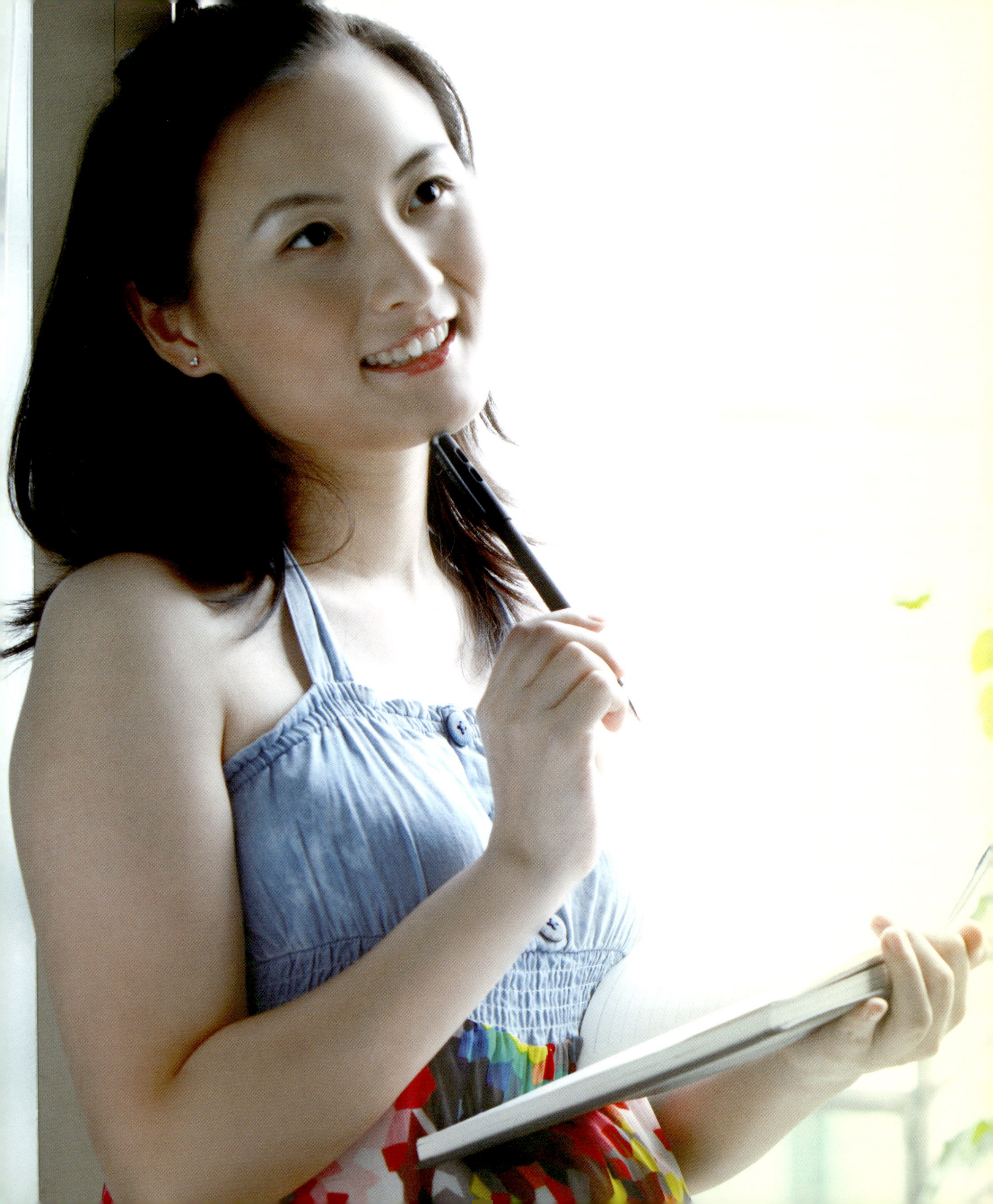

# 第三章

# 妊娠第3个月

## ——安全度过害喜期

### □胎宝宝的成长

至孕3月底时，胚胎可正式称为胎儿了，其发育特点是骨架形成，人形毕现，胎儿的身长7.5～9厘米，体重约为20克，与上个月相比，增长了3～4倍。胎儿尾巴完全消失，骨头开始逐渐变硬、骨化，手指的指甲和脚趾的趾甲逐渐长出，躯体和下肢渐渐变大，而且脸形初具，眼睑、声带、鼻子已经明显，下颌和脸颊发达。此时越来越像人脸，而且眼睛上已长出了眼皮。

胎儿的外生殖器已经开始发育，但这时尚不容易分辨男女。胎儿周围会充满羊水，其脐带也见长了，胎儿可在羊水中自由转动。

### □孕妈咪身体的变化

这个月是孕吐最严重的时期，除恶心外，胃部情况也不佳，同时，胸部会有闷热等症状。妊娠反应一般在11周时逐渐减轻，不久则会消失。

由于胎儿在不断成长，子宫逐渐增大如拳头般大小，会直接压迫膀胱，造成尿频。腰部也会感到酸痛，腿足水肿，有时还会出现脚后跟抽筋。激素分泌会改变，体内合成代谢会增强，分泌物也会增加，容易便秘或腹泻。乳房更加胀大，乳晕与乳头颜色更暗。

# 第9周

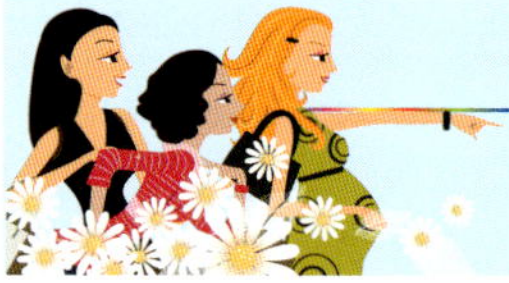

## 吃粗粮，好处多

在当今社会，有的人嫌粗粮不好，只吃精米精面，殊不知，有些粗粮的营养价值比精米精面高出许多。若粮食吃得过于精细，则非常容易造成孕妈咪和胎儿营养缺乏。因此，吃东西要注意粗细与荤素的搭配，孕妈咪的饮食不要只讲色鲜味美、香甜可口，更要注重营养元素的摄取。

### ●米、面

米和面是我国人民现阶段的主要食品，其中含有丰富的蛋白质、糖类、矿物质、维生素等营养成分，但是这些营养素大部分都存在于稻和麦子的麦皮内，集中于胚芽周围。一些经过细加工的精米精面，其中所含的微量元素和维生素常常已流失掉。所以，越是多吃精米精面的人，越缺乏人体所需的微量元素和维生素。据有关部门统计表明，将糙米碾成精米，损失的糖类高达50%，丢失的维生素多达90%。长期吃精米，不摄入其他含矿物质、维生素较多的食物，就会引起钙和磷等微量元素、维生素$B_1$、烟酸、核黄素等的不足，从而导致骨质疏松、人体机能紊乱、智力下降、食欲减退、恶心、呕吐、烦躁不安、健忘、精力不集中、多梦、胸腹胀满、心跳增快、气喘、水肿等，容易诱发神经炎、口角炎、睑缘炎、角膜充血、脂溢性皮炎等病症。

### ●土豆、红薯、玉米等粮食作物

这些粮食作物虽然没有精米、白面好吃，可营养丰富，纤维素多，摄入后不仅能补充身体所需的营养，而且可刺激肠蠕动，减少毒素的吸收，防止便秘和肠道肿瘤的发生，被营养学家誉为“人类的平衡食物”。将这些食物搭配着吃，有益于身体健康。实践证明，土豆、玉米、大豆、红薯等一类杂粮，有的营养成分高于主食和鱼、肉。如2千克红薯或土豆，所含的蛋白质、脂肪、糖类、矿物质、维生素比0.5千克大米或面粉要多得多，还能弥补大米、面粉中缺乏维生素C和胡萝卜素的弊病。

玉米中含有相当丰富的亚油酸、卵磷脂、维生素E，大大超过大米和小麦；硒、镁等微量元素，有抗癌作用；赖氨酸是人体必需的氨基酸之一，有利于人体新陈代谢和促使儿童的智力发育。医学家认为，玉米可预防高血压、动脉粥样硬化、冠心病、癌症等疾病。

大豆的营养比米面还要丰富，含蛋白质的量高达36.3%，脂肪、糖类、钙、磷、铁和B族维生素都可与大米、小麦相媲美，被营养学家冠以“植物蛋白”之名，受到发达国家人民的青睐。

在生活水平越来越高的今天，不只是要注重吃好，还要讲究科学进食，从营养的角度出发，合理搭配膳食。如果我们在以标准米、面为主食的同时，加食一些豆类、玉米、土豆、红薯、植物油、猪肉、牛肉、羊肉、禽蛋、鱼、牛奶、蔬菜、瓜果等，就能提供人体所需的蛋白质、脂肪、糖类、矿物质、维生素，保证人体生理活动的需要。

孕期因为身体的需要，更要注意营养的多方面补充，所以，粗粮类的食物不可少。

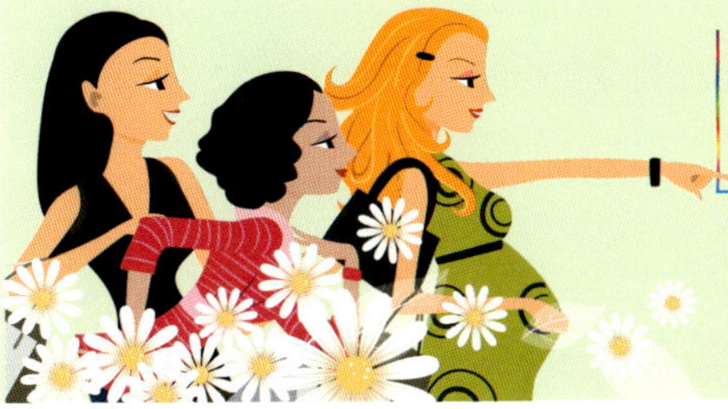

# 运动保健知多少

## ●运动的好处

运动对于增强孕妈咪的体质非常重要，有利于胎儿健康发育。最好的运动莫过于散步，它可促进血液循环，增加呼吸量，可以提高神经系统和心肺功能，增加新陈代谢，加强肌肉活动。孕妈咪可以每天走半小时，如果上下班路程不远，可以不乘公共汽车，而改步行。

## ●运动的安排要合理

锻炼虽然能给机体带来很多好处，但如果安排不合理就会适得其反。一般情况下，在妊娠早期，孕妈咪的灵活性和柔韧性较强，可以选择瑜伽、慢跑、游泳、健美操、骑自行车等来进行锻炼，妊娠晚期，孕妈咪则宜经常到室外散散步。同时还可以在运动时配一些优美的旋律，使运动变得更有情趣。此外应注意，在运动时要对运动量、强度和时间进行合理的控制，以免给身体造成一些不必要的损伤。

总之，在锻炼时应遵守循序渐进、持之以恒的原则，不要让身体太过疲劳。

## ●运动应注意的事项

孕妈咪在怀孕初期可选择一些简单易行的运动方法，如散步、打太极拳、做孕妈咪操等。每一次运动的时间不宜超过15分钟，运动时要尽量补充水分，以免体温过高，也不宜在炎热或闷热的天气状况下运动。孕妈咪不适合进行剧烈运动，像跳绳、打网球、打羽毛球、快跑、远游等，因为过度运动可导致一部分人阴道流血，甚至流产。

## ●孕妈咪可以做瑜伽

孕妈咪练习瑜伽可以增强体力和肌肉的张力，增强身体的平衡感，使孕妈咪身体的肌肉组织变得更柔韧、灵活，同时还可以改善睡眠，消除失眠。孕妈咪瑜伽和

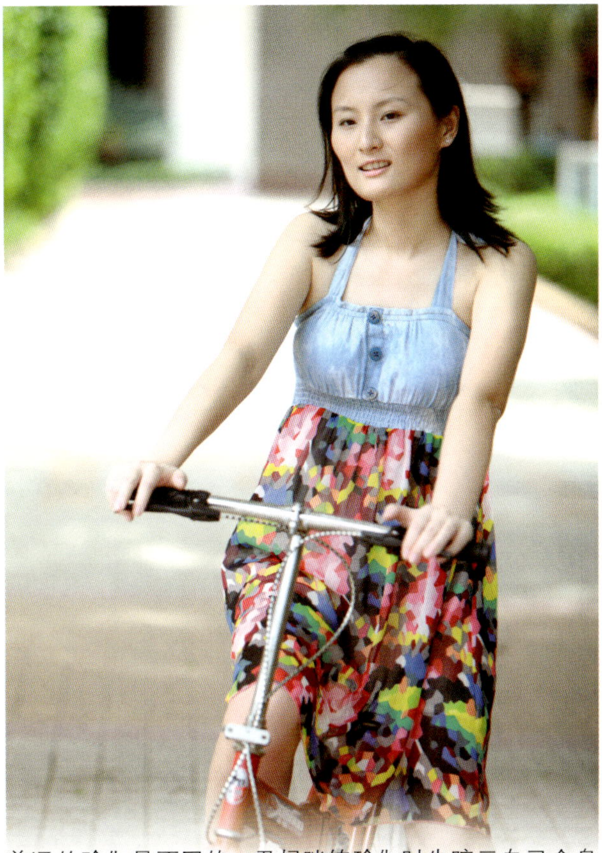

普通的瑜伽是不同的。孕妈咪练瑜伽时先暗示自己全身放松，然后柔和地开始深呼吸，再慢慢地、细细地、自然地呼气，呼吸时尽可能让内心处于愉悦状态。

## ●孕妈咪适合跳舞

专家认为慢步交谊舞是孕妈咪的一项很好的活动，孕妈咪在整个孕期都可以跳，这有利于身心的调节和健康。但是，应注意不要过于劳累，跳舞场所的空气要很新鲜，空气不流通或污染严重的地方孕妈咪最好不要去。

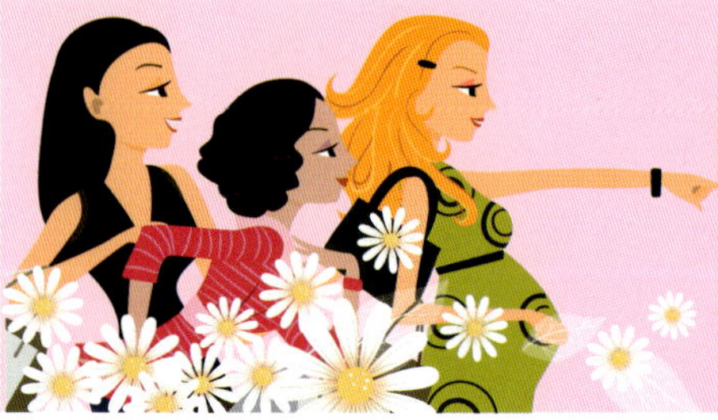

# 第一次产前检查

## ●什么是产前检查

产前检查是从月经停止及发生早孕反应时开始。在妊娠8～10周时，要做一次较全面的检查。检查包括以下内容。

☆询问病史

◎了解孕妈咪的一般情况。如年龄、职业、住址。

◎了解既往病史。如有无心、肝、肾等病史。

◎家族遗传病史。如夫妻双方家族中有无传染病、遗传病史。

◎月经史。如初潮年龄、月经周期、来潮天数、末次月经等。

◎婚姻史。如结婚年龄、配偶年龄、配偶健康情况等。

◎妊娠及分娩史。如过去有无流产、早产、死产等情况，过去妊娠、分娩的情况。

◎本次妊娠经过。如早孕反应，有无病毒感染或服药，是否做过X线检查等。

☆验血

◎检验是否贫血。

◎验血型，如生产时需要输血，就可以马上告知医生孕妈咪是什么血型。

☆化验小便

每次做产前检查，都要先化验小便。因为妇女怀孕后，肾脏的工作量大大增加，如果肾脏不能负担这项额外的工作，经它排出来的小便就会起变化。

☆全身检查

检查孕妈咪全身状况、营养情况，测量身高、体重、血压，检查乳房发育情况，并检查各脏器情况。

☆产科检查

◎腹部检查。检查子宫底高度、腹围、胎位、胎心等。

◎阴道检查。了解阴道有无真菌或滴虫，产道、子宫及附件是否异常。

◎骨盆测量。测量骨盆内外径。

## ●产前检查的好处

有些孕妈咪对产前检查不太重视，认为检不检查都无所谓，其实这样的想法是不对的。通过产前检查，可以方便医生及早了解孕妈咪的全面情况和发现潜在的不利于妊娠和分娩的各种因素，从确定怀孕时开始，孕妈咪就应定期到当地医院请妇产科医生做全身体格检查和产前检查。产前检查的目的有如下一些：

1. 经过定期检查，可以了解胎儿发育和母体各方面的变化情况。如有异常，可及早进行预防和治疗，使其不致威胁孕妈咪健康和影响胎儿正常发育。

2. 在妊娠18周前后进行产前检查，可对胎儿是否患有先天性畸形或遗传性疾病做出诊断。

3. 通过孕期卫生知识的教育以及做好临产前各种准备工作的指导，可使孕妈咪增强体质，精神愉快，顺利地度过孕期。

4. 通过全面和系统的观察，可以及时发现和纠正异常胎位。还可以结合孕妈咪的具体情况，早期确定分娩时的处理方式，保证安全分娩。

因此，产前检查是贯彻“预防为主”的方针，是保障母体及胎儿健康和安全分娩的必要措施。

## ●产前检查时的注意事项

在检查的当天，早上不要吃早餐，可自带早餐前往，待检查完成后进食，因为刚吃完饭时尿里容易出现糖分，这时做尿检容易得出错误结论。检查前，应穿那些穿脱方便的衣服，应准备纸和笔，以便把准备向医生提出的问题以及医生提出的注意事项认真记录下来。通过产前检查，医生将根据每位孕妈妈的具体情况给予指导。

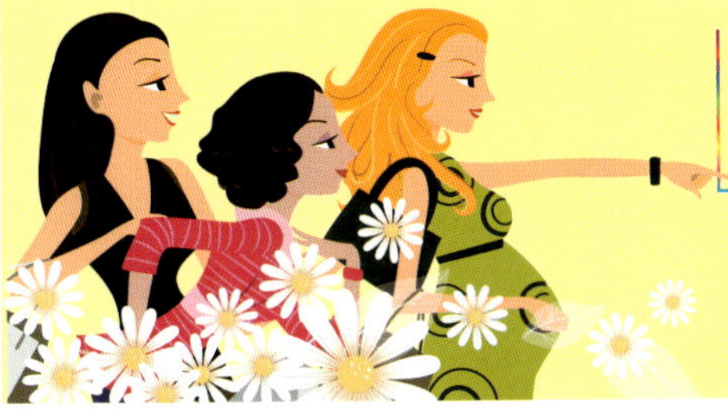

# 孕妈咪日常生活注意事项

## ●孕妈咪禁用风油精、清凉油

头痛、头昏、轻度的烧伤和皮肤瘙痒时，人们习惯用风油精或清凉油来擦拭，因为其有轻度的消炎退肿、爽神止痒的作用，很多孕妈咪也喜欢用风油精或清凉油来提神。但是，从优生角度上讲，孕妈咪不宜使用风油清和清凉油。因为清凉油的主要成分之一是樟脑，而樟脑经皮肤进入人体会造成一定的危害。若孕妈咪用了清凉油，其中的樟油可通过胎盘屏障危及胎儿，甚至造成胎儿死亡。因此，孕妈咪特别是在怀孕的前3个月内应避免使用清凉油，也不要接触含樟脑成分的所有制剂。

## ●孕妈咪不宜服用驱虫药和泻药

一些人由于卫生习惯不好，容易患肠寄生虫病，特别是蛔虫病。这时，患者大多是采用驱虫药和泻药的方法来进行治疗。但是如果孕妈咪在孕期（特别是在妊娠早期）患有肠寄生虫病，若无紧急症状，一般不要服药进行驱虫。因为胎儿处于器官分化阶段，各种驱虫药和泻药或多或少会对胎儿产生副作用，甚至引起流产、早产。

## ●孕妈咪切莫浓妆艳抹

“爱美之心，人皆有之”，孕妈咪偶尔化化淡妆倒也无妨，但切不可浓妆艳抹。因为各种化妆品均含有对人体有害的物质，如砷、铅、汞等被孕妈咪的皮肤和黏膜吸收后，可透过胎盘屏障进入胎儿循环，可导致胎儿畸形。有调查表明，每天浓妆艳抹的孕妈咪胎儿畸形的发生率是不化妆孕妈咪的1.25倍。同时，还要注意的是：化淡妆时为防止皮肤对化妆品过敏，孕期最好不用新的化妆品，而沿用已经习惯的产品。

## ●孕妈咪不要忽视嘴唇卫生

大多数孕妈咪容易忽视嘴唇的卫生，但是，空气中混杂的灰尘和一些有毒物质，如氮、硫、铅等元素，它们都会落到孕妈咪的嘴唇上，孕妈咪喝水和吃食物时，这些物质就会带进到孕妈咪的体内，从而导致胎宝宝无辜地受到伤害。因此，孕妈咪要注意嘴唇的卫生，外出时最好涂上一层能阻挡有毒物质的护唇膏，吃完食物后要用纸巾或湿毛巾将嘴唇擦干净，外出回家后也要清洁一下嘴唇。

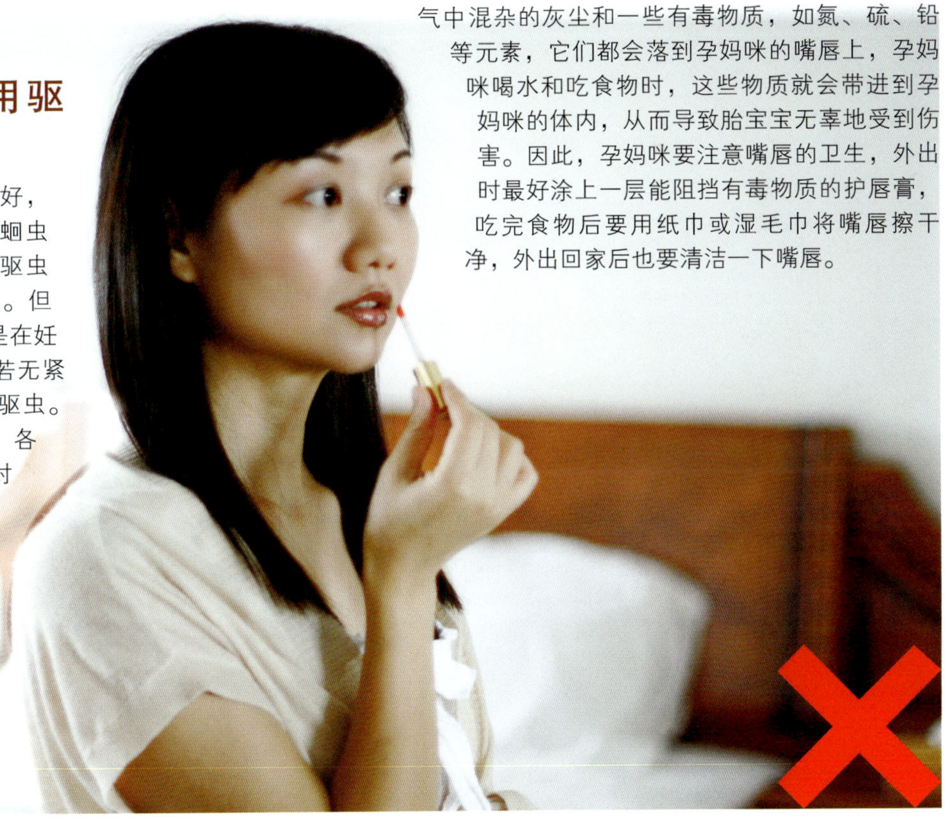

# 第10周

## 孕妈咪的饮食原则

### ●孕3月的饮食原则

怀孕第3个月，根据胎儿的发育状况，孕妈咪的饮食安排应该以品种丰富的食谱为主。食物要富含铁、磷、钙、维生素C、蛋白质、糖、植物脂肪等，这样才可满足胎儿生长发育的营养需求，同时也补充了孕妈咪体内的能量。由于此间胎儿的不断增大，孕妈咪的负担也越来越重。在这一个月内，由于一些孕妈咪开始出现贫血的症状，因此要特别注意营养的调剂，进行合理的安排。

一日营养食谱

| | 早餐 | 午餐 | 晚餐 |
|---|---|---|---|
| 主食 | 牛奶250ml，果酱75g，面包约100g。 | 米饭2小碗，或小花卷2个（均在150g左右）。 | 荷包鸡蛋挂面2小碗，或包子2～3个（面粉量均在100g以内）。 |
| 副食 | 虾仁清炒鸡蛋（鲜虾仁100g、鸡蛋2个），其他清淡炝菜1小碟（生菜量约250g）。餐后可加苹果1个（约150g），或香蕉2个（150～200g）。 | 糖醋排骨（猪排骨250g、番茄酱少许、白糖50g、醋20ml），芹菜拌牛肉（熟牛肉100g、焯芹菜150g），清炖香菇鸡翅（鸡翅150g、鲜香菇100g）。餐后可吃橘子约150g。 | 鲜蘑菜心（鲜口蘑150g、菜心250g），豌豆瘦肉丁（鲜豌豆150g、猪瘦肉100g），鲫鱼清炖豆腐汤2小碗，餐后水果（约100g）。 |

### ●孕妈咪要多摄入“脑黄金”

“脑黄金”就是DHA、EPA和脑磷脂、卵磷脂等物质的合称。对于孕妈咪来说，多摄入“脑黄金”有着重大意义。首先，孕妈咪摄入的“脑黄金”通过脐带供胎儿吸收，为胎儿的大脑和视力的发育提供营养，防止因DHA等物质的缺乏而造成胎儿大脑发育受阻和视力发育不良等。其次，“脑黄金”能预防早产，增加婴儿出生时的体重。服用“脑黄金”的孕妈咪妊娠期较长，比一般产妇的早产率下降1%，产期平均推迟12天，婴儿出生体重平均增加100克。因此，孕妈咪及时摄入足量的“脑黄金”是十分重要的。

同时为补充“脑黄金”，除服用含“脑黄金”的营养品外，还要多吃些富含DHA类的食物，如核桃仁等坚果类食品，摄入后经肝脏处理能合成DHA，此外，还应多吃海鱼、鱼油等。

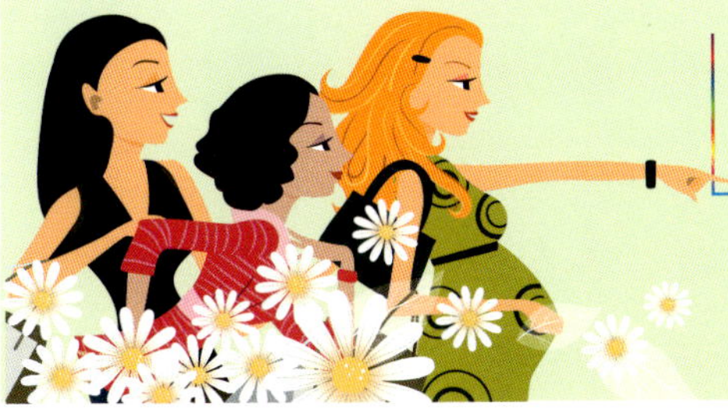

# 孕妈咪保健大讲堂

## ●孕妈咪腹痛怎么办

孕妈咪在妊娠3个月左右时，容易发生下腹疼痛，这是因为妊娠3个月时子宫明显增大，造成盆腔韧带被牵拉，若是行走过多或体位变动时，则会引起下腹疼痛。在妊娠晚期于夜间休息时会出现假宫缩，也会引起下腹疼痛，但持续时间仅仅数秒，白天就好多了。此种腹痛要注意休息，不可过累，并在睡眠及休息时注意适当变换体位，疼痛就会缓解。

如果孕妈咪在腹痛的同时，腹部肌肉变硬，而且是持续性疼痛并伴有阴道出血，则有可能是发生了流产或胎膜早剥，要马上去医院检查处理。

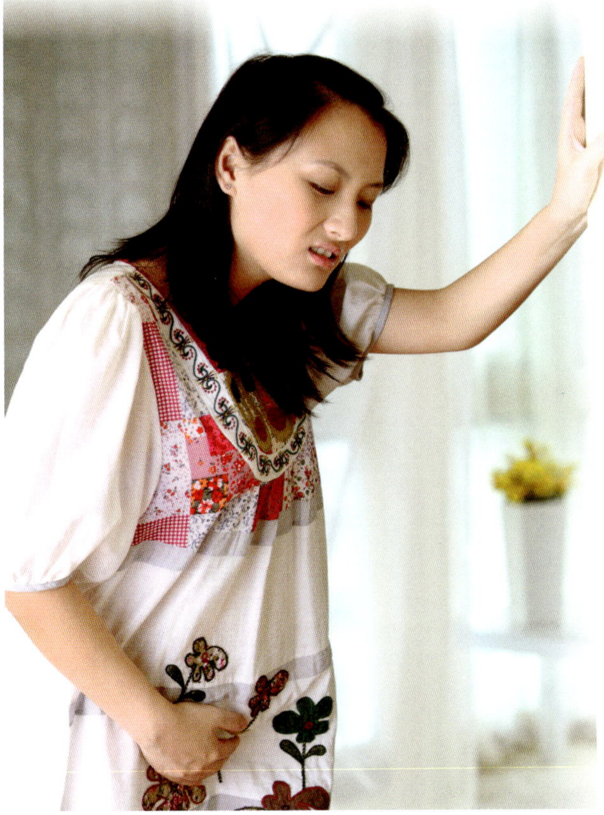

## ●孕妈咪为什么会觉得头晕

孕妈咪头晕的主要原因是孕酮使血管壁松弛产生低血压所致。如果是妊娠高血压疾病引起的，则头部及眼底小动脉会痉挛性收缩，从而引起局部缺血、缺氧而致，而且常伴有头痛、水肿等症状，这会严重威胁母婴的健康。因此，妊娠中、晚期出现头晕、眼花不能等闲视之，一定要及时就诊。

## ●如何防止泌尿系统感染

孕妈咪在妊娠期特别是晚期很容易发生泌尿系统感染。其原因是女性的尿道不仅宽而且直，尿道开口又与阴道口、肛门紧密相邻，这使得阴道内和肛门的分泌物及排泄物极容易使尿道受到感染，再加上妊娠后输尿管会增大增粗，管壁的平滑肌松弛，子宫逐渐增大，从而压迫膀胱和输尿管，这些都很容易引起输尿管功能性和机械性阻塞，使得孕妈咪发生泌尿系统感染。若不及时治疗，有导致流产、早产、胎儿发育不良、胎儿畸形等危险。因此，孕妈咪应该注意保持外阴部的清洁，睡觉时应采取侧卧位，这样可以减轻对输尿管的压迫。

## ●孕妇宜用木梳梳头

大脑是指挥和调节人体各种活动的神经系统中枢。人要保持头脑清醒，思维敏捷，梳头是促进脑部血液循环最理想的办法。梳头不仅可以增强头发根部的血液循环，以供应头发的营养，还可以增强和改善脑部的血液循环，以滋养气血，促进新陈代谢。因此，孕妇宜用木梳梳头，而不要使用塑料梳。因为塑料梳与头发摩擦可以产生静电而扯断头发。木梳梳头时从头顶的穴位处开始，用力不可过猛。还可以边梳边按摩头皮边数数给胎儿听，一遍汉语，一遍英语，让意念通过思维传递。

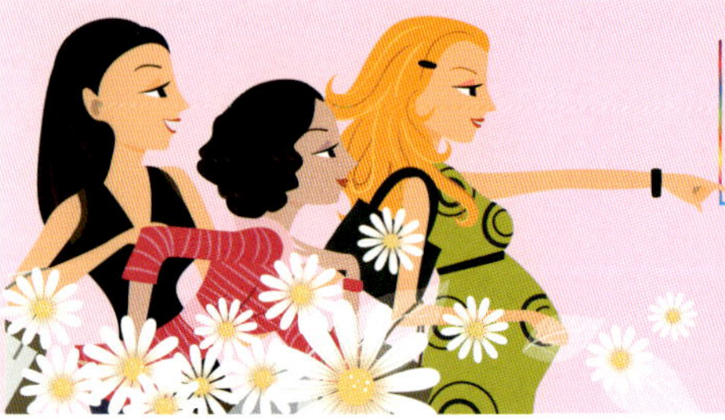

# 准爸爸必修课

## ●关心妻子的生活

怀孕第3个月孕妈咪的妊娠反应加重，丈夫应担负起为父为夫的责任，如陪妻子去医院检查，为妻子做一些有助治疗和改善呕吐症状的饭菜，给妻子买回一些平时爱吃的小食品等。最重要的是不能在妻子旁边抽烟，戒烟是最好的，但如果很难的话，至少在妻子身边不能吸烟。

此外，丈夫还要做到对妻子加倍爱护，经常与妻子一起畅谈家庭的未来发展计划以及孩子的培养目标，共同进行胎教活动。还要特别注意自己的言谈举止，更不能对妻子的呕吐表现出厌烦、嫌脏的情绪，要一如既往地照顾疼爱妻子。

## ●稳定妻子的情绪

妊娠会使孕妈咪脸上产生蝶形色素沉着，腹部脂肪松弛，皮肤失去弹性，体态变得臃肿等，有些孕妈咪会产生“丑”的感觉，担心失去丈夫的宠爱。这时做丈夫的一定要细心，不能在妻子面前指出这些变化，用其他活动，如散步、听音乐、读书等分散妻子的注意力。

准爸爸还可以购买一些有效缓解孕妈咪不安情绪的优美音乐、幽默相声、小品、故事CD或磁带、书籍、杂志等，以丰富妻子的业余生活。在节假日时，不妨带妻子一块儿到离家不远的亲朋好友家中串串门，聊聊家常，讨论各种有关怀孕的知识等。所有这些，对于稳定孕妈咪的情绪，保证胎儿健康成长都是十分必要的。

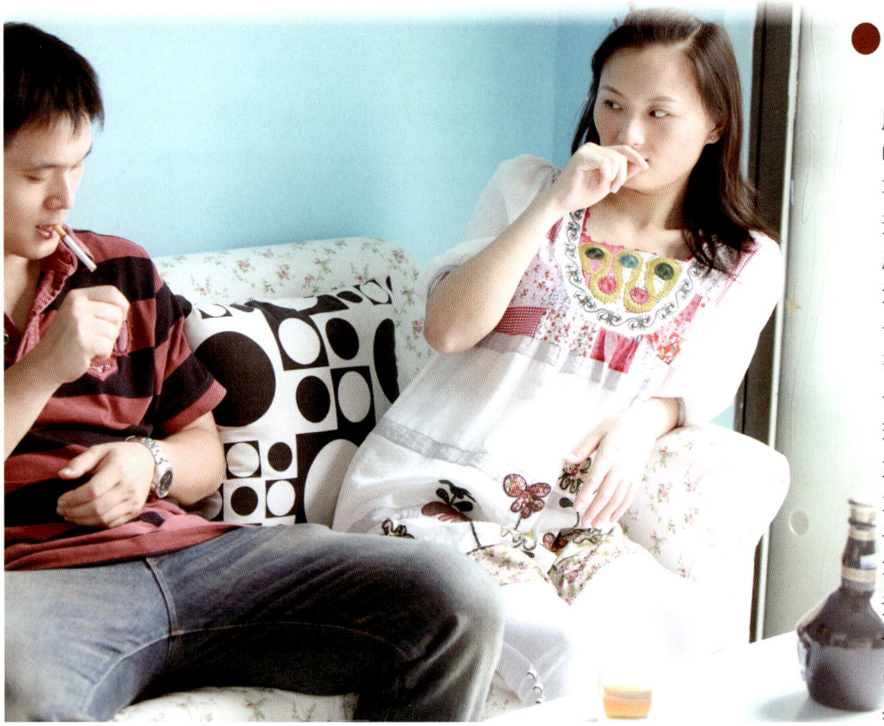

## ●注意孕妈咪的饮食营养

怀孕初期3个月，对于胎儿大脑的发育非常关键，因此，为孕妈咪提供充足的健脑食物，是十分必要的。准爸爸应注意多为孕妈咪选用一些健脑食物，如核桃、黑芝麻、金针菜、小米、玉米、香菇、海产品等。为了让不喜欢吃饭的妻子能摄取到各种营养，有时需要在旁边稍微地劝食。孕妈咪也会出现一些违背常理的食欲要求，即异食现象，如吃臭鸡蛋、喜酸嗜辣等，如妻子的异食对身体和胎儿没有太大的危害，丈夫应该尽量满足妻子。有些妊娠反应严重的孕妈咪，不仅本人不能吃饭，而且连饭的味道都不能闻，这时丈夫可以寻找适合妻子妊娠期间的菜谱，或一起外出吃饭，这也是增进妻子食欲的好办法。

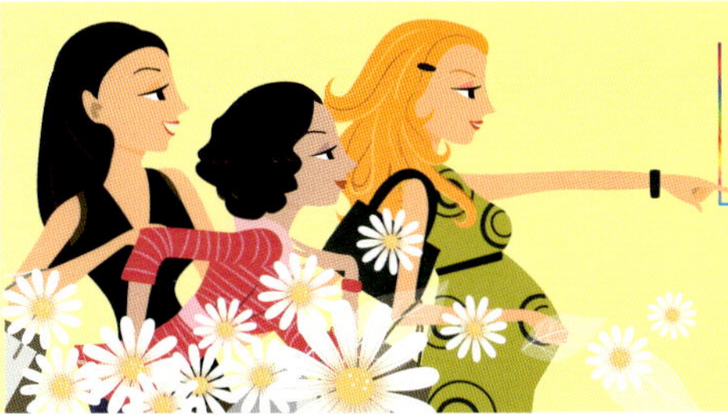

# 孕妈咪要保持良好的心情

## ●孕妈咪情绪对胎儿的影响

孕妈咪的精神和情绪能对胎儿的生长发育产生至关重要的影响。如果孕妈咪在怀孕早期的情绪不好，会造成肾上腺皮质激素增高，这就可能阻碍胎儿上颌骨的融合，造成腭裂、唇裂等畸形。怀孕3个月后，如果孕妈咪受到惊吓、忧伤、恐惧或其他严重的精神刺激，会导致胎儿加速呼吸和身体移动。

因此，为了孩子的身体健康，孕妈咪应保持心胸豁达、心情平静愉快，切不可过度兴奋或悲伤，尽量避免情绪激动、精神紧张，从而达到优生、优育的目的，确保胎儿的健康生长。

## ●如何让孕妈咪保持良好的心情

1. 家庭成员要尊重和关心孕妈咪，家庭气氛要温馨和睦。充分休息，保证睡眠，以及一些健康文明的文化娱乐生活等，可以尽快恢复孕妈咪由于妊娠而被破坏的心理平衡，创造有利于优生、优育的生活条件和客观环境。

2. 孕妈咪要保持心胸宽广，不要动怒、暴躁、恐惧、忧郁、愁闷和捧腹大笑。

3. 孕妈咪要养成良好的文化娱乐和生活习惯，不去人多的市区或商场，不看带暴力或淫秽色彩的书籍或影片，多欣赏美丽的风景或图片，多读优生优育和有利于身心健康的书刊，多听悦耳轻快的音乐，使心情保持愉快。

总之，孕妈咪需要一个良好的心态，融洽的感情，这些都是达到优生优育的重要因素。只有这样，才能使生下的孩子更健康、更聪明。

## ●合适的音乐缓解不利情绪

妊娠3个月时早孕反应较为严重，此时孕妈咪很容易产生情绪波动，还可能产生不利于胎儿生长发育的忧郁和焦虑。这时需要一些具有镇静、舒心、促进食欲等类型的音乐，在优美的音乐声中，孕妈咪因恶心呕吐引起的不适得以缓解，情绪得以平和，这样也有利于胎儿的发育。

孕妈咪千万不要听过分激烈的摇滚音乐，因为这类音乐可使胎儿躁动不安，引起神经系统及消化系统的不良反应。

另外，孕妈咪还可听一些活泼有趣的儿歌、童谣等，也可随着轻轻哼唱，通过母体的振动将音乐传递给胎儿，使母婴都能达到和谐愉悦。

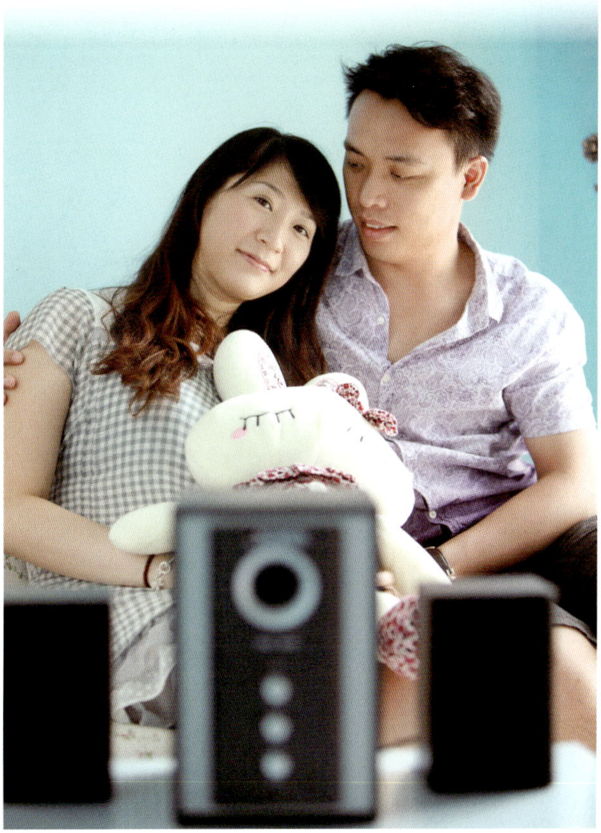

# 第11周

## 接种疫苗的宜与忌

预防接种是预防疾病的有效手段，恰当地进行预防接种对孕妈咪和胎宝宝都是非常必要的。

### 孕妈咪应注射哪些疫苗

如果孕妈咪工作或居住的地区正在流行白喉、鼠疫时，孕妈咪应紧急接种疫苗，因为一旦受感染，会威胁孕妈咪的生命安全。

如果孕妈咪受过外伤，分娩对于母亲和新生儿都有危险，一旦受到破伤风杆菌感染，就可能发病。为防止新生儿破伤风，应给孕妈咪注射破伤风疫苗，接种方案也是在妊娠期分3次进行，时间可分别是孕2、3、9月。

孕妈咪如果被疯狗咬伤，必须立即注射狂犬病疫苗，否则感染上病毒，死亡率极高。应该在被咬伤的当天和第3天、第7天、第14天、第30天分别注射一针狂犬疫苗，如多处咬伤，应注射狂犬免疫球蛋白或狂犬病血清，然后按以上时间注射狂犬疫苗。

如果孕妈咪及家庭成员有乙肝患者，应在分娩后给孩子注射乙肝疫苗。然后隔1个月、6个月后再分别注射一次。据研究表明，在完成免疫接种后，对孕妈咪的保护率在95%以上，母婴隔断率在85%以上。

已经受到或可能受到甲型肝炎感染的孕妈咪可注射胎盘丙种球蛋白。

### 孕妈咪不宜接种的疫苗

为了保证孕妈咪的健康，孕期可以注射疫苗，但有些疫苗是孕妈咪禁止注射的。

孕妈咪在妊娠期禁止接种风疹疫苗，因为风疹疫苗也是减毒活疫苗，只能在育龄期提早注射。如果孕妈咪从未患过风疹，在孕期却接触了风疹病人，则最好终止妊娠。因为免疫球蛋白的预防效果不是很理想，而且风疹很容易引起胎宝宝畸形。

此外，水痘、卡介苗、乙脑、腮腺炎、口服脊髓灰质炎疫苗、流脑病毒性活疫苗、百日咳疫苗，孕妈咪都应禁用。

**温馨提示**

**孕妈咪睡觉时不宜开灯**

因为荧光、灯光对人体会产生一种光压，长时间照射会引起神经功能失调，且以每分钟50次的速度抖动，当室内门窗紧闭时，与污浊的空气产生含有臭氧的光烟雾，会对居室内的空气形成污染。荧光灯发出的光线带有看不见的紫外线，短距离强烈的光波能引起人体细胞发生遗传变异，容易诱发畸胎或皮肤病。因此，孕妈咪应在睡觉前关灯的同时，将窗户打开10～15分钟，让有害物质自然散到窗外。白天在各种灯光下工作的孕妈咪，应该特别注意去室外晒太阳。

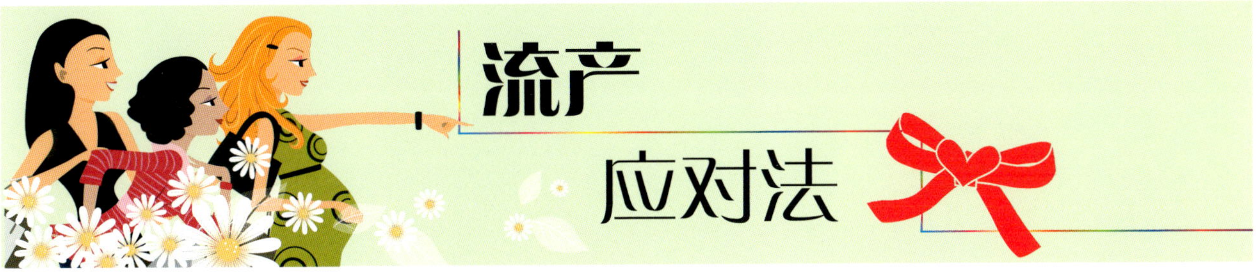

# 流产应对法

## ●流产的症状

流产和早产的妊娠月份不同。一般而言，在怀孕满27周之前的称为“流产”，而发生在孕28周至未满37周之间的分泌，则称为“早产”。大部分流产最后都会变成死产，但早产儿的存活概率较大。

濒临流产：会有少量出血或黄褐色的出血现象，不久下腹部、腰部的疼痛也会随之而来。

进行流产：当对濒临流产疏于治疗，或是没有充分静养，或是没有注意到，就会转移至进行流产的阶段，这时会大量出血，血色鲜红，其中掺杂暗红色的大小血块。由于子宫口已张开，所以只要一移动身体就会出血，有时甚至会排出胎儿或绒毛的一部分。

完全流产：多半发生在怀孕初期，系指受精卵完全排出，子宫自然恢复，数天之后就止血的情况。

不完全流产：是指孕囊或胚胎部分排出阴道，仍有一些绒毛或脱落膜残留在子宫内，这时候即使大量出血的现象已经停止，但仍会有少量的出血持续现象。

滞留流产：死于子宫内的胎儿或胎芽，数日后（最迟1～2周之后）就会出现流产的现象，自然地排出子宫外。有时并无任何出血现象，而死胎却长期滞留在体内。

## ●怎样防止流产

由于怀孕16周以前是最危险的时期，所以必须特别小心。以下所叙述的各种事项，孕妈咪必须加以注意。

◎不要拿重的东西。

◎避免精神上的压力。

◎减少外出的次数。

◎不要压迫下腹部。

◎小心性生活。

◎拿取地板上的东西时，一定要先蹲下。

◎避免激烈的运动。

◎不要让下腹部着凉。

◎上下楼梯要避免摔跤。

尤其是有过流产史及习惯性流产的人，在医生指导下尽早使用一些黄体酮来安胎。早产的避免较难，只能是发生异常情况尽早就医，及时治疗可以减少早产的发生。

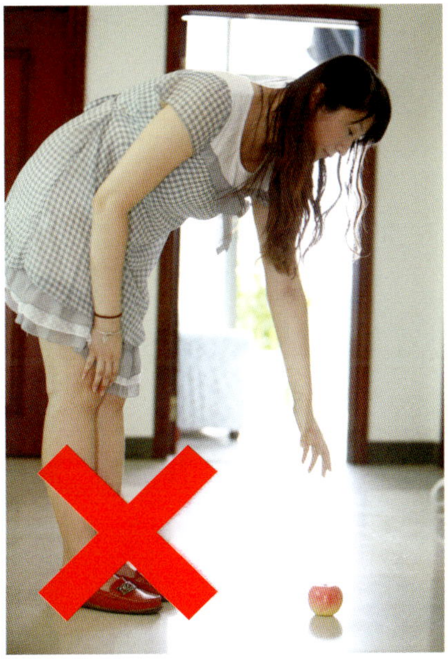

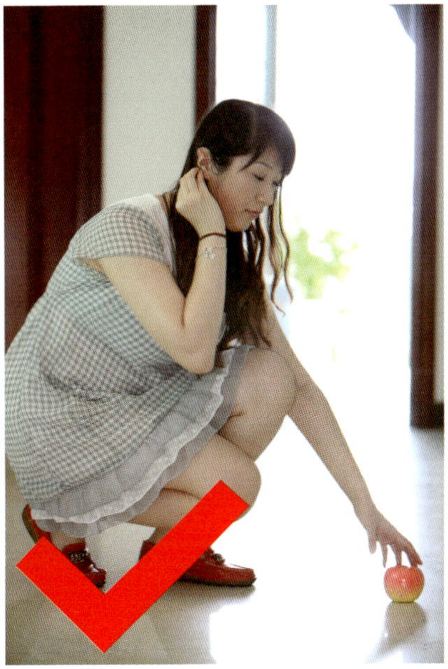

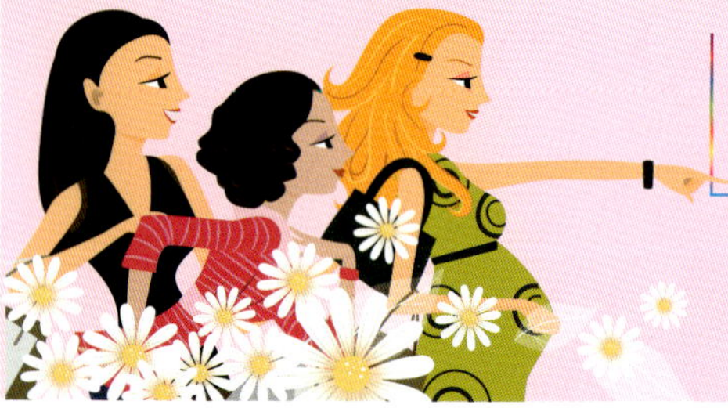

# 不宜使用的化妆品

爱美的女性都喜欢化妆，因为化妆以后，会显得更加年轻漂亮，容光焕发。化妆本来并非禁止之事，可是，当女性怀孕之后，就要警惕某些化妆品中包含的有害化学成分。下面几种化妆品在怀孕期间孕妈咪最好避免使用。但是怀孕时期的皮肤仍然需要保护，因此高质量的滋润保湿产品、防晒用品、预防和减轻妊娠纹的身体滋润乳剂还是必需的。

## ●口红

口红是由各种油脂、蜡质、颜料和香料等成分组成的。其中油脂通常采用羊毛脂，羊毛脂除了会吸附空气中各种对人体有害的重金属微量元素，还可能吸附大肠杆菌进入胎儿体内，而且还有一定的渗透性。孕妈咪涂抹口红后，空气中的有害物质容易被吸附在嘴唇上，并随着唾液进入体内，使腹中的胎儿受害。而且口红可以掩盖某些疾病的症状，如贫血等。鉴于此，孕妈咪最好不要涂抹口红，尤其不要长期使用口红。

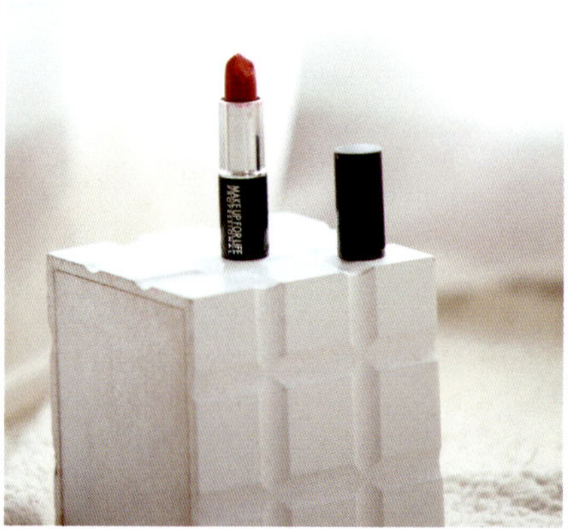

## ●染发剂

一些染发剂接触皮肤后，可刺激皮肤，引起头痛和脸部肿胀，眼睛也会受到伤害，难以睁开，严重时还会引起流产，甚至会导致胎儿畸形。还有报道称，染发剂会使孕妈咪致癌，如皮肤癌和乳腺癌，所以孕妈咪不宜使用染发剂。

## ●指甲油

孕妈咪也不应涂指甲油，以免伤害胎儿。目前市场上销售的指甲油大多是以硝化纤维为基料，配以丙酮、乙酯、丁酯、苯二甲酸等化学溶剂和增塑剂及各色染料制成，这些化学物质对人体有一定毒性作用。同时，孕妈咪大多数喜欢吃零食，指甲油中的有毒化学物质很容易随食物进入孕妈咪体内，并能通过胎盘和血液进入胎儿体内，日积月累，影响胎儿健康。此外，有的孕妈咪指甲脆而易断，往往也是由于涂指甲油造成的。

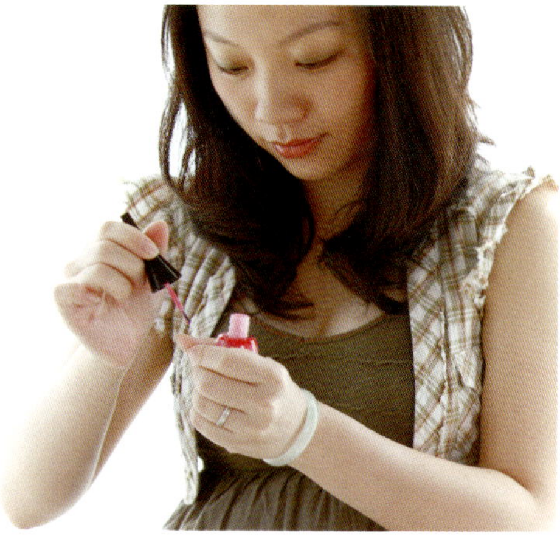

## ●冷烫精

妇女怀孕后，头发往往比较脆弱，还极易脱落，若再用化学冷烫精烫发，更会加剧头发脱落。此外，化学冷烫精还会影响胎儿的正常生长发育，少数妇女还会产生过敏反应。因此，孕妈咪不宜使用化学冷烫精。

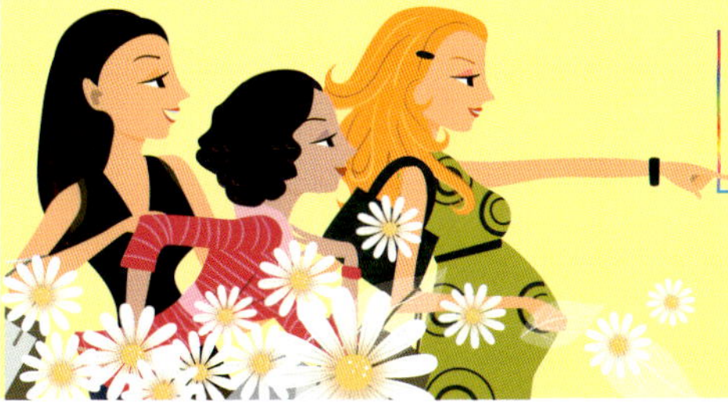

# 避开上班路上的雷区

在怀孕期间，不少孕妈咪还要继续去上班，那么，孕妈咪为了胎宝宝的安全，在上班路上就要特别注意安全了，要合理地选择外出上班的时间和乘坐的交通工具。

## ●步行上班的孕妈咪的注意事项

步行上班其实对孕妈咪和胎宝宝的身体都有好处。

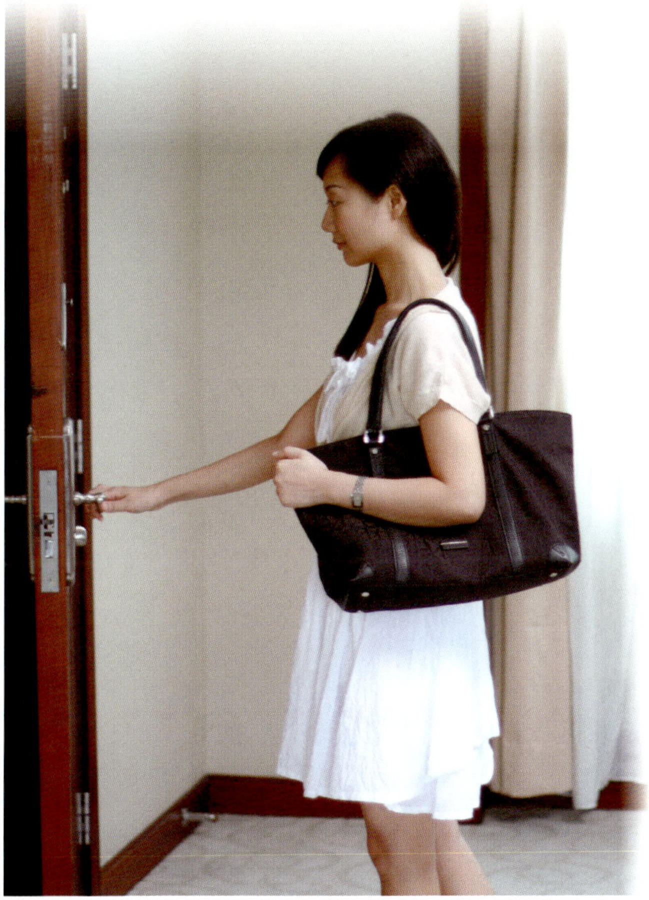

因为每天早晨步行上班，不仅可以锻炼身体、调节情绪、消除烦躁及不安，还可以呼吸新鲜空气，有利于胎宝宝的成长和顺利分娩。如果家离上班的地方很近，就尽量步行上班，但上班途中要多加留意，一般每次步行不要超过30分钟，也不要急行，应眼观四方，对面有行色匆匆的行人走过来应立刻避让，以免对方撞过来而躲之不及。在打滑的地面上行走时，孕妈咪要稍稍向后倾，因为腹部的增大使得孕妈咪的重心发生了变化，胎儿的重量使孕妈咪重心向前，孕妈咪稍向后倾能抵消向前的重力，以免摔倒。

## ●骑自行车上班的孕妈咪的注意事项

在怀孕中期，由于孕妈咪的身体状况较好，很多孕妈咪就骑自行车上下班，这个时候孕妈咪应该注意骑自行车的时间不要太长，骑车时后座和前筐不要携带太沉的物品，不要走颠簸不平的道路，以免使孕妈咪的阴部受到损伤。车座要厚实柔软，车速不要太快，骑车的动作也不要过于剧烈，因为这样很容易形成下腹腔充血而导致流产或早产。

## ●乘车上班的孕妈咪的注意事项

乘坐的士上班的孕妈咪，不要坐副驾驶座位，以免防撞气垫弹出撞伤肚子。

搭地铁或公交车上班的孕妈咪，应选车头或车尾位置，这样空气流通而且可尽量避免被人挤撞。

乘车上下班的孕妈咪应避开交通高峰时间，因为交通高峰时间人往往很多、很拥挤，这样很容易给孕妈咪带来意外的伤害，而且车上的空气质量也很差，会加重恶心的感觉。孕妈咪上班时可以早一点出门，避免匆匆忙忙地赶地铁或公交车，下班时可以在办公室里逗留一会儿，待人群稀少一点后再回家。

# 第12周

## 孕妈咪最易忽视的生活元素

孕妈咪在妊娠期除了要注意合理安排饮食之外，可千万不要忽视阳光、空气和水这些生活元素的重要性，它们给孕妈咪提供的营养素是其他物质无法代替的。

### ●阳光

阳光中的紫外线具有杀菌消毒的作用，而且当阳光照射在人体皮肤上时，可以在人体内合成维生素D，既能促进钙质的吸收，也能防止胎儿患先天性佝偻病，缺乏维生素D还会影响胎儿的大脑发育。

所以，孕妈咪在怀孕期间要多进行一些室外活动，适当接受日光浴，冬天每日通常不应少于一个小时，夏天需要半个小时左右，以获得足够的维生素D。特别是长期在室内或地下工作的孕妈咪，晒太阳更为重要。值得一提的是，皮肤黑的孕妈咪比肤色较浅的孕妈咪需要更多的光照。

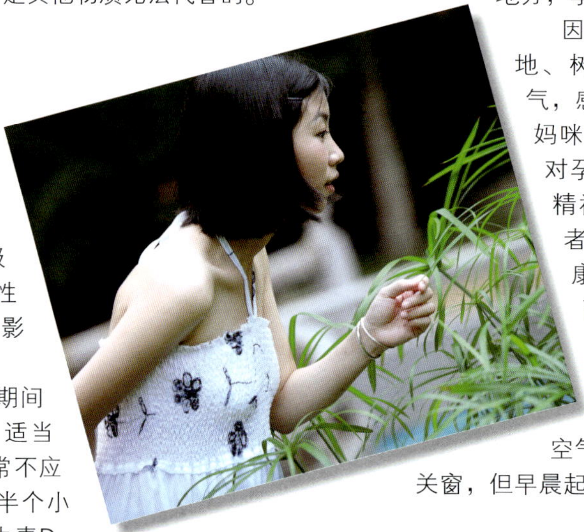

### ●新鲜空气

新鲜的空气是人体新陈代谢过程中所必需的，也对大脑发育具有十分重要的意义。孕妈咪是最需要呼吸新鲜空气的人群。但是，有些孕妈咪因为怕感冒，经常紧闭门窗，严重影响了空气的流通，经常待在空气污浊的地方，孕妈咪及胎儿的健康都会受到影响。

因此，孕妈咪早晨起床后，可以到草地、树林等地方走走，呼吸一下新鲜空气，感受一下大自然的美，这将会陶冶孕妈咪的情操，使孕妈咪感到精神焕发，对孕妈咪和胎宝宝来说都是一种难得的精神享受，也是一种胎教的形式。再者，树木多的地方含有的对人身心健康极其有益的负离子含量也很多，而且灰尘和噪音也比较少，孕妈咪可以获得这种“空气维生素”。此外，孕妈咪在晚上睡觉时，最好能开着窗户睡觉，这样在夜晚室内的空气也比较新鲜，如果天气太冷则可以关窗，但早晨起床时一定要打开窗户换换空气。

### ●水

水是人体必需的营养物质。人体中大部分是水，占60%，水是人体体液的主要组成部分，饮水不足不单会引起干渴，而且还会影响到体液的电解质平衡和养分的运送。调节体内各组织的功能，维持正常的物质代谢都离不开水。妊娠期间，水对孕妈咪的重要性更是不言而喻的，它可以帮助肺部的排泄、体温的调节，还有助于皮肤的滑润。总之，孕妈咪要补充足量的水分。

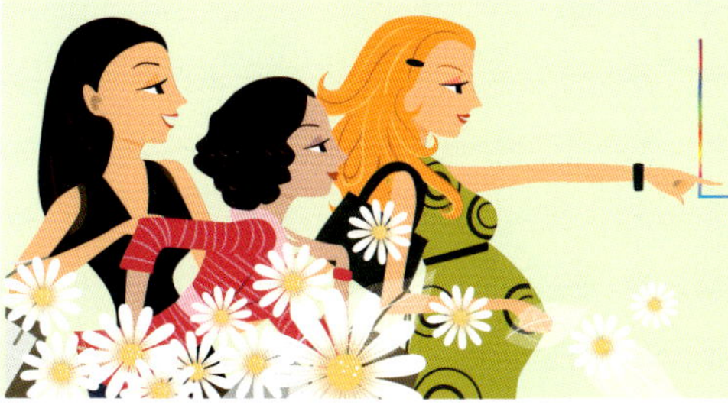

# 孕妈咪风疹的防治

## ●风疹的危害

风疹俗称“三日麻疹”，是由滤过性病毒所引起的急性传染病。怀孕4周之内罹患风疹是最危险的，据调查，在孕1月患过风疹的孕妈咪，生出的宝宝属于先天性异常儿的比例约占50%，其次是5～12周，之后会随着怀孕月数的增加，发生率会逐渐降低，怀孕6个月后，感染率仅剩百分之几而已。罹患风疹虽然也会出现很多小疹子，但它不会像麻疹那么严重，所以很多人在感染后都以为只是小感冒而已。风疹病毒可以通过呼吸道传播，如果准妈妈感染上风疹，有25%的早孕期风疹患者会出现先兆流产、流产、胎死宫内等严重后果，也可能会导致胎儿出生后出现先天性畸形，例如先天性心脏病、先天性耳聋等。

## ●孕前应注射风疹疫苗

风疹疫苗应至少在孕前3个月进行注射，因为注射后大约需要3个月的时间，人体内才会产生抗体，而且风疹疫苗所用的是活性，怀孕期间不可注射。疫苗注射有效率在98%左右，可以达到终身免疫。目前国内使用最多的是风疹、麻疹、腮腺炎三项疫苗，称为麻风腮疫苗，即注射一次疫苗可同时预防这三项疾病。如果准妈妈对风疹病毒已经具有自然免疫力，则无须接种风疹疫苗。

## ●不确知是否已感染风疹时怎么办

风疹流行时，报纸及其他大众传播媒体都会报道，大部分人都会知道这个消息。因此这段期间，孕妈咪应该注意周遭受感染的人，特别是家庭成员。必须采取相应的措施。但由于风疹的症状和感冒十分相似，如果家人或身边的朋友患有风疹，且孕妈咪曾与患者接触过，就必须趁早前往妇产科接受血液检查和抗体检查。这种检查因为是在调查风疹抗体值的上升程度，所以只做一次检查是不够的，还必须在离第一次检查2周之后再做一次抽血检查，同时要观察两次的血液检查结果，如果第二次检查的抗体值是第一次检查的4倍以上，就表示已经患有风疹，此时就应该接受医生的治疗。

### 温馨提示

**孕期应避免噪声**

研究显示，构成胎儿内耳一部分的耳蜗从孕妈妈妊娠第20周起开始发育，其成熟过程在婴儿出生1个月仍在继续进行。当胎儿的内耳耳蜗处于发育阶段时，极易遭受噪声损害。大量低频噪声可进入子宫被胎儿听到，影响胎儿的耳蜗发育。胎儿内耳受到噪声影响，可使大脑的部分区域受损，严重影响大脑的发育，导致儿童期出现智力低下。同时，孕妈妈受噪声影响还可使胎心加快，胎动增加，并使孕妈妈的内分泌功能出现紊乱，诱发子宫收缩而引起早产、流产、新生儿体重减轻及先天畸形等。因此，孕期应尽量避免噪声的影响。假如孕妈妈的工作环境充满了强烈的噪声，不妨换一个安静的工作场所。住宅最好远离高速公路、铁路，如果无法避免，不妨在房间内装设隔音设备。

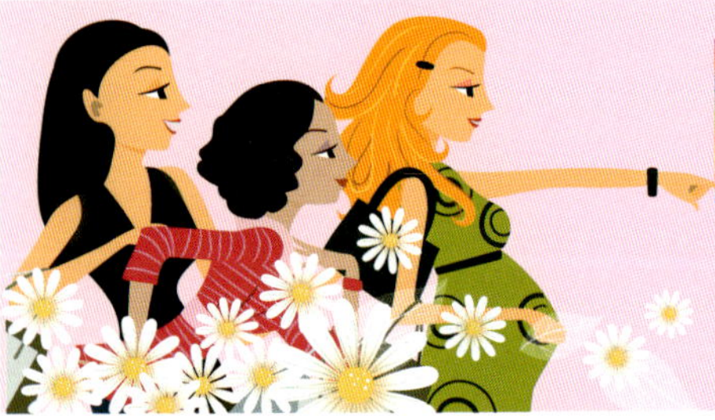

# 不同季节 不同的应对法

## ●孕妈咪夏季的生活调理

夏季天气炎热，孕妈咪身体的代谢加快，皮肤的汗腺分泌增多，易引起汗疹，甚至中暑，因此，孕妈咪应合理安排夏天的生活，使整个孕程变得更健康、轻松。

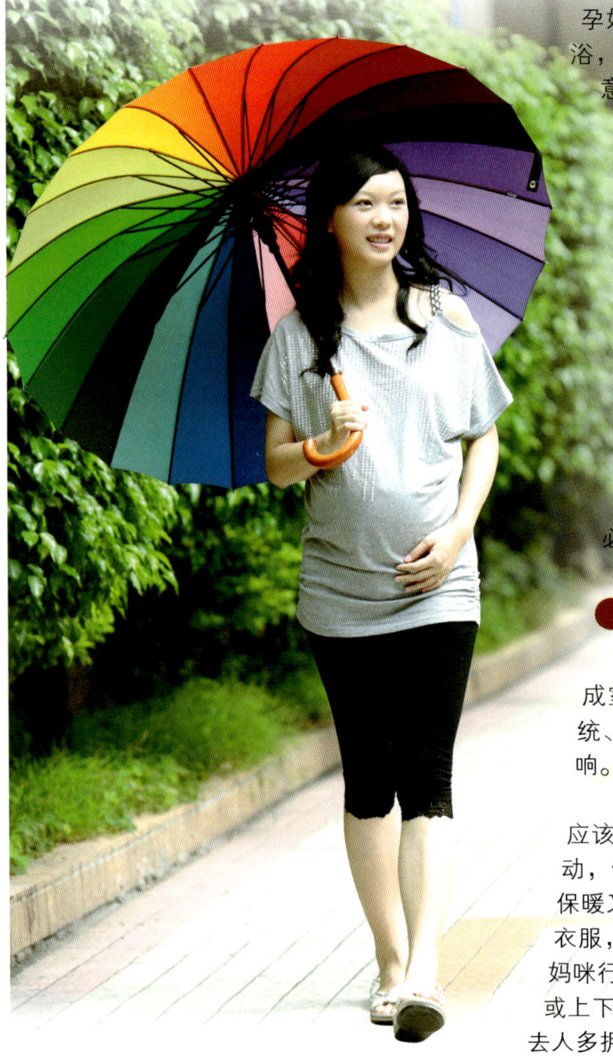

孕妈咪首先要做到勤洗澡。洗澡时最好用温水淋浴，不宜坐浴，水温以28～30℃为宜，这是散热防暑的好方法。洗浴时注意外阴部和乳房的卫生，乳头要多擦洗，以加强韧性，浴后宜涂点油脂，以防产后哺乳发生乳头皲裂。要勤换衣，特别是内衣要常换洗，保持身体清爽。内衣要选择通气性、吸湿性好的纯棉织品。衣服最好是较宽大不贴身的，这可以保持凉爽。

其次，卧室要注意空气流通，睡觉时应盖上薄被或穿好睡衣，不可受凉风吹，以免发生热伤风，影响健康。用电风扇吹风时，宜用近似自然风的一档风，并适可而止。还要注意饮食，适当地吃些凉爽可口的食物，或者少吃多餐，因高温天气常常会使食欲减退，要注意不食用变质的食物，以防止患痢疾，并多饮一些清凉饮品，可消暑。

此外，孕妈咪要尽量减少外出，避免阳光直射，出门时必须带遮阳伞或戴遮阳帽。

## ●孕妈咪冬季的生活调理

冬天天气寒冷，人们经常紧闭门窗，不注意换气，因此造成室内空气污浊，氧气不足。这不但容易导致孕妈咪的呼吸系统、心血管系统疾病的发生，还会对胎儿的发育产生不良的影响。

在冬季孕妈咪也应经常出去散步，不要因天气冷就不外出，应该在阳光充足、天气比较温暖的下午坚持散步，使肌肉筋骨活动，促进血液循环，又可呼吸新鲜空气。同时，穿衣服要做到既保暖又轻便，不可穿得过多，又不可受寒，所以宜穿轻便保暖的衣服，并注意根据天气变化调换衣服。冬季雪天或有冰冻时，孕妈咪行动要特别小心，防止摔跤。孕妈咪最好在冬季时穿防滑鞋，或上下班有人陪伴，做到安全有保证。还应特别注意预防感冒，不去人多拥挤的地方。

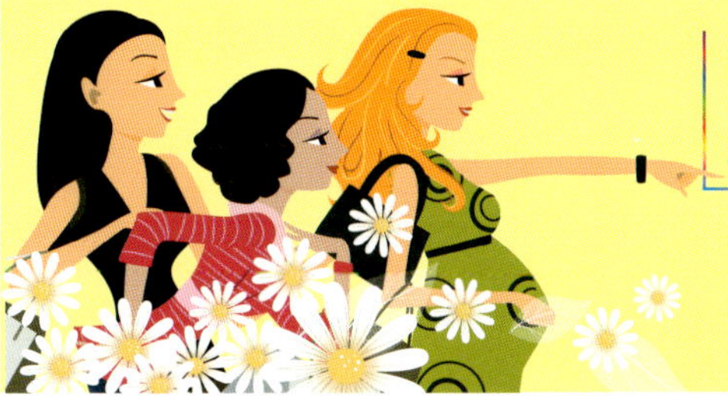

# 胎教讲堂

## ●胎教能使孩子聪明

科学研究表明，大脑细胞分裂增殖主要是在胎儿期完成的，它有两个高峰期。第一个高峰期是怀孕的2～3个月，第二个高峰期是怀孕的7～8个月。

人的大脑依靠神经细胞、神经纤维和突触传导的生物电完成复杂而迅速的信息处理任务。大脑的神经纤维越多越复杂，突触越多，则神经细胞间信息交换越频繁、联系越紧密，人也就越聪明，即联想力、创造力越强。

如果在脑细胞分裂增殖的高峰期，适时地供给胎儿丰富的物质和精神营养，脑细胞的分裂便可趋于顶峰，为孩子具有高智商奠定了基础。调查显示，受过胎教的孩子比起没有受过胎教的孩子，智商和情商有明显的优势。

## ●准爸爸在胎教中的责任

孩子是两个人的，准爸爸的责任是情绪胎教的关键因素。孕妈咪一个人要负担两个人的营养及生活，非常劳累，心情很容易受到影响。此时，家人的关心和体贴，显得格外重要。父爱像阳光雨露，滋润着孕期的母子，孕育着生命的宫内展现着无限的生机与希望，母亲就像是大地提供足够的养分。没有了阳光雨露的滋润，缺乏了爱的呵护，胎儿的心灵将是孤独、寂寞、痛苦的。

具体来说，准爸爸应为妻子分担一些事情，比如关心妻子孕期的营养问题，为妻子做可口的营养餐；早晨陪妻子一起到幽静的公园、树林、田野中去散散步，做做早操，嘱咐妻子白天晒晒太阳，多说些关心的话。这样，妻子也会感到丈夫的体贴，自然会觉得舒适惬意。

准爸爸对妻子的体贴与关心，对胎儿的抚摸与问候，都是很好的情绪胎教。希望准爸爸们都能勇敢地承担起这个责任，而不要当逃兵。

## ●母爱是胎教的基础

在10个月的等待过程中，母亲倾听着胎儿的蠕动，关注着胎儿的成长，祈求着胎儿的平安，情感逐步得到升华，产生出一种对胎儿健康成长极为重要的母子亲情。正是这种感情，使意识萌发中的胎儿捕捉到爱的信息，并转入胎教机制，为胎儿形成热爱生活、乐观向上的优良性格打下基础。

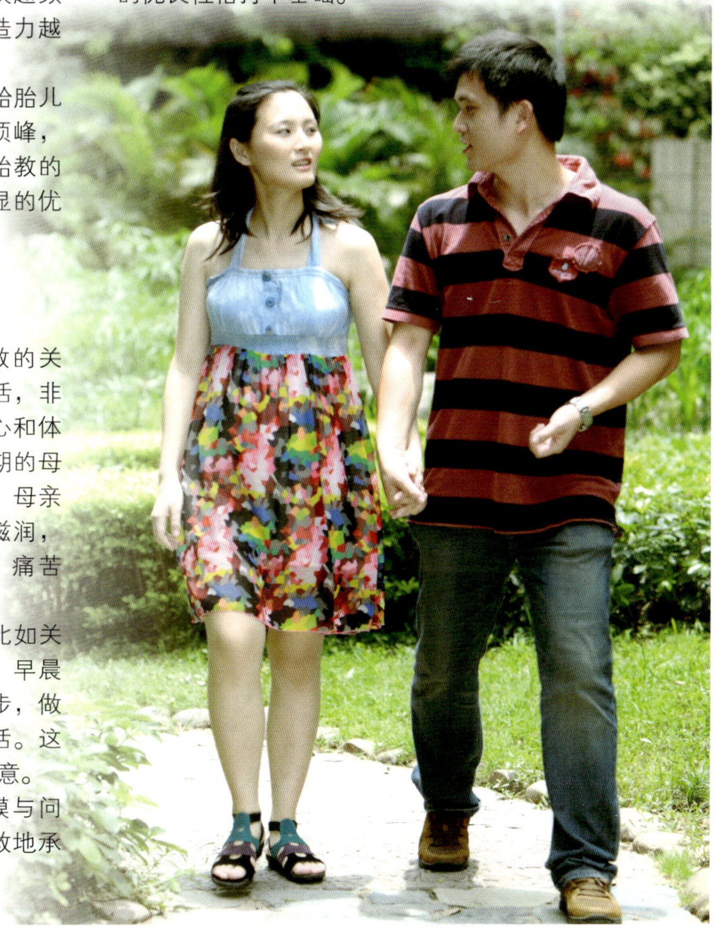

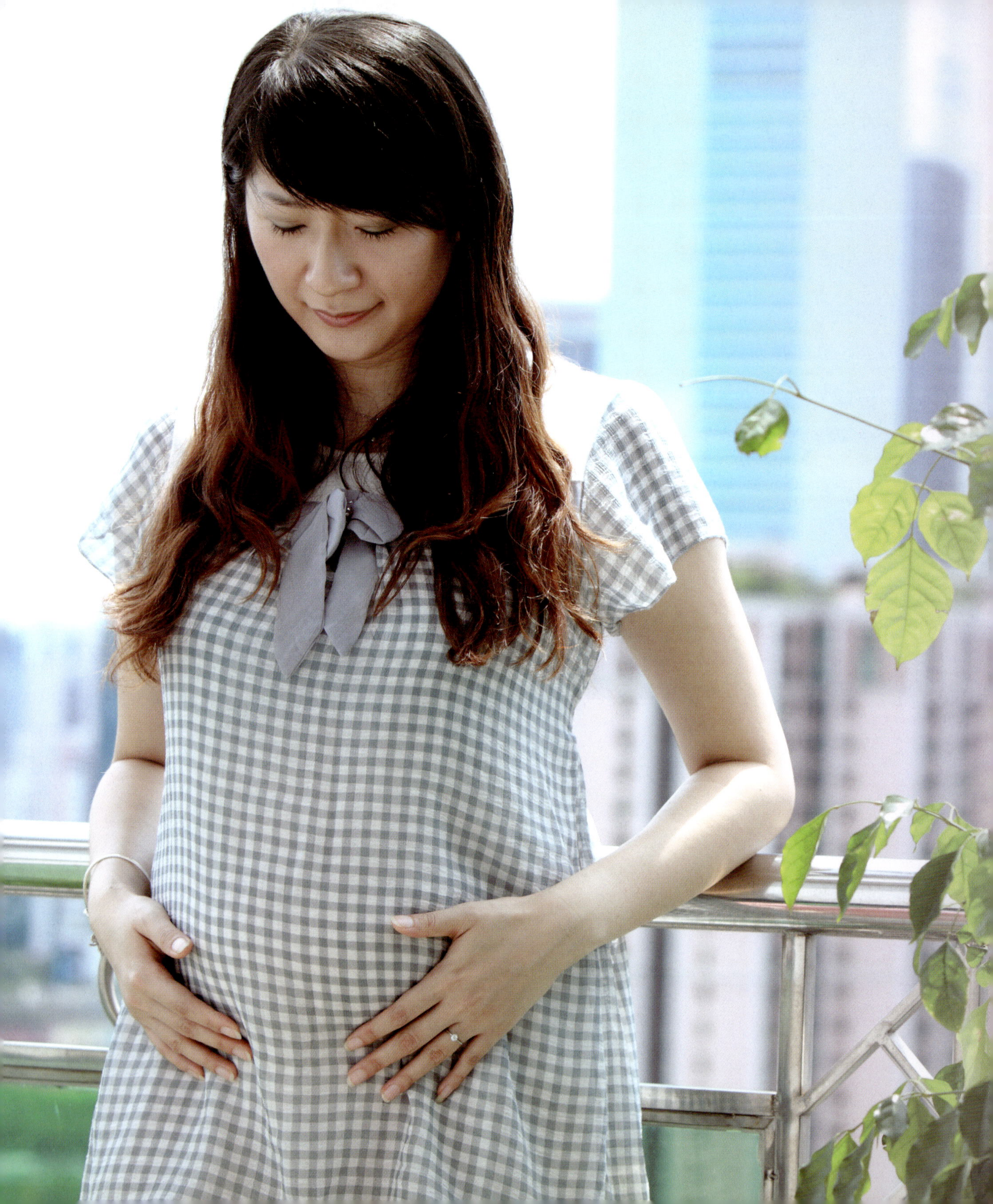

# 第四章

# 妊娠第4个月

## ——终于可以轻松些了

### □胎宝宝的成长

此时胎儿已完全具备人的外形，由阴部的差异可辨认男女，皮肤开始长出胎毛，内脏发育大致已经完成，心脏跳动活泼，可用超声波听诊器测出心音。

还有，胎盘在这时已形成，与母体的连接更紧密，流产的可能大大减少。由于胎盘长出，运输了母体供给胎儿的营养，胎儿的成长速度加快。胎膜也长结实了，羊水量也从这个时期开始急速增加。呼吸肌开始运动，这时胎儿已经具有吞咽和排尿功能。

胎儿的皮肤颜色发红、光滑透明，可透过皮肤看到血管，在胎儿皮肤颜色加红的同时，皮肤也增厚了，有了一定的防御能力，有利于保护胎儿的内脏器官。

### □孕妈咪身体的变化

孕妈咪在这个阶段基础体温开始下降，一直到生产时都保持低温状态。这段时期稍能看出腹部的隆起，子宫明显增大，从而使子宫长出了小骨盆，在下腹部很容易摸到。乳房也明显变大，乳头及乳晕呈深褐色，此时应该随时保持乳头的清洁。此外，孕吐已经结束，孕妈咪的心情会比较舒畅，食欲开始增加，尿频与便秘渐渐消失。

# 第13周

## 孕妈咪保健须知

### ●注意脚的保健

妊娠3个月后，很多孕妈咪的脚从大脚趾下面部分开始水肿，妊娠6个月后，整个脚都会水肿，到了分娩前夕，水肿现象更为严重，走路时难以平衡。所以，孕妈咪要注意脚的保健，尽量不要提过重的物体，不要穿高跟鞋，以减少脚的负担。晚上睡觉前，准爸爸可以帮妻子进行脚底按摩，以促进血液循环，还可以用茶叶水浸泡双脚，这样有助于安神。

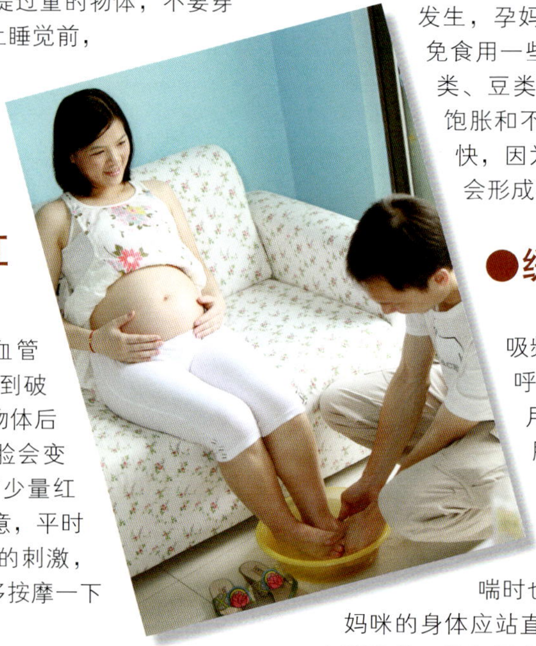

### ●孕妈咪脸上出现红血丝怎么办

怀孕后，由于孕妈咪的血管变得特别敏感，毛细血管也遭到破坏，受热后容易扩张，接触冷物体后又会马上收缩，有些孕妈咪的脸会变得红彤彤的，而且还能发现有少量红血丝。此时孕妈咪不要过分在意，平时注意避免脸部受到过冷或过热的刺激，用一些有益肌肤的护肤品，并多按摩一下脸部，这样就可以缓解症状了。

### ●如何减少孕妈咪排气和胃胀气

在妊娠早期末，由于黄体酮引起水潴留，孕妈咪会发现肚子似乎有些胀大，还能使胃肠松弛和扩张，导致孕妈咪经常出现排气和嗳气的现象，有时也会感觉胃胀气。

孕妈咪在一些不适宜的场合排气或嗳气会令人尴尬，但却几乎是难以防止的。为了减少此类现象发生，孕妈咪应避免便秘，以免加重症状，避免食用一些加重症状的食物，如油炸食物、葱类、豆类等，也避免吃得过饱，否则会感到饱胀和不适。同时，吃饭时孕妈咪也不要过快，因为吃得过快时会咽下空气，在肠道内会形成气袋而导致疼痛。

### ●缓解呼吸急促的方法

妊娠后，由于体内黄体酮增加，呼吸频率加快，大多数孕妈咪偶尔会出现呼吸急促的现象，而在妊娠的最后3个月，呼吸急促则是由增大的子宫压迫膈和肺所引起的。当胎儿快要娩出时，这种现象就会有所改善。

当孕妈咪呼吸急促时，应放松精神，尽可能消除压力，感到气喘时也不要慌张，否则会使症状加重。孕妈咪的身体应站直，呼吸一下新鲜空气，这样症状会有所改善。但如果呼吸急促时伴有胸痛，或手指、口唇呈蓝紫色，则应立即到医院进行检查。

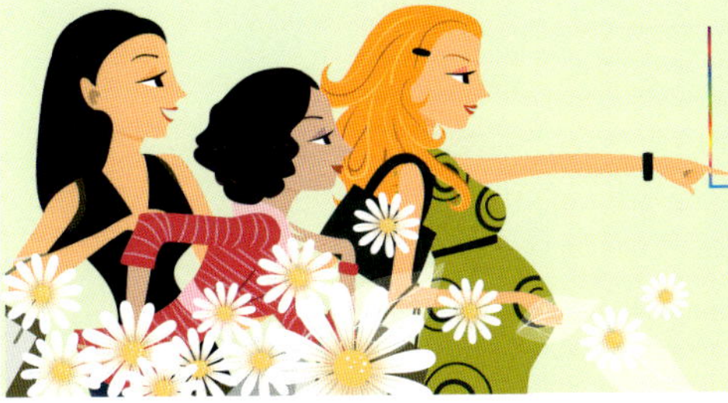

# 便秘的防治

## ●对孕期便秘的了解

妊娠期孕妈咪由于受到黄体酮的影响，肠道的蠕动会变弱，腹壁肌肉收缩功能降低，而且加上子宫变大后压迫到直肠，因此会经常发生便秘。如果孕妈咪偏食或食物吃得过于精细，也会造成便秘。因为孕妈咪摄入的粗纤维过少，或饮食太少以及运动量减少等因素会造成粪便在结肠和直肠停留较长时间，也就导致了便秘的发生。

患便秘的孕妈咪，轻者食欲降低、腹内胀气，因而使肠功能失调的状况更严重；严重者会诱发自身中毒，这是因为体内许多代谢产物要随粪便排出，重度便秘时，在肠管内积聚的代谢产物又被吸收而导致了中毒。这对孕妈咪和胎儿都很不利。

## ●便秘的防治

孕妈咪预防便秘应做到如下几点：

1. 按时上厕所。可在晨起、早餐后或临睡前，不管有没有便意，都按时去厕所，长期这样就会养成按时大便的习惯。孕妈咪若是能够养成这样每天都按时大便的习惯的话，就可以慢慢改善便秘的状况。虽然有的人会因为旅行等生活环境的改变，又开始有便秘现象，但这个时候，只要再训练自己按时上厕所，仍然可以改善便秘。

2. 注意调理好膳食。有便秘现象的孕妈咪可以多吃一些含纤维素多的食物，如马铃薯、甘薯、扁豆、大豆、蔬菜、水果等。至于乳酪及牛奶等，也可以刺激大肠的蠕动、软化粪便，不妨多多食用。应少吃葱、蒜、辣椒、胡椒等刺激性食物。

3. 适当进行一些轻微活动。这样可促使肠管蠕动增加，缩短食物通过肠道的时间，并能增加排便量。

4. 饮水润肠。可在每天早晨空腹饮一杯开水或凉开水，这也是刺激肠管蠕动的好方法，有助于排便。

## ●便秘的治疗

孕妈咪发生便秘时可服用一些缓泻剂，如中药的麻仁滋脾丸、番泻叶冲剂或果导片等，也可用开塞露或甘油栓来通便，但必须在医生指导下使用。禁用蓖麻油等重泻剂，以免引起流产或早产。还可采用以下食疗方法治疗：

1. 清晨服用1匙液体石蜡，可解除便秘。石蜡对孕妈咪和胎儿无不利影响。

2. 每日喝1杯酸奶或红茶菌，可增加消化功能，并有润肠通便效用。

3. 每天早上空腹时吃香蕉、橘子或鸭梨1～3个，不要立即吃饭，有促排便的效果。香蕉不宜晚上吃，因其含有镁，能使人兴奋。

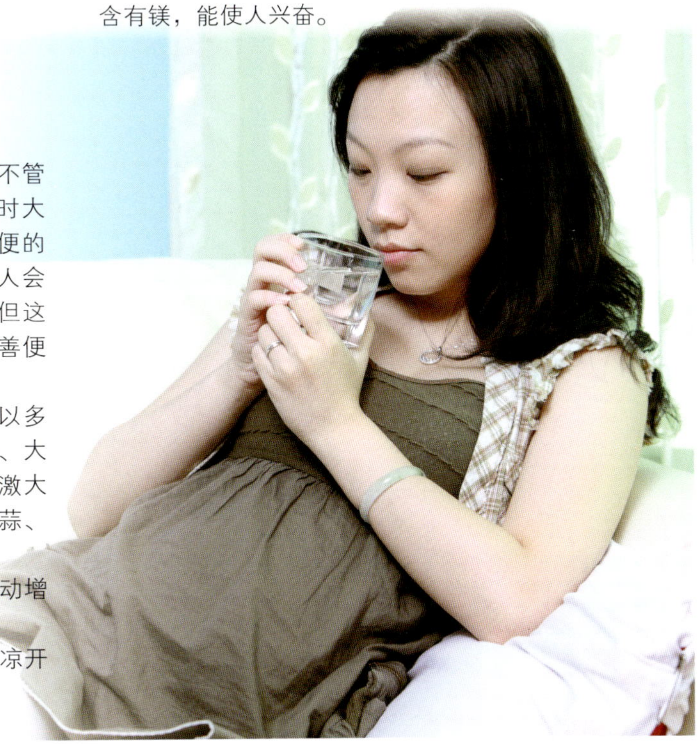

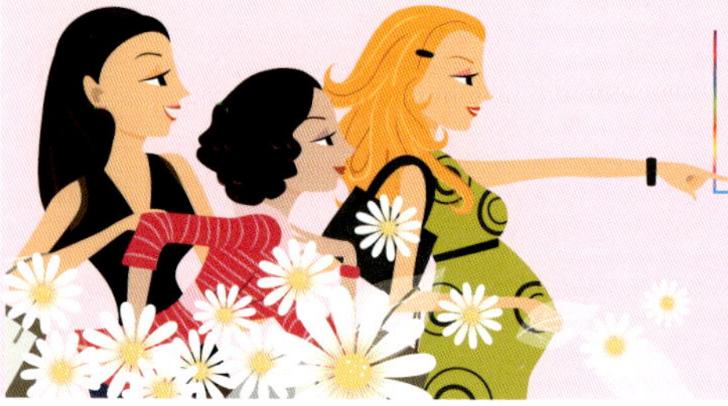

# 准爸爸必修课

## ●注意孕妈咪的饮食营养

这个时期，孕妈咪的妊娠反应消失，食欲旺盛，所以做丈夫的就需要在孕妈咪的饮食上下工夫。除了亲自选购、烹饪可口的食物外，还可以不时带妻子外出到餐厅享受一些丰富可口的美味菜肴。去餐厅应尽量选择宽敞、明亮、整洁、卫生条件好的地方，此外，还要注意核算每日妻子饮食的营养量，保证营养平衡，并根据孕妈咪的健康状况，适当调整饮食的结构。

## ●积极参与胎教

这个时期也是胎教的大好时机，准爸爸应利用此大好时机积极配合和鼓励妻子，一起参与胎教过程，为自己的小宝宝健康成长做出努力。胎教时间最好在孕妈咪早上起床后、午睡或下班后、晚上临睡前进行。同时，此期也是胎儿发育的重要时期，丈夫应该帮助妻子做好孕期保健和自我监护，定期到医院检查，向医生咨询孕期应注意的一些保健知识，以保证胎儿健康成长。

## ●关心爱护妻子

这段时间，丈夫要一如既往地关心爱护妻子，这样既能增进夫妻之间的感情，又等于间接帮助胎儿成长。每位丈夫对妻子的体贴方式各不相同，有人代替妻子外出购物，有人代替整理、打扫居室，也有人在每个周末夜晚，带妻子到外面享受烛光晚餐。选择适合自己的方式，使妻子保持愉悦心情，这对母子来说都是很有好处的。

## ●学会听胎心

胎心能够直接反映小宝宝在子宫内的安危。到了孕中期，准爸爸应该学会听胎心。听胎心最简单最准确的方法是使用胎心仪，听时要学会分辨母体主动脉音和母体心音、胎心音与肠鸣音，具体区别是母体的心率较胎心跳动慢，胎心音是规律的，而肠鸣音是不规律的。正常胎心率一般每分钟120～160次，每天听1～3次。

孕妈咪在去医院做产前检查时，可先让保健医生帮助确定胎心的位置，然后在腹部做一个标记，回家后让准爸爸记住标记位置，再使用胎心仪测听。具体方法为：孕妈咪仰卧在床上，双腿平伸直，准爸爸将胎心仪直接放在腹壁上听即可。胎心每分钟超过160次或少于120次，或跳动不规则都属异常，说明胎儿在子宫有缺氧情况，应及时去医院。

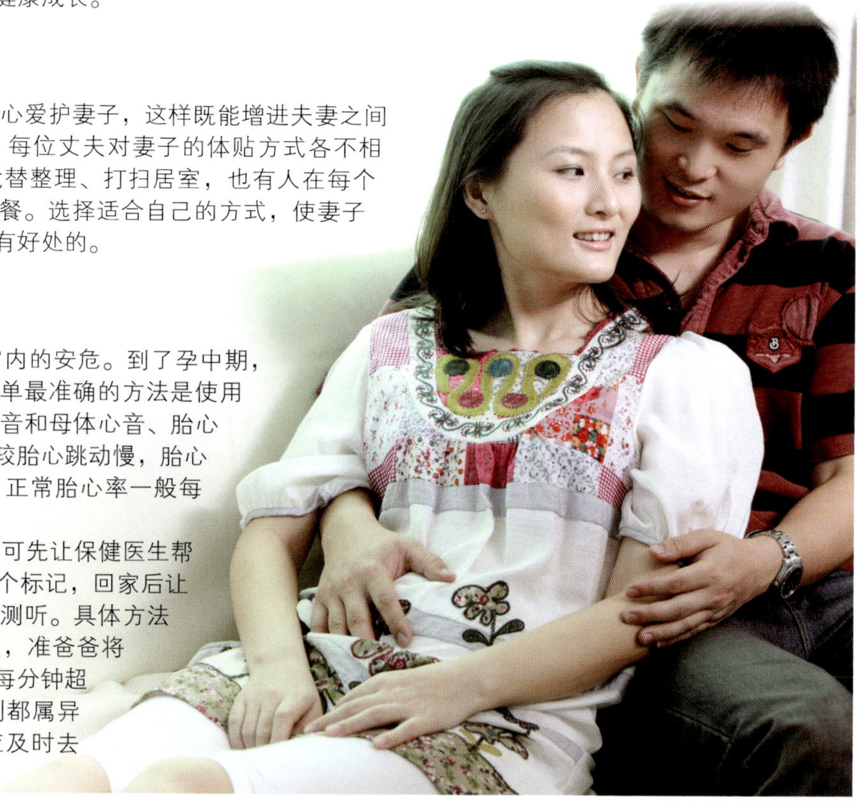

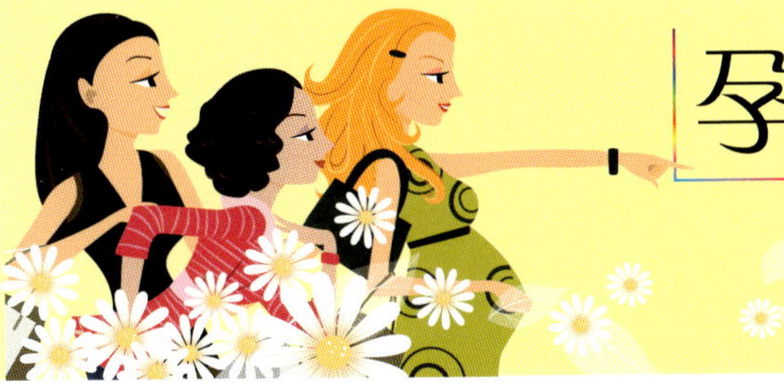

# 孕妈咪的饮食保健

## 孕4月饮食原则

怀孕第4个月的饮食要求是，除食物保持丰富的营养外，孕妈咪还应有良好的食欲，不偏食。此时，胎儿发育所需要的营养是多方面的，如果孕妈咪偏食、嗜食或乱用药物的话，就有可能造成胎儿发育所需的营养缺乏，从而导致神经系统发育不良、兔唇、先天性心脏病等，特别是对血液系统有较大的影响，因为此期胎儿开始生成成人血红蛋白。

### 一日营养食谱

| | 早餐 | 午餐 | 晚餐 |
|---|---|---|---|
| 主食 | 莲子糯米粥2碗，小馒头2个（量约100g）。 | 白米饭2小碗，或白面豆沙卷2～3个（量在100g内）。 | 米饭2小碗，或鸡蛋挂面1碗（约干面条150g）。 |
| 副食 | 炝菜1盘，五香蛋1个，酱瘦肉50g。餐后水果，苹果、梨均可。 | 青菜、鱼、肉等各一种，鱼汤或各种高汤为主的汤羹类2小碗，餐后水果约150g。 | 清炖牛腩西红柿，炒西芹或炒菜花，蒸鸡蛋羹或其他汤类（如吃粥可根据自己的口味调整）。餐后水果，香蕉、苹果、梨均可（原则是能增加维生素，帮助消化）。 |

## 孕妈咪宜多吃玉米

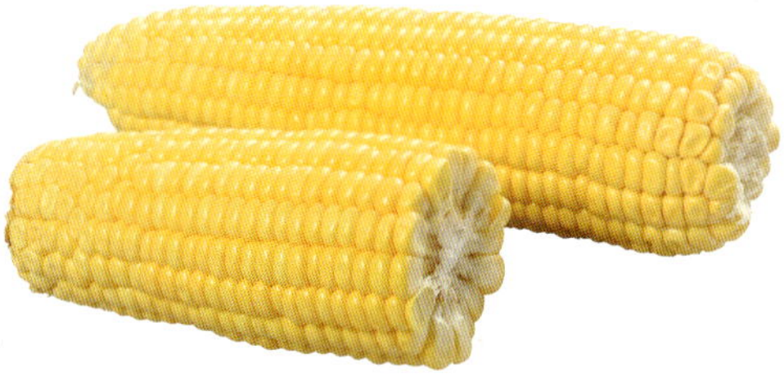

有些人平时不爱吃粗粮玉米，往往以精米精面为主，这对自身不利，如果怀孕后不吃玉米，对胎儿脑部发育无益。

玉米中含蛋白质、脂肪、糖类、维生素和矿物质都比较丰富，其特有的胶质蛋白占30%，球蛋白和白蛋白占20%～22%。玉米脂肪中的维生素可防止细胞氧化、衰老，从而有益于智力，其中所含的维生素$B_6$可以减少妊娠呕吐，增进食欲。玉米中含有的粗纤维也比较多，多吃还有利于消除便秘，有利于肠的健康，也间接有利于胎宝宝智力功能的开发。还有一种甜玉米，蛋白质的氨基酸组成中以健脑的天冬氨酸、谷氨酸含量较高，脂肪中的脂肪酸主要是亚油酸、油酸等多聚不饱和脂肪酸，这些营养物质都对胎儿智力的发育有利。

因此，孕妈咪应适当有意地在饮食中补充玉米，以利于胎儿健脑。不喜欢吃玉米的孕妈咪，可以在饮食加工上下工夫，比如将玉米面、大米面、白面结合搭配，而且加入美味的馅料食用，这都会让孕妈咪多吃些玉米。

# 第14周

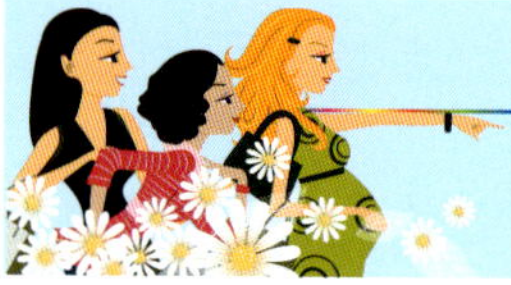

## 带着胎宝宝去旅行

一般来讲，在胎盘尚未发育完全的怀孕初期以及容易发生阵痛与早产的怀孕后期，都不适合去旅行。如果一定要去旅行，最好是选择怀孕16～28周的安定期，而且要做好充分准备，以保护母胎安全健康。

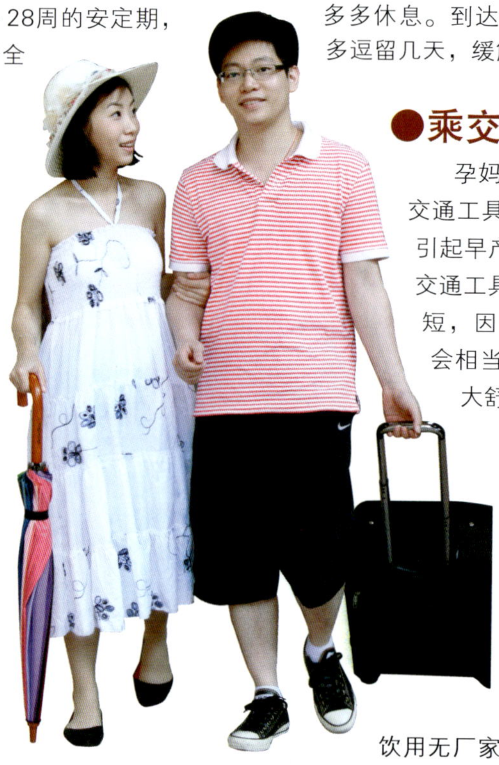

### ●旅行前应该到医院检查

旅行是否会对孕妈咪产生不良影响，这要视孕妈咪的身体情况而定。当孕妈咪患有高血压、糖尿病或其他疾病时，则不应该外出旅行。在出发前孕妈咪应该在进行产前检查的医院就诊一次，向医生介绍整个行程计划，然后征求医生的意见，看是否能够出行。如果医生认为健康状况良好方可旅行，并请医生帮助准备一些必须携带的药品。

### ●做好旅行计划

在旅行之前，要先做好旅行计划。怀孕期间的旅行，应以避免过度疲劳为重要的原则，避免到人多繁闹的地方。在制订旅行计划的时候，行程的安排不宜太过紧凑，而且要避免单独外出，最好是准爸爸陪同。如果到比较远的地方去旅行，中途最好能够休息一个晚上，如果是开车去旅行的话，那么沿途不妨在休息站多多休息。到达目的地之后，也可以在同一地方多逗留几天，缓解一下到处奔波的辛苦。

### ●乘交通工具应注意的事项

孕妈咪选择交通工具时应有所考虑，交通工具若是震动得非常厉害，就很容易引起早产，因此，要尽量避免搭乘这类的交通工具。搭乘交通工具的时间应尽量缩短，因为孕妈咪长时间采取同样的坐姿会相当痛苦，孕妈咪的座椅应该尽量宽大舒适。

### ●旅途中要注意饮食安全

痢疾、肠炎而导致的高热、腹泻脱水对孕妈咪来说危害很大，所以，在旅途中除了要注意饮食营养，更重要的是要注意饮食卫生，不吃包装不严格或过期的食品，不要随便饮用无厂家无商标的饮料。在旅途中，营养不易平衡，特别是饮水、蔬菜往往无保障，因此，孕妈咪外出前应做好充分准备。

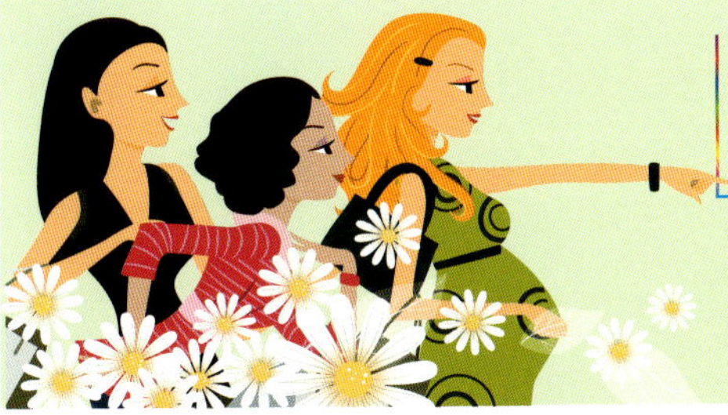

# 什么是羊膜腔穿刺术

## ●什么是羊膜腔穿刺术

羊膜腔穿刺术在当今国内外使用非常普遍，它是以大约0.6毫米内径的长针，在超声波的引导下，穿过孕妈咪的腹壁，经过子宫壁，到达羊膜腔，然后抽取20毫升的羊水来进行检查。由于胎儿、胎盘、羊膜、绒毛膜和脐带都是由受精卵发育而成，经羊膜腔穿刺提取的羊水，再培养羊水中的胎儿细胞就可以诊断胎儿有无染色体异常等现象，还可以通过分析羊水中的酶的活性来判断胎儿有无酶缺性疾病。总之，羊水检查大大降低了一些患遗传疾病及代谢性遗传病胎儿的出生率。

孕妈咪最好是在妊娠16～20周进行羊膜腔穿刺术。一般来说，受精卵在第7天开始形成羊膜腔时便生成了与胎儿直接接触的羊水，若在16周以前进行羊膜腔穿刺术，则容易导致流产，因为此时子宫小，羊水的量比较少；若在22周以后进行，此时羊水中的细胞已经老化，不容易培养存活。

## ●羊膜腔穿刺术的危害

有些孕妈咪担心进行羊膜腔穿刺术时会插到胎儿，这个不用担心，因为它是在超声波的引导下进行操作的，不会危害胎儿。但在做羊膜腔穿刺术之前要先用B超做胎儿、胎盘定位，然后避开胎盘，麻醉后再在羊水较多的地方抽取羊水，这对母体和胎儿来说终究是一个刺激。而且这种手术可能会导致破水，这是它最大的危害，这种发生率大约为3%。如果破水，就会导致流产，这种危险是技术经验再好的医生也无法完全避免的。

## ●羊膜腔穿刺术适合的人群

可以考虑做羊膜腔穿刺术的人群有：满35岁以上的孕妈咪、母血筛检显示高危险者、超声波检查有异常者、近亲患有唐氏综合征者、曾经生过唐氏综合征胎儿者、曾经生过异常胎儿者以及一些特定基因异常携带者。此外，有盆腔、宫腔感染的孕妈咪和先兆流产的孕妈咪不适合做这项检查。

### 温馨提示

**唾液分泌过多怎么办**

唾液分泌过多又称为多涎症，有明显早孕反应的孕妈妈较为常见，有时可引起孕妈妈身体不适，情况严重者可使恶心短暂性加重。多涎症是由妊娠后，孕妈妈的唾液腺增大所致，常见症状有唾液味苦且量多、舌苔变厚、颊部肿胀。

唾液分泌过多的孕妈妈应注意每天吃适量水果，因为水果可以减轻症状。在按照健康饮食原则的情况下，孕妈妈应尽量减少食用淀粉类食物和奶制品，可以适当吃一些薄荷糖、口香糖和小饼干，这样有助于减少唾液的产生。孕妈妈还应用薄荷香型产品刷牙或嗽口，保持口腔清新，也可以吸吮一片柠檬。

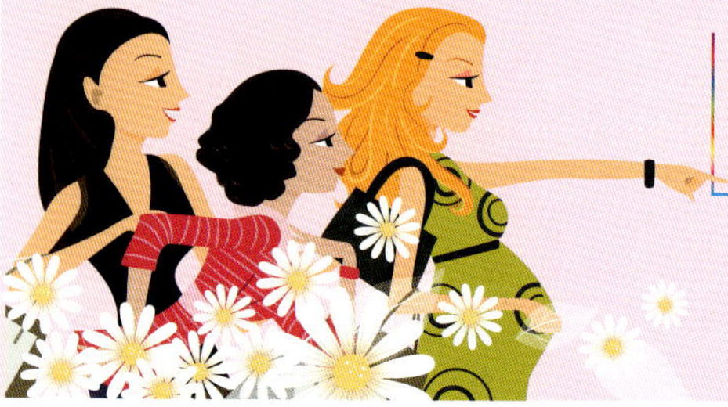

# 松弛技术的练习

孕妇极易产生烦躁等不良情绪，当疲劳时还容易生气、精神不集中等，这对优生不利。充分地休息、让全身得到松弛可纠正上述症状。当你在晚上不能得到充分睡眠时，在白天若有时间的话就需要考虑小睡，或者把脚放平松弛一下，紧闭双目5～10分钟，如此也可恢复精力。孕妈咪需学会松弛方法，以利于母婴健康。

## ●臆想锻炼法

如果你希望能控制自己，以便在30秒钟内松弛下来，可以做下列臆想锻炼法。

首先采取舒适的姿势。深吸一口气并屏住呼吸5秒钟，慢慢数至5，然后呼出，使所有肌肉松弛。集中呼吸并重复2～3次，直至完全松弛为止。同时回想一下过去最愉快的事，有助于你运用想象来克服思想障碍，以便能更好地学会控制自己的情绪。

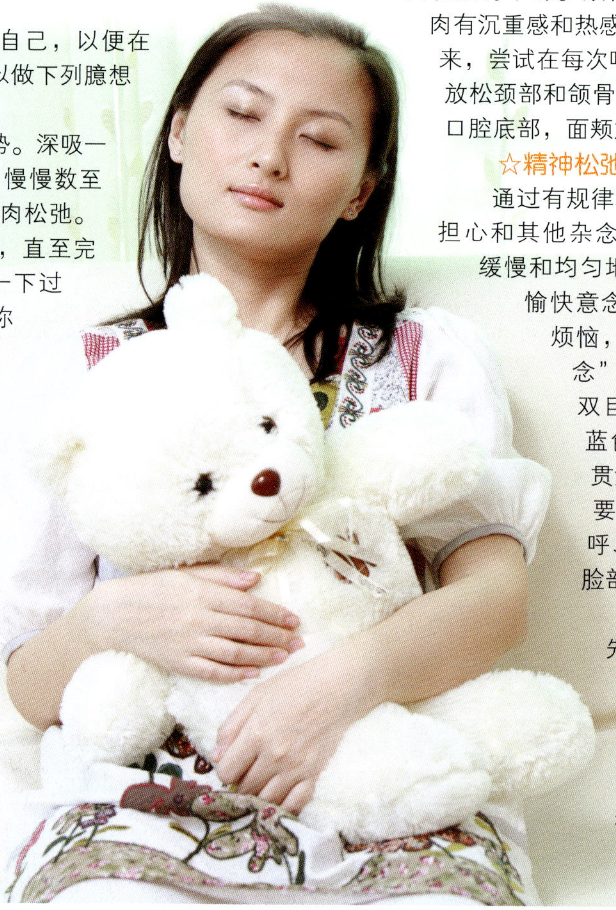

## ●松弛技巧

### ☆全身松弛法

这种方法能帮助你解除身体各部分的压力，无论什么时候，只要有可能就休息，不要等到身体实在疲倦时才强迫自己躺下。如有可能，最好每日按下述方法练习2次，共15～20分钟。在饭前不久或饭后1小时左右练习为宜。

仰卧，取舒适位置或用软垫垫着，闭目。注意力集中在右手，收紧一会儿后放松，手掌朝上。觉得手有沉重感和热感时，朝地板或软垫方向按压肘部，放松。此时通过你的身体右侧、前臂和上臂向肩部收紧，耸肩，然后放松。重复做，你会觉得手、臂和双肩有沉重感和热感。然后双膝翻向外侧，放松臀部，向地板或软垫方向轻压背下部。放松，让气流进入腹部和胸部，使肌肉有沉重感和热感，呼吸应开始慢下来。如未能慢下来，尝试在每次呼吸之间数至“2”便慢下来。此时放松颈部和颌骨，连同唇部、颌骨下垂，舌头放在口腔底部，面颊放松。

### ☆精神松弛法

通过有规律和缓慢地呼吸清除思想上的焦虑、担心和其他杂念，全神贯注地做呼吸运动，十分缓慢和均匀地默念“吸气、屏住、呼气”。使愉快意念流通至头部，免除杂念。如出现烦恼，可在呼吸运动中默念“不要有杂念”或全神贯注做深呼吸。然后紧闭双目，想象诸如清澈的蓝天或平静的蓝色大海等和平、安静的景象。全神贯注于呼吸活动，倾听着你的呼吸，要感觉它是如何缓慢和自然的，每次呼、吸气都要集中精力。记住要保持脸部、眼睛和前额肌肉松弛。

当你准备接受一种程序时，那么先采用松弛方法是很有帮助的。例如，如果你重复镇静意义的词语或两肩下垂，这就可能是你身体的其余部分要开始松弛了。每当练习松弛方法时，一定要以最有把握的方法做深呼吸。

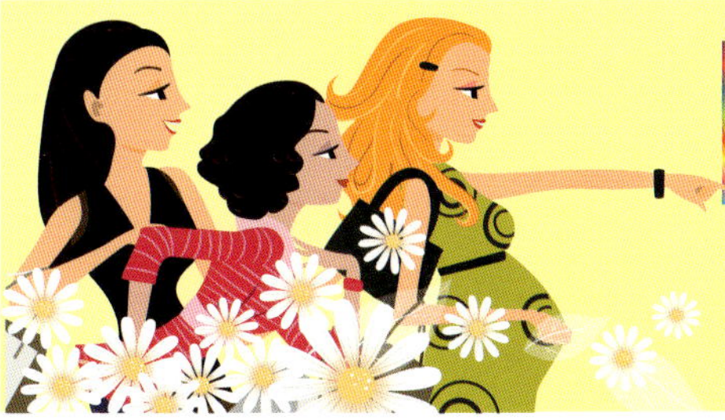

# 胎教讲堂

## ●情绪胎教

孕妈咪一定要保持良好的情绪，这期间可以多看可爱婴儿的照片，想象自己会生出漂亮可爱的宝宝，倾听一些舒缓柔和的音乐，放松自己，只要能使孕妈咪高兴，就不失为一种良好的胎教。如果孕妈咪能够保持心情平静开朗，身体情况便能维持良好状态，同时也能减少妊娠期间的负担，如此一来，胎儿就能在舒适环境中健康地成长了。

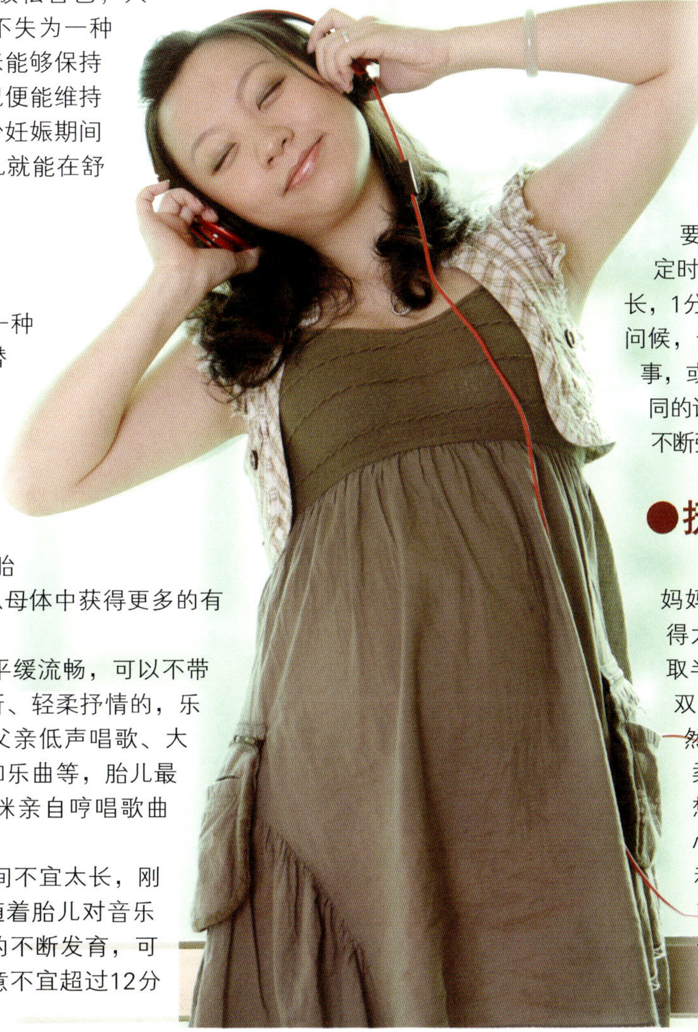

## ●音乐胎教

音乐胎教是胎教的一种重要方式，其作用不可替代，音乐胎教既能够促进胎儿的听力和大脑发育，又能陶冶孕妈咪的情操，令孕妈咪心情愉悦，从而促进细胞的新陈代谢，改善胎盘供血情况，使胎儿能从母体中获得更多的有益成分。

胎教音乐的节奏宜平缓流畅，可以不带歌词，曲调应选悠扬动听、轻柔抒情的，乐曲的情调应温柔甜美。父亲低声唱歌、大提琴独奏曲或低音歌声和乐曲等，胎儿最容易接受。另外，孕妈咪亲自哼唱歌曲也会有很好的效果。

给胎儿听音乐的时间不宜太长，刚开始以3~5分钟为宜，随着胎儿对音乐胎教的逐渐适应和听觉的不断发育，可将时间慢慢延长，但注意不宜超过12分钟。

## ●对话胎教

妊娠第4个月的胎儿，已经产生最初的意识，如果胎儿通过听觉和触觉感受到来自父母的呼唤，这对促进胎儿的身心发育具有十分有益的影响。根据胎儿的这种特性，父母就应抓住这一时机与胎儿进行对话，这是一种积极有益的胎教手段。

对话可从本月开始，要求父母双方共同参与，每天定时刺激胎儿，每次时间不宜过长，1分钟足够。对话的内容可以是问候，也可以是聊天，还可以讲故事，或是唱童谣。最好每次都以相同的词名开头和结尾，循环往复，不断强化，这样效果会很好。

## ●抚摸胎教

此时进行抚摸胎教时，孕妈妈应仰卧在床上，头不要垫得太高，也可将上身垫高，采取半仰姿势。全身尽量放松，双手轻放在胎儿的位置上，然后从上至下、从左至右轻柔缓慢地抚摸胎儿，心里可想象双手真的触摸在可爱的小宝宝身上，怀着一种喜悦和幸福感，深情地默想或轻轻说出“小宝宝，妈妈好爱你”、“小宝宝快快长大，成为聪明可爱的小宝贝”等言语。

# 第15周

## 常见症状的对症饮食

### ●孕期水肿的食疗方法

发生孕期水肿的孕妈咪的饮食要以清淡为主，不要吃过甜或过咸的食物，要多食用虾、鸡胸脯肉、大豆、玉米、葵花子、西红柿、冬瓜、柚子、草莓、西瓜等食物。其中西瓜、冬瓜等瓜果中含有丰富的钾和果糖，有利尿的作用，孕妈咪食用后可以帮助减少体内的水分。同时，孕妈咪注意不要吃韭菜、洋葱、白薯、糯米糕等食品，这些食物食用后不易消化，容易引起腹胀，从而会阻碍血液的回流，导致水肿加重。

### ●痉挛的食疗方法

孕妈咪日渐增大的子宫很容易压迫血管及神经，使腿部血液循环不良，出现痉挛的现象，这是妊娠中后期常见的症状。孕妈咪在饮食方面要保持营养均衡，多摄取富含钙、钾、镁的食物，如牛奶、虾皮、豆腐、蔬菜等。

### ●防止静脉曲张的食疗方法

由于增大的胎儿对血管的压力越来越大，而需要供应的血液越来越多，加上激素让血管肌肉松弛，孕妈咪很容易患有静脉曲张。平时注意不要站或坐太长的时间，每天至少散步20分钟。还可以在每天早上饮用一杯加有1匙亚麻子的麦片，能促进血液循环。

### ●预防便秘的食疗方法

选择含纤维多的食物，如各种制作较粗糙的粮食，糙米、麦、玉米等；各种蔬菜，如豆芽、韭菜、油菜、茼蒿、芹菜、荠菜、蘑菇等；各种水果，如草莓、梅子、梨、无花果、甜瓜等。

选择含有丰富的脂肪酸的食物，如各种坚果和植物种子，杏仁、核桃、腰果仁、各种瓜子仁、芝麻等，还有富含脂肪的鱼。

选择能促进肠蠕动的食物，如香蕉、蜂蜜、果酱、麦芽糖等。

选择含有机酸的食物，如牛奶、酸奶、乳酸饮料、柑橘类、苹果等。

另外，最好在早晨刚醒来时，便立刻喝一杯温开水或牛奶，可以减少便秘的可能性。

### ●恶心呕吐的食疗方法

在孕初期至怀孕4个月左右，准妈妈会有不同程度的孕吐现象，且孕吐反应多数在清晨空腹时较重。吃下含较多淀粉及糖分的食物似乎可以减轻孕吐，例如饼干、面包、马铃薯等，然后躺半小时左右，再慢慢起床，可有效防止呕吐。

此外，要以少食多餐来代替以往的三餐规律。水分补充对孕妈妈很重要，但不要怕吐，吐了以后再喝，反复几次就不会再吐了。水分的摄取则以两餐之间为佳，并尽量避免在餐中摄入大量流质食物。饮料里还可加少许食盐，以防呕吐造成低钠现象。另外，要尽量进食，多吃些自己喜欢吃的食物，保证营养的正常供给。饮食宜清淡，少吃油腻和太甜的食物，多吃些清淡易消化和营养价值比较高的食物。

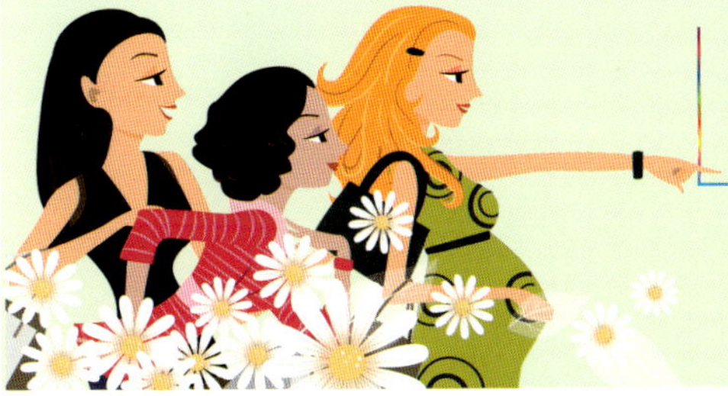

# 孕妈咪不宜吃什么

## ●孕妈咪不宜多吃罐头食品

据营养学专家研究证实，妊娠早期大量食用含有食品添加剂的罐头食品，对胎儿的发育非常不利。

因为在罐头食品的生产过程中，往往会加入一定量的添加剂，如人工合成色素、香精、甜味剂和防腐剂等，这些物质大都是人工合成的化学物质，在正常标准范围内对人影响不大，但在胚胎早期（受孕20～60天），胎儿对一些有害化学物质的反应和解毒功能尚未建立，若这时受到有害物质的影响，则容易导致胎儿畸形。尽管罐头食品中添加剂量不大，但长时间大量食用也会引起慢性中毒，甚至引起流产。

## ●孕妈咪不宜多吃冷饮

孕期很多孕妈咪血热气盛，总觉得身上很热很燥，特别是在炎热的夏天，于是她们随意吃冷食、喝冷饮。其实多吃冷饮会使胃肠血管突然收缩，胃液分泌减少，消化功能降低，从而引起食欲不振、消化不良、腹泻，甚至引起胃部痉挛，出现剧烈腹痛现象。同时，孕妈咪的鼻、咽、气管等呼吸道黏膜往往充血并有水肿，太多的冷刺激还会使口腔、咽喉、气管等部位的抵抗力下降，诱发上呼吸道感染或扁桃体炎等。此外，腹中胎儿对冷的刺激也很敏感，当孕期喝冷水或吃冷饮时，胎儿会在子宫内躁动不安，胎动会变得频繁。因此，孕妈咪吃冷饮一定要有节制。

## ●孕妈咪不宜多食桂圆

桂圆能养血安神、生津液、润五脏，是一味良好的食疗佳品，被人们视为滋补良品。然而，孕妈咪食用桂圆（特别是怀孕早期）却是麻烦多多。

中医认为，孕妈咪的主要生理变化是“阳常有余，阴常不足”。妇女受孕后，阴血偏虚，阴虚则滋生内热，因此孕妈咪往往有大便干燥、小便短赤、口干、胎热、肝经郁热等症状，如果这时再食用性热的桂圆，非但不能产生补益作用，反而增加内热，容易发生动血动胎、漏红腹痛、腹胀等先兆流产症状，严重者可导致流产。

## ●孕妈咪不宜过多食用动物肝脏

医学研究人员认为孕妈咪不宜多食动物肝脏，因为动物肝脏中含有维生素A，孕妈咪食后可能使胎儿出现畸形。这也是人们初次了解到维生素A与胎儿畸形的关系。还有人对20000多名孕妈咪作了调查，她们在孕期内曾摄入过大量维生素A，结果出生的后代有的患唇裂、腭裂以及耳、眼部、泌尿道缺陷，还有极少数患有中枢神经系统或胸腺发育不全等。

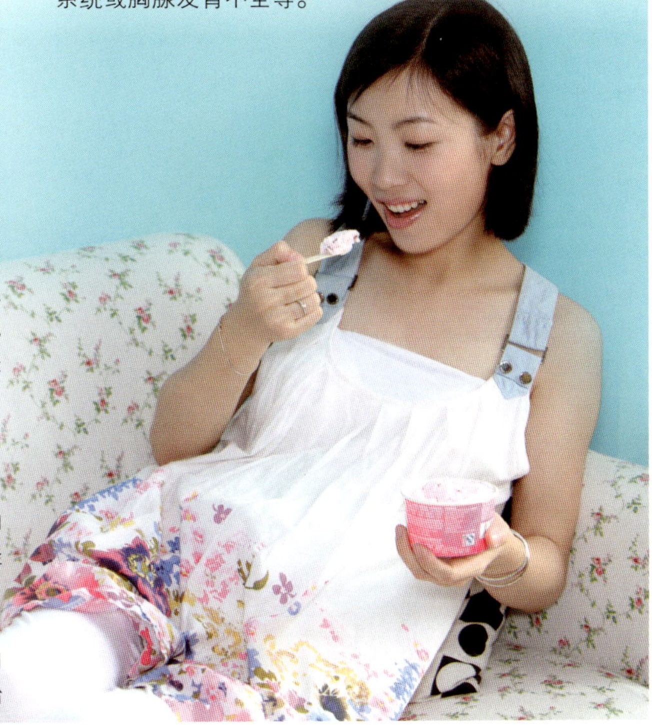

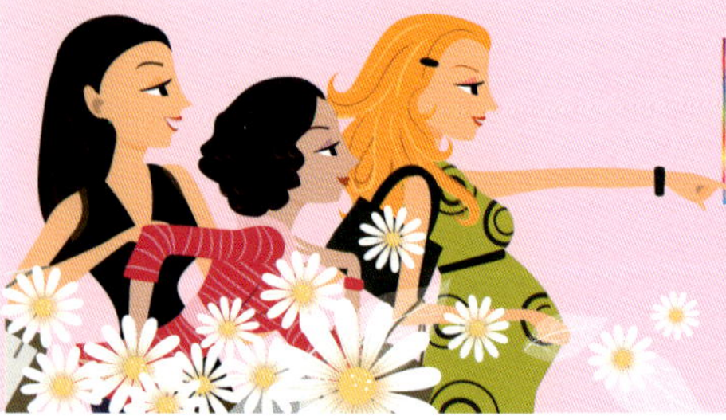

# 运动保健须知

## ●孕妈咪运动前要检查身体

有人担心运动会使母体血液集中到运动系统的血管中去，而导致子宫血液量减少，引起胎儿氧气不足。实验证明，一般程度的运动对子宫血液量几乎没有影响，只有剧烈的运动才会使子宫血液量减少约30%，检查母体及胎儿的脉搏也可发现，母体的脉搏随着运动而明显增加，而胎儿的脉搏则几乎没有变化。但高危妊娠，尤其是同时还患有高血压、肾炎、贫血等病的孕妈咪由于子宫血流量明显减少，一般孕妈咪可以进行的运动对她们来说就可能给胎儿带来危险，因此这类孕妈咪不宜经常运动。

所以，孕妈咪如果要进行运动，必须事先检查身体。那种认为进行运动就会平安分娩的想法是片面的，因为运动并非适合每位孕妈咪。

## ●运动前的安全措施

☆慎重选择运动项目

一定要选择那些可以和伴侣或者朋友一起参与的项目。那些剧烈的、易摔倒、易失去平衡或者易损伤腹部的项目，如骑马、翻滚、高山滑雪或参加篮球、排球赛等运动都不应参加。

☆保持体温正常

由于胎儿产生的热量通过孕妈咪的皮肤散发，故孕妈咪的体温比正常略高，这叫做“健康妊娠玫瑰热”。这种体温的升高表明在运动时孕妈咪将对高热敏感，易疲劳甚至脱水。

因此，在运动前后和运动过程中，当感到热的时候就要停止活动并且多饮水，每天饮水量不少于2升，喝水不要太急，可多分几次饮用。

## ●孕妈咪运动时应穿宽松的衣服

孕妈咪运动时的服装最好以舒适、宽大、洁净为原则，可选择色调明快、柔和甜美的图案，简单易穿脱的式样。在运动的时候，短款的衣服便于行动，是比较好的选择，最好戴纯棉宽大胸罩，穿合脚的平底鞋，以免扭伤或伤害关节。

## ●孕妈咪做体操的好处

专家提倡孕妈咪从怀孕3个月起开始坚持每天做孕妈咪体操，借以活动关节，解除腿部疲劳，减轻腰部的沉重感，使孕妈咪精力充沛，防止由于怀孕期体重的增加和重心的变化等引起肌肉疲劳和机能降低。同时可以松弛孕妈咪腰部和骨盆的肌肉，为使将来分娩时婴儿能顺利通过产道等做好准备。此外，如果孕妈咪每天认真坚持做孕妈咪体操，在精神方面也能增强自信心。

## ●做孕妈咪体操时应注意的事项

1. 从怀孕8周左右开始，但如有流产先兆时，要遵医嘱。
2. 绝对不要勉强，以不疲劳为宜。
3. 在做体操前，要先排尿、排便。

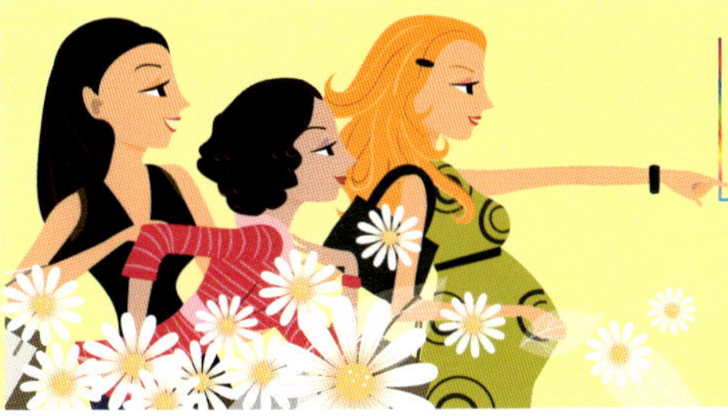

# 孕妈咪如何睡觉

## ●孕妈咪应如何安排自己的睡眠

孕早期孕妈咪除有常见的食欲不振、恶心呕吐等反应，还会有嗜睡现象，妊娠3个月左右就能恢复正常。

怀孕4～6个月是孕妈咪身体负担较轻的阶段，在这期间除了避免重体力劳动以外，多数孕妈咪都可照常工作、学习和起居，睡眠时间每晚要保证八九个小时，中午加1小时午睡。到怀孕最后1个月，由于子宫明显增大，各器官负担加重，为了避免出现高血压、水肿、腰腿痛等现象，更需要充分的睡眠和休息。但临近产期，有些孕妈咪容易精神紧张甚至引起失眠，有时不规律宫缩、胎动也会干扰入睡，使得孕妈咪虽然有充分的时间却得不到有效的睡眠。孕妈咪白天活动，晚间又欲睡不能，精神、体力消耗大，一旦临产，会因疲乏而引起宫缩无力、产程延长等异常情况。

所以，孕妈咪应消除疑问和顾虑，保持情绪稳定，有信心地迎接分娩。产前的孕妈咪要充分休息，适当活动及充足的睡眠，可以保证生产时的体力。

## ●孕妈咪如何提高睡眠质量

保证睡眠质量有不少好办法，如在睡前洗个温水澡；常晒被，使之松软；睡眠时可用棉被支撑腰部，两腿稍弯曲；下肢水肿或静脉曲张的孕妈咪，需将腿部适当垫高；冬天不妨放个暖水袋把被窝弄得暖和些，肩部应该有一背垫塞着，不要使肩部着凉；身体的肌肉应全部放松，这样就很容易睡得酣熟了。

孕妈咪失眠时不要随便吃安眠药，应遵医嘱，最好不要依赖药物。只要找出失眠的原因并在日常生活中注意纠正，睡眠质量是可以得到改善的。另外白天做点适当的家务活，或做柔软体操，但必须避免过度疲劳。此外，阅读一些报纸杂志，以调节情绪，或者看看电视、戏剧，也有助于消除疲劳。

## ●孕妈咪睡眠采取什么姿势为好

孕妈咪睡眠时的姿势很重要。妊娠早期，可以采用自己觉得舒适的姿势，在妊娠中、晚期则要侧卧，最好是左侧卧，避免仰卧。

怀孕期间取左侧卧位可以使因妊娠造成的右旋子宫转向前位，以减少因右旋子宫引起的胎位或分娩的异常。还可以避免妊娠子宫对下腔静脉的压迫，增加回心血流量和心血排出量，减少下肢水肿，为子宫和胎盘运输血液，有利于胎儿继续在子宫内生长发育，减少早产率和胎儿宫内生长迟缓等并发症。孕妈咪临产前，取侧卧位还可以预防和治疗胎儿宫内窘迫（缺氧）。

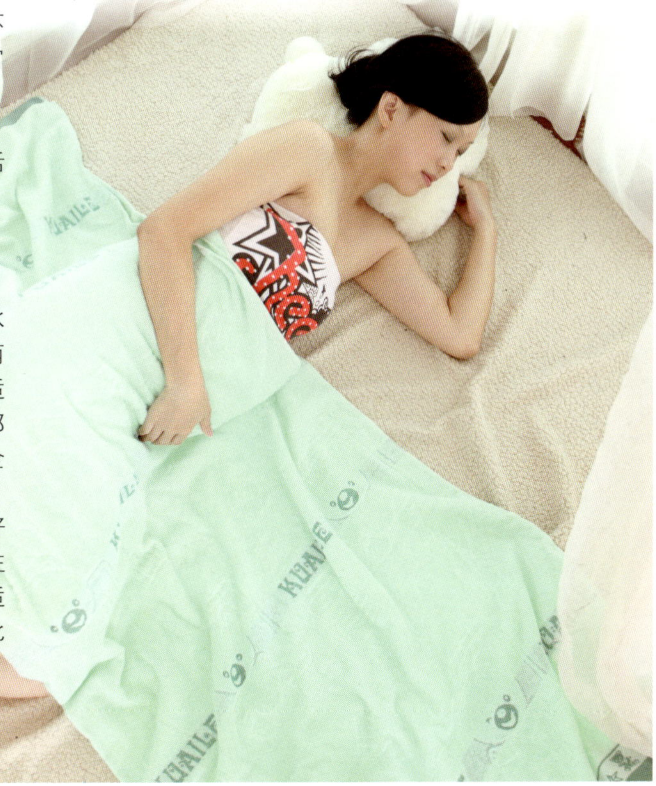

# 第16周

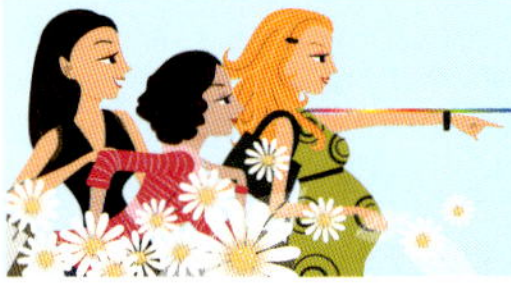

## 孕妈咪最容易忽视的问题

### ●不按期进行产前检查

有些孕妈咪在妊娠期间不愿意出门，不进行或不按期进行产前检查，这样做是很不好的。因为产前检查可以帮助孕妈咪了解胎宝宝的身体状况，还能及时发现妊娠期间一些异常情况。若不进行或不按期进行检查，万一发生异常情况就会耽误治疗时机，这个也是造成难产的重要原因之一。

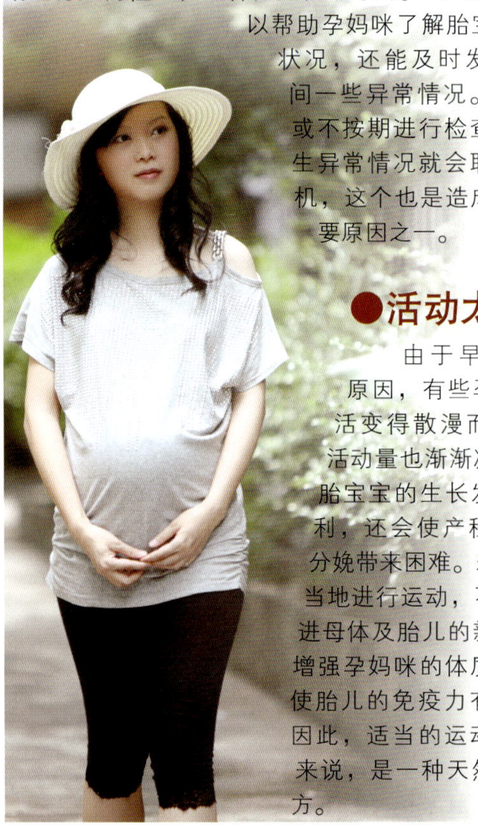

### ●活动太少

由于早孕反应的原因，有些孕妈咪的生活变得散漫而不规律，活动量也渐渐减少，这对胎宝宝的生长发育十分不利，还会使产程延长，给分娩带来困难。若孕妈咪适当地进行运动，不仅可以促进母体及胎儿的新陈代谢，增强孕妈咪的体质，还可以使胎儿的免疫力有所增强。因此，适当的运动对孕妈咪来说，是一种天然的保健妙方。

### ●营养过剩

有些孕妈咪片面地认为孕期吃得越多、越营养，对胎宝宝的发育就越有帮助，其实这种理解是错误的。孕期若营养过剩，就会使孕妈咪体重增加过快，这很容易导致产生巨大胎儿，给分娩带来一定的困难，而且孕妈咪饮食过量的这个习惯在产后也很难改变，产后就会很难恢复原来苗条的身材。因此，孕妈咪补充营养要适度，谨防过犹不及。

### ●有病不吃药

少数孕妈咪无论生了什么病，都不吃药，害怕会因此而影响宝宝。虽然有一些药物是会对宝宝造成伤害，但是当病情严重的时候还是要吃药，否则任由病情发展也会对宝宝造成另一种伤害，只是孕妈咪不可滥服药，一定要在医生的指导下正确用药。

### ●对丈夫过分依赖

怀孕后女性生理和心理上都发生了巨大的变化，这种变化常常会造成孕妈咪心理上的不平衡，感情也会变得很脆弱，事事都很依赖丈夫，家务事也全推给丈夫。这种心理是不好的，虽然丈夫对自己的关心是应该的，但丈夫也有自己的生活和工作，做妻子的要体谅丈夫，不要对丈夫过分的依赖，在很多事情上应该学会自强自立。孕妈咪的这种自强自立的心理也会影响胎儿的生长发育，为胎儿出生后的良好品质打下基础。

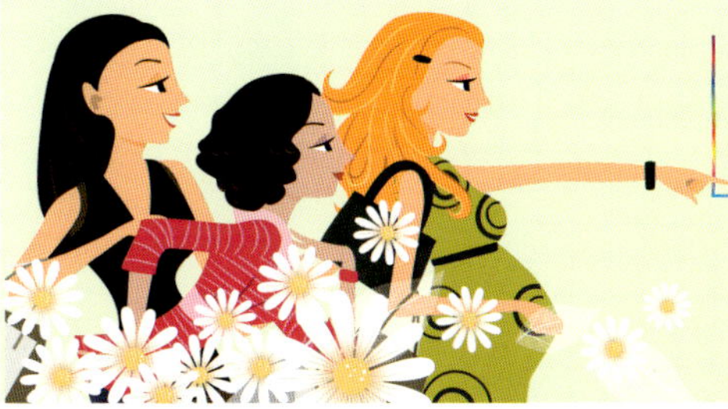

# 阴道炎的防治

## ●真菌性阴道炎的原因及症状

孕妈咪患真菌性阴道炎的原因是阴道内环境的改变。在妊娠期，由于孕妈咪尿糖含量增高，如果合并糖尿病，尿糖会更高。尿糖的增高会使真菌迅速繁殖，所以孕妈咪特别容易患真菌性阴道炎。

孕妈咪如果患了真菌性阴道炎，会感觉外阴和阴道瘙痒、灼痛，排尿时会感到相当疼痛，同时伴有尿急、尿频。真菌性阴道炎的其他症状还有白带增多、黏稠，呈白色豆渣样或凝乳样，有时稀薄，含有白色片状物，阴道黏膜上有一层白膜覆盖，擦后可见阴道黏膜会呈深红色并处于糜烂状态。如果进行涂片检查和培养，便可发现真菌。

## ●真菌性阴道炎的治疗

如果孕妈咪有妊娠期真菌性阴道炎时，及时到医院检查和确诊，遵医嘱进行治疗，以免分娩时感染胎儿。治疗首先要选择正确的药物和用药方法，彻底治疗身体其他部位的真菌感染，注意个人卫生，防止经手指传入阴道的真菌感染，勤换内衣，穿棉质衣服。口服酮康唑和氟康唑有使胎儿畸形的危险，最好采用制霉菌素栓剂和霜剂局部治疗。

## ●滴虫性阴道炎的原因及症状

滴虫性阴道炎是由滴虫原虫引起的，主要是通过性生活来传播，是生育年龄妇女较常见的疾病，妊娠期也可能患病。患此病后主要表现为白带增多且呈黄色、泡沫状、有异味，炎症严重时，外阴部肿胀呈深红色，且有瘙痒、疼痛等。如果此炎症发展到尿管，孕妈咪排尿时就会有疼痛的感觉。

## ●滴虫性阴道炎的防治

为防治妊娠期滴虫性阴道炎，妊娠前，孕妈咪应进行妇科病普查，如发现滴虫，应积极治疗。孕妈咪和丈夫都要保持清洁，预防感染。如果已经感染上滴虫性阴道炎，必须和丈夫一起接受治疗。同时此期间，每天洗澡前，内裤和洗涤用的毛巾、浴巾应煮沸5～10分钟，每天睡觉之前清洗外阴后，可将1枚灭滴灵阴道栓剂置于阴道深处。

### 温馨提示

**孕妈咪吃饭宜细嚼慢咽**

妇女怀孕后，胃肠、胆囊等消化器官所有肌肉的蠕动减慢，消化腺的分泌也有所改变，致使孕妈咪消化功能减退。尤其是在怀孕早期，由于孕期反应较强，食欲不振，食量相对减少，这就更需要在吃东西时引起注意，尽可能地多咀嚼，做到细嚼慢咽，使唾液与食物充分混合，同时也会有效地刺激消化器官，促使其进一步活跃，从而把更多的营养素吸收到体内。这对孕妈咪的健康和胎儿的生长发育都是有利的。因此，如果孕妈咪吃饭时习惯于“速战速决”，那么，为了自身和孩子的健康，最好从现在开始改一改这个习惯。

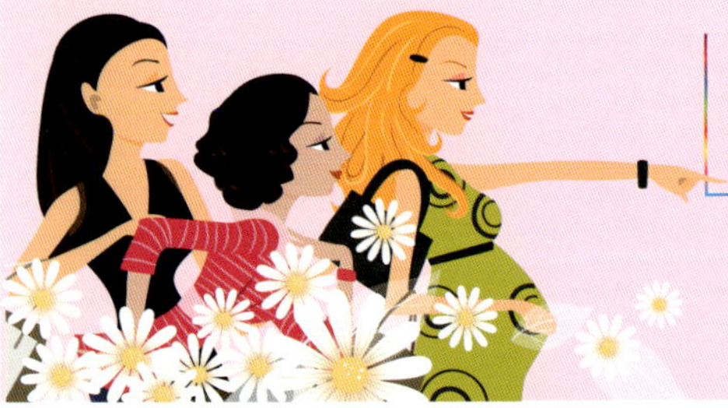

# 职场中的孕妈咪

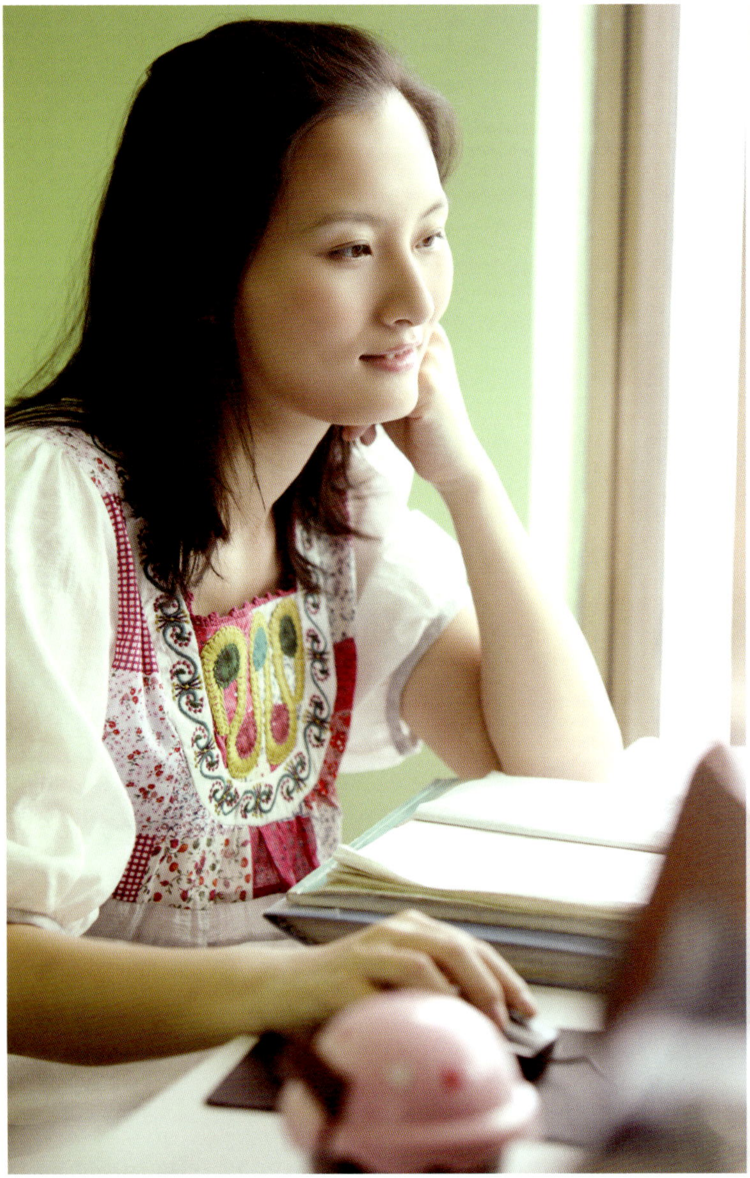

## ●孕妈咪应将工作压力减到最小

在工作时，有些孕妈咪会面临着各方面的压力，这无论是对孕妈咪还是对胎宝宝来说都是不利的。因为当孕妈咪面临着压力时，睡眠就会不规律，容易导致孕妈咪疲劳，如果长期下去，就可能引起早产。同时压力会使孕妈咪激素的分泌受到影响，从而使血糖值增加，氧气的供给量也会随着减少，会对胎宝宝的生长发育造成一定的影响。因此，孕妈咪应该将工作压力减到最小，在空闲时间可以听听音乐，放松放松心情。

## ●孕妈咪工作时要注意安全

到了妊娠中期，随着子宫逐渐增大，体重也在稳定增加，孕妈咪身体的重心也发生了转移，行动也变得越来越笨拙，走路时，孕妈咪为了保持平衡而不得不挺起肚子。此时，孕妈咪在工作时要格外注意安全，不要再穿高跟鞋，以免被工作场所的一些障碍物所绊倒。

## ●工作期间要经常活动

工作时，如果孕妈咪长时间坐着，活动少，子宫就会压迫骨盆，从而影响血液的循环，这对胎宝宝的健康非常不利。对于坚持工作的孕妈咪来说，每小时应该试着做一些伸展肢体运动，例如孕妈咪先脱掉鞋子，然后把腿在身体前伸直，再把腿弯曲绷脚尖，重复5次左右。这种练习可以促进血液循环。

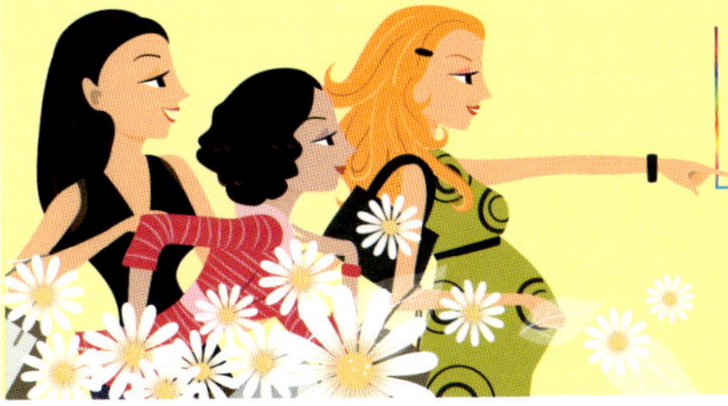

# 日常生活指南

## ●孕妈咪不宜养宠物

弓形虫病是由戈地弓形虫引发的一种人畜共患疾病，经常会通过猫、狗传染给人类。它们排出的粪便中含有大量的滋生体，孕妈咪若不注意环境卫生与它们接触，或饭前、便后未洗手，或吃了未经煮熟的含有滋养体的肉和水，就会被感染。一旦孕妈咪感染了急性弓形虫病，不管本人是否出现症状，都会通过胎盘传给胎儿，造成流产、早产、死胎和胎儿畸形，亦可导致孩子在儿童期时智力低下。被感染弓形虫后的妇女没有自觉症状，若家中养有宠物，夫妇在孕前应该到医院检查，经确认没感染宠物身上的病原体后才可怀孕。

所以，为了优生，准备怀孕或已经怀孕的妇女一定要避免接触小猫、小狗等宠物，也不要到养动物的朋友家或动物园去玩，一旦接触了宠物，应马上洗手。

## ●孕妈咪不宜住新房

新装修的房屋空气中含有很多化学物质，据有关专家检测，新房含对人体有害的化学物质多达500多种。像建筑材料、新家具、油漆、地毯散发的化学物质等，都会给室内环境造成严重的污染，还有陈旧衣物上的霉菌、植物花粉以及排出的二氧化碳等，都会给孕妈咪和胎宝宝的身体带来危害，所以，孕妈咪不宜住新房。若孕妈咪已经在新房中生活，则要打开室内窗户，保持空气的流通，必须每2小时就换一次空气。

## ●孕妈咪长痘痘了怎么办

怀孕后，大多数孕妈咪会觉得脸上特别油，还有一些孕妈咪的脸上、前胸、后背会出现一些小痘痘。这是因为受激素分泌的影响，皮脂腺分泌量会增加，从而导致毛孔阻塞、细菌滋生，就产生了小痘痘，这是正常的生理现象，孕妈咪不必担心，只要按照以下方法就可解决这个问题。

1. 孕妈咪要保持面部及全身的清洁，洗脸、洗澡时轻轻按摩患处，使毛孔畅通，还可以使用适合自己肤质的洗面奶洗脸。

2. 合理安排饮食，不要吃辛辣、油炸等食品，多吃蔬菜和水果。

3. 不要用手挤捏痘痘，否则皮肤被手上的细菌感染，会加重毛孔阻塞，使情况变得更严重。

4. 不要随便使用化妆品、护肤品等，也不要用涂粉底或遮盖霜来掩饰脸上的痘痘，这些都对彻底消除痘痘没有一点好处。

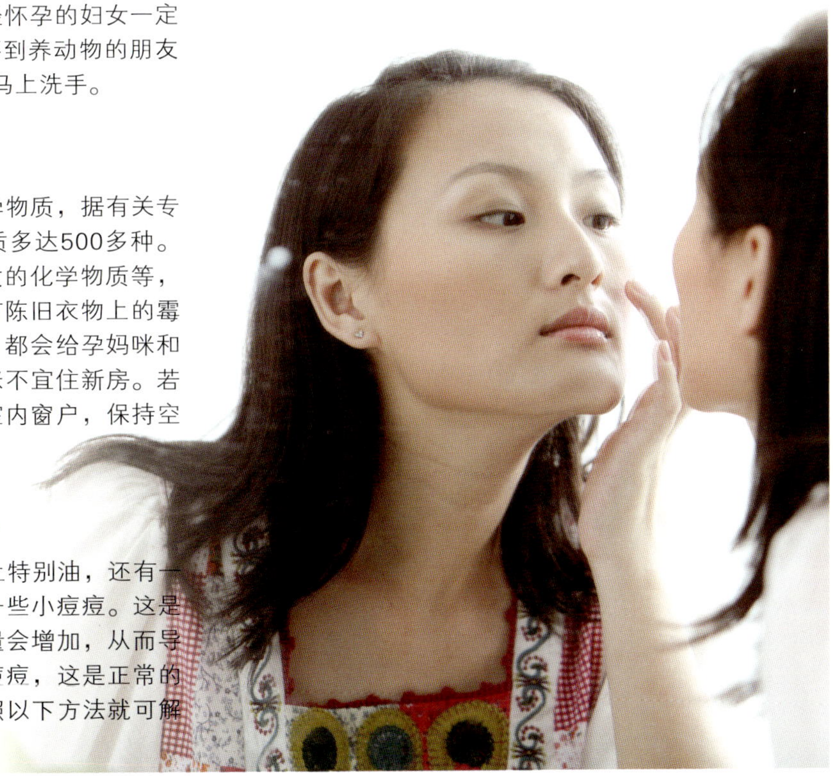

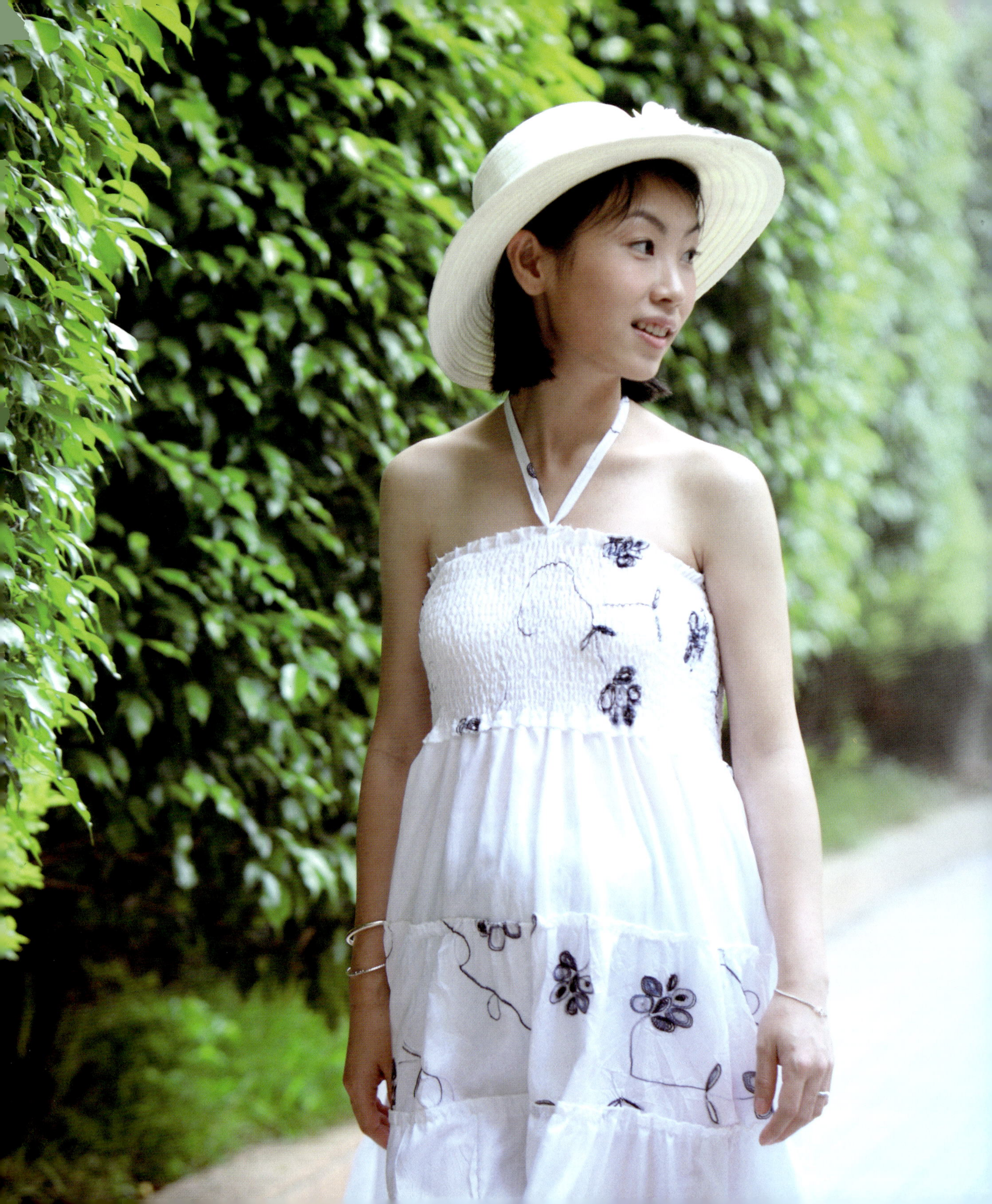

# 第五章

# 妊娠第5个月

## ——小家伙动了

### □胎宝宝的成长

此时胎儿的成长很惊人，身长约为25厘米，体重在250～300克之间。头约为身长的1/3，全身长出细毛（毫毛），鼻和口的外形逐渐明显，头发、眉毛、指甲等已齐备。皮肤逐渐呈现出美丽的红色，皮下脂肪也开始形成，心脏的跳动也有所增强，力量加大。骨骼、肌肉进一步发育，手足运动更加活泼，母体已开始感觉胎动。这时，神经组织已经比较发达，并且开始有了一些感觉。羊水达400毫升左右，胎儿已会吞咽羊水。

### □孕妈咪身体的变化

此时，母体的子宫如成人头般大小，已经相当大了，子宫底的高度位于耻骨上方15～18厘米处。肚子已大得使人一看便知是一个标准的孕妈咪了。胸围与臀围变大，皮下脂肪增厚，体重增加。如果前一个月还有轻微的孕吐情形，此时会完全消失，孕妈咪食欲变好，身心皆进入安定时期。孕妈咪也微微可以感觉胎动，但刚开始也许不太明显，肠管会发生蠕动声音，会有肚子不舒服的现象。胎动是了解胎儿发育状况的最佳方法，孕妈咪应将初次胎动的日期记下，以供医生参考。

# 第17周

## 孕妈咪的饮食原则

### ●孕5月的饮食原则

怀孕的第5个月，也是胎儿大脑开始形成的时期，所以孕妈咪在这个时期应该注意从饮食中充分摄取对脑发育有促进作用的营养物质，以利于胎儿脑组织发育。核桃、花生、松子、板栗等，这些既可食用又可作种子的坚果具有加速脑细胞的分裂、增殖的作用，孕妈咪应该从此时起大量食用。有些食品对胎儿的大脑发育有害，应尽量避免过多地摄入，如精白砂糖、黄油等。

此时胎儿各部位的器官组织在不断地完善和发育，因此需要大量的、多样的营养素，孕妈咪的饮食必须保证充足的蛋白质、糖、脂肪、水分、维生素D、钙、磷、铁等营养物质和其他微量元素。

**一日营养食谱**

| | 早餐 | 午餐 | 晚餐 |
|---|---|---|---|
| 主食 | 牛奶250ml，奶油面包或小牛肉包子5个（量约150g）。 | 米饭2小碗，白面豆包（量约150g）。 | 米饭2小碗，或小花卷2～3个（量约150g）。 |
| 副食 | 清淡炝菜，五香鸡腿，时令水果100g。 | 芹菜炒牛肉（精牛肉200g、芹菜100g），瘦肉焖香菇（猪瘦肉150g、鲜香菇250g、木耳100g），蔬菜营养汤2小碗。葡萄150g。 | 鸡蛋炒菠菜（菠菜250g，鸡蛋2个），青椒肉丝（青椒250g，瘦猪肉100g），汤或粥2小碗。 |

### ●孕妈咪早、晚进食宜平衡

孕妈咪除日常工作外，更重要的一项任务，就是要供给胎儿营养。如果孕妈咪不吃早餐，不仅自己挨饿，也不利于胎儿的发育。晚饭则既是对下午劳动消耗的补充，又是对晚上及夜间休息时热量和营养物质需求的供应。但是，晚饭后人的活动毕竟有限，特别是睡眠时，只要能提供较少的热量和营养物质，使身体维持基础代谢的需要就够了。

因此，孕妈咪每天要保证吃早餐，若胃口不佳，可以早点起来，在吃早餐前活动一下，以此来激活器官活动功能，促进食欲。晚餐进食则宜少，并且以清淡为主，这样有助于消化。

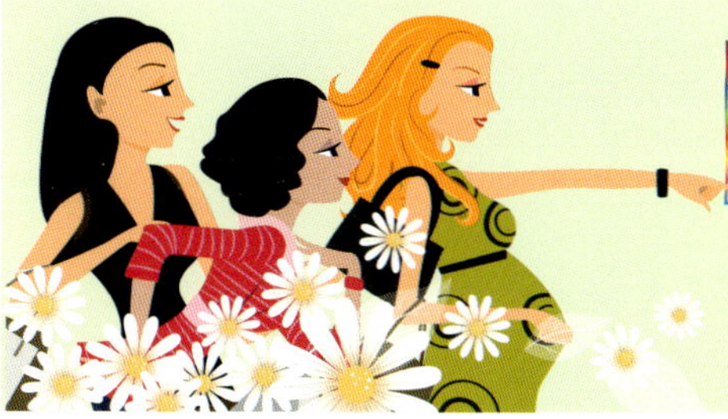

# 第一次胎动

## ●什么是胎动

胎动是胎儿在孕妈咪子宫内活动的表现，它可以使母体感觉到有冲撞，一般发生于怀孕的第2个月，但大多数孕妈咪在第5个月才能感觉得到。每一位孕妈咪的状态不一样，对胎动的感觉也不一样，有的感觉腹部有小东西来回蹿动，有的则感觉腹部被顶了几下或是鼓了几下。胎动在刚开始时并不明显，但会慢慢地越来越频繁，直到胎宝宝将近足月时会因为胎宝宝体形的增大、羊水减少、活动空间变小而减少。

## ●计数胎动的意义

胎动不仅仅是胎宝宝在活动而已，它是显示宝宝生命活力的重要标志，更是亲子之间的一种特殊的沟通方式。准爸妈们可以根据胎动的次数、快慢、强弱等来判断胎宝宝的安危。胎动正常表示胎盘功能良好，胎儿发育健全，小生命在子宫内愉快健康地生长着。如果1小时内胎动少于3次，或12小时内胎动少于15次，往往就表示胎儿在子宫内缺氧，准确率可达80%，此时孕妈咪千万不能掉以轻心，应及时请医生诊治。

## ●胎动的计数方法

胎儿有时候比较活跃，有时候则比较安静，从妊娠28周以后，每天胎动的形态大致维持一定。孕妈咪可在每天上午8～9点，下午1～2点，晚上20～21点，各计数胎动1次，每次计数1个小时。每次计数时，孕妈咪最好取半卧位或侧卧位，双腿以放舒适为度，两手轻轻按放在腹壁上，呼吸要平稳，情绪要放松，排除一切干扰和杂念，3次测得的胎动次数相加后再乘以4，就是当日12小时的胎动数。要准确无误地记录下来。如果每天测3次有困难，而只能测一次，最好选择在晚上测，但时间要固定。

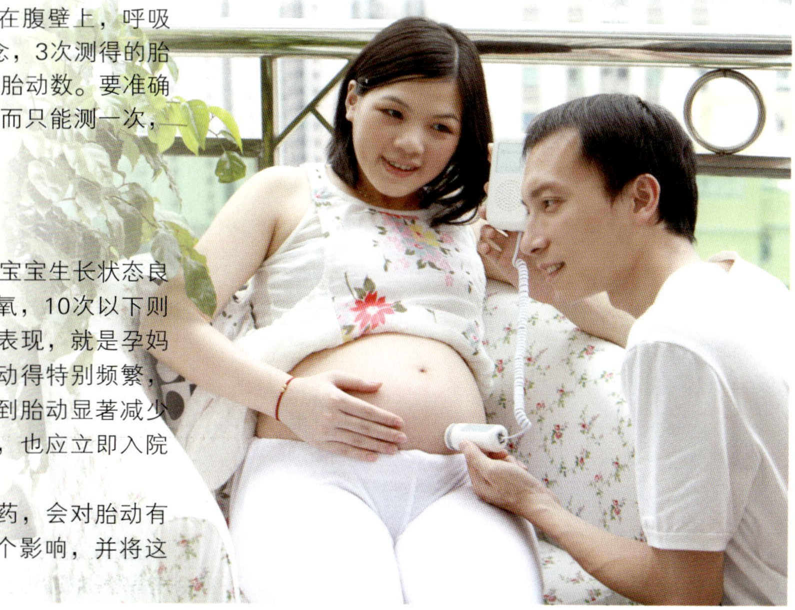

## ●测定结果判断

12小时的胎动总值在30～40次表示胎宝宝生长状态良好，若少于20次就意味着胎儿在子宫内缺氧，10次以下则要引起高度重视。还有一种子宫内缺氧的表现，就是孕妈咪在一段时间内感到胎动超过正常次数，动得特别频繁，此时应立即去医院检查。如果孕妈咪感觉到胎动显著减少甚至停止时，这往往意味着胎宝宝有危险，也应立即入院检查。

另外，孕妈咪如服用安眠镇静或镇痛药，会对胎动有抑制作用。在计数胎动时，要考虑排除这个影响，并将这种情况告诉医生。

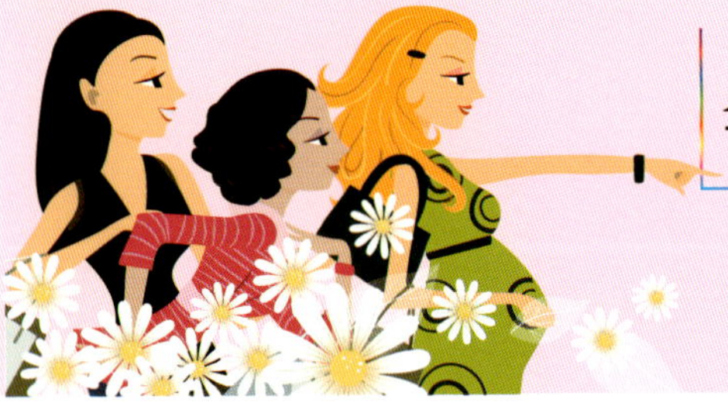

# 孕妈咪宜进行的测量

在怀孕期需要进行的测量包括：身高的测量、体重的测量、腹围的测量、子宫底的测量、血压的测量及骨盆外测量等。其中，身高的测量和骨盆外测量，在初诊时进行，其他的测量在每次定期健康检查时进行。

## ●测量的目的

孕期进行的一系列测量是为了更好地了解孕妈咪的身体状况，比如体重的异常增加，有可能是妊娠中毒症。测量体重，就是为了针对这一点。

腹围的测量是为了查看胎儿是否在按部就班正常成长。按怀孕周数的比率，腹围过大时，可能是双胞胎或羊水过多症等。

宫高的测量是为了观察胎宝宝发育与孕周是否相符。若发现宫高间隔在两周都没有变化，则需到医院进行检查。

测量血压是为了检查有无高血压、低血压。如果血压升高，就会有妊娠中毒症的危险。

骨盆外测量可以判断能否自然分娩。但也不能说骨盆狭小的人就一定不能自然分娩，如果胎儿的头不是很大，自然分娩也不成问题，因此不要只看数字就悲观。

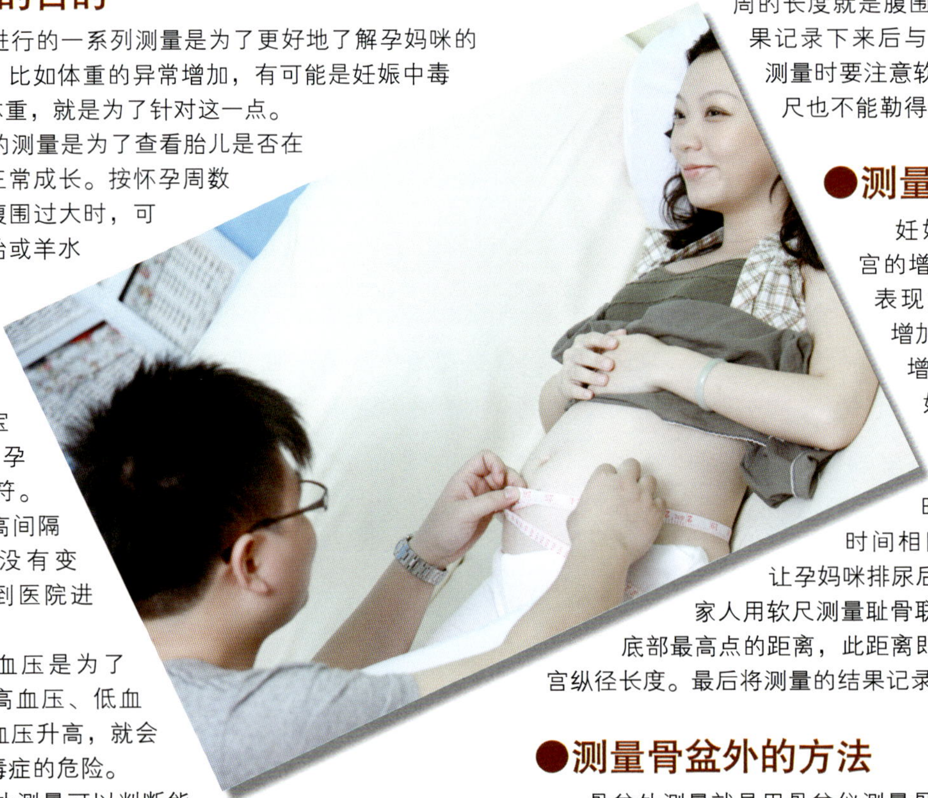

## ●测量腹围的方法

腹围的测量一般从怀孕20周开始，每4周测量1次；怀孕28～35周则需每2周测1次；怀孕36周以后则需每周测量1次。测量时，首先让孕妈咪排尿后平卧在床上或站直，然后家人用软尺绕腹围一周，这一周的长度就是腹围，然后将测量的结果记录下来后与孕周标准相比较。测量时要注意软尺要经过肚脐，软尺也不能勒得太紧。

## ●测量宫高的方法

妊娠期间，孕妈咪子宫的增大有一定规律性，表现为宫底升高，腹围增加。因此，从宫高的增长情况也可以推断妊娠期限和胎儿发育情况。

测量宫高的时间与测量腹围的时间相同。测量时，首先让孕妈咪排尿后平卧在床上，然后家人用软尺测量耻骨联合上缘中点至子宫底部最高点的距离，此距离即为宫高，它反映子宫纵径长度。最后将测量的结果记录下来，以便观察。

## ●测量骨盆外的方法

骨盆外测量就是用骨盆仪测量骨盆的入口、出口和直径的尺寸，由此得知产道的大小，这项测量对初产孕妈咪是特别需要的。

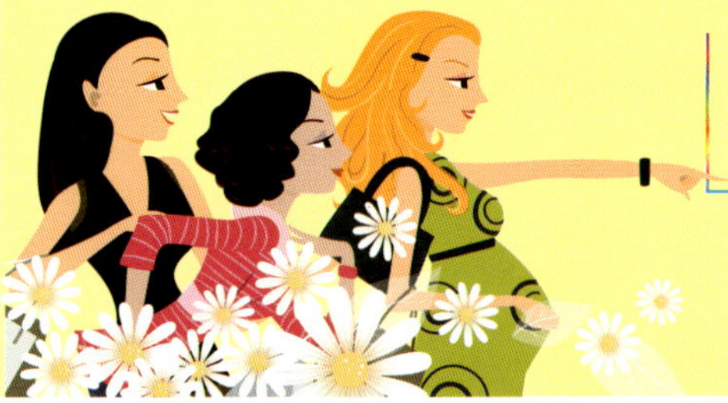

# 孕妈咪正确做家务

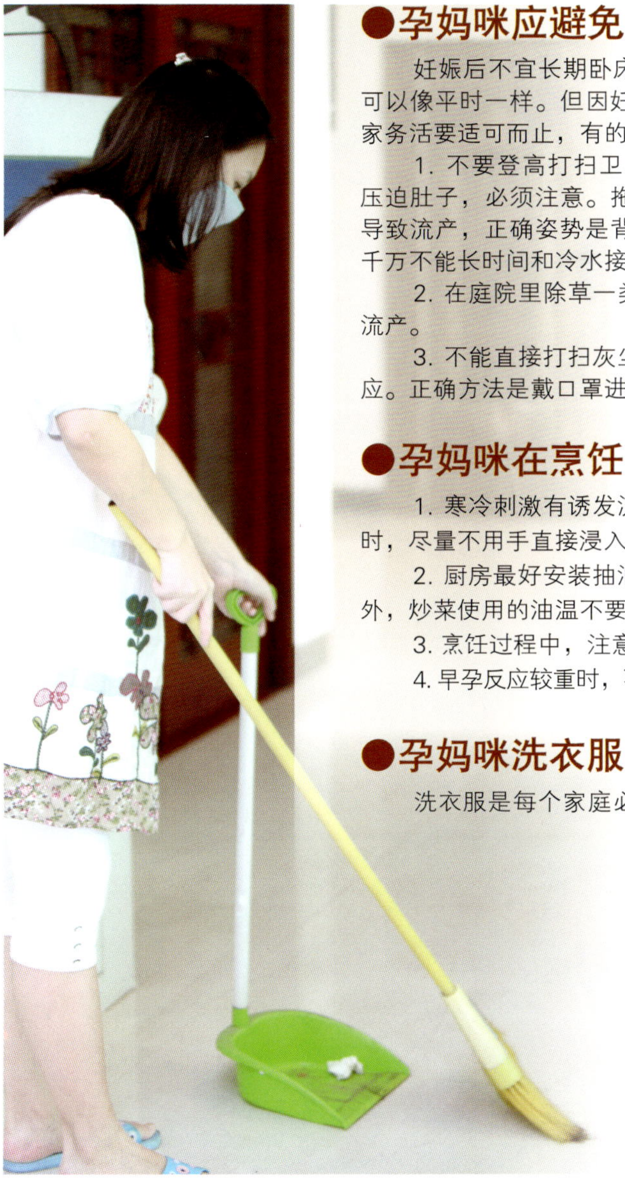

## ●孕妈咪应避免的家务劳动

妊娠后不宜长期卧床休息，应坚持一般日常工作及家务劳动，只要不觉得累，可以像平时一样。但因妊娠后身体随时都在变化，行动也越来越不方便，因此，干家务活要适可而止，有的活动要避免才对，同时应注意以下几点：

1. 不要登高打扫卫生，也不要在扫除时搬抬沉重的东西。这些重物既危险又压迫肚子，必须注意。拖地时，不能弯着身子，因为弯着身子会令宝宝受压，容易导致流产，正确姿势是背部保持挺直，慢慢进行。冬天在寒冷的地方打扫卫生时，千万不能长时间和冷水接触，因为身体着凉也容易导致流产。

2. 在庭院里除草一类的活不要干，因为长时间蹲着会使盆腔充血，也容易导致流产。

3. 不能直接打扫灰尘，因为尘埃中存在一些致敏源，可能使孕妈咪出现过敏反应。正确方法是戴口罩进行打扫，这样可以减少有害物质的吸入。

## ●孕妈咪在烹饪时的注意事项

1. 寒冷刺激有诱发流产的危险，所以在冬春季节，孕妈咪在淘米、洗菜、做饭时，尽量不用手直接浸入冷水中。

2. 厨房最好安装抽油烟机，因为油烟对孕妈咪尤为不利，可危害腹中胎儿。此外，炒菜使用的油温不要过高。

3. 烹饪过程中，注意不要让锅台直接压迫腹部，保护好胎儿。

4. 早孕反应较重时，不要到厨房去，因油烟和其他气味可使恶心、呕吐现象加重。

## ●孕妈咪洗衣服时应注意的事项

洗衣服是每个家庭必不可少的家务，不过，如果孕妈咪洗衣服的话，应该注意如下几点：

1. 洗衣时尽可能用温水，尤其在冬春季时。

2. 洗衣服时姿势要稳，不宜采取蹲位，以免压迫胎儿，影响其血液循环。

3. 洗衣服时用力不宜过猛，切忌用搓板顶着腹部，以免胎儿受压。

4. 洗衣最好用肥皂，不宜用洗衣粉，尤其在早孕阶段，因为洗衣粉中含有可损害受精卵的化学物质。

5. 晾衣服时动作宜轻柔，将晾衣绳置低一些，避免孕妈咪向上伸腰，不慎造成伤害，发生意外。

# 第18周

## 孕中期的B超检查

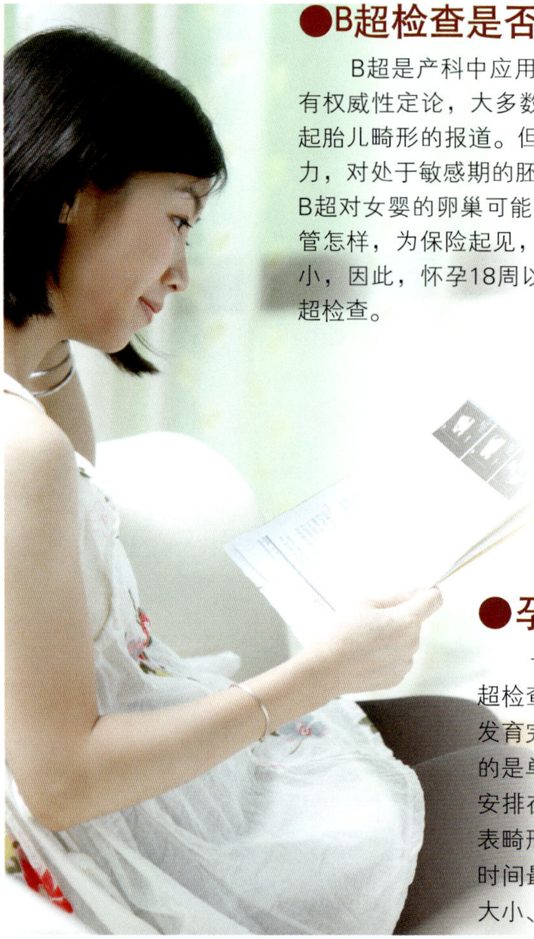

### ●B超检查是否会伤害到胎宝宝

B超是产科中应用最广泛的检查手段，B超对胎儿到底有无伤害，在医学领域中尚没有权威性定论，大多数学者认为B超检查对胎儿没有肯定的伤害，至今尚没有B超检查引起胎儿畸形的报道。但也有少数专家指出，B超是一种高强度脉冲超声波，有很强的穿透力，对处于敏感期的胚胎和胎儿也会产生一定的不良反应。有些国外专家根据实验证明，B超对女婴的卵巢可能有影响，有可能影响将来卵巢所承担的生育和调节月经的功能。不管怎样，为保险起见，孕妈咪做B超检查时间不宜过早。超声波对胎龄越大的胎儿影响越小，因此，怀孕18周以内的孕妈咪最好不要做B超检查，尤其在怀孕早期要尽量避免做B超检查。

### ●B超检查的目的

B超检查是为了查看胎宝宝的生长情况、判断胎宝宝有无先天性缺陷和观察胎宝宝在宫内的安危。对怀孕早期阴道流血者，需做B超检查以确定胚胎是否存活、能否继续妊娠、有无异常妊娠等情况。

### ●孕期B超检查的时间安排

一般情况下，正常的妊娠B超检查次数最好不要超过3次。第一次B超检查时间最好安排在妊娠18～20周，在这一期间，胎儿的各个脏器已发育完全，B超检查可查看到每一个重要的脏器有无异常等，还可确定怀的是单胎还是多胎，对母亲身体的影响也较小。第二次B超检查时间最好安排在孕28～30周，此时做B超的目的是了解胎儿发育情况，是否有体表畸形，还能对胎儿的位置及羊水量作进一步了解。最后一次B超检查的时间最好安排在孕37～40周，此时做B超检查的目的是确定胎位、胎儿大小、胎盘成熟度、有无脐带缠颈等，进行临产前的最后评估。

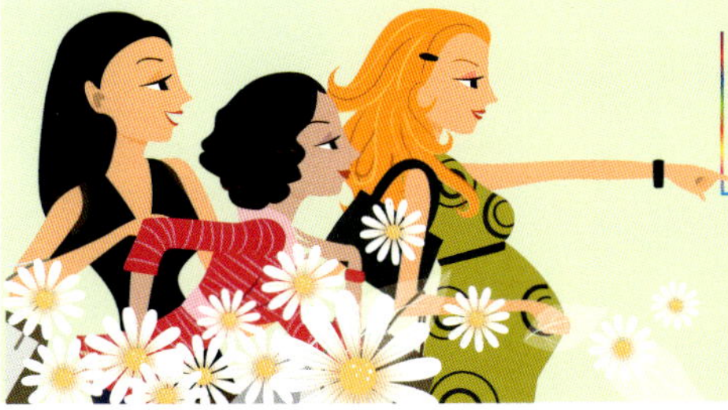

# 双胎妊娠

一般情况下，一次妊娠只怀一个胎儿，但有时一次妊娠会怀上两个或两个以上的胎儿，此时的孕妈咪处于负荷状态，在日常生活中，需要比单胎妊娠的孕妈咪更加注意。

## ●如何尽早发现双胞胎

孕妈咪怀双胞胎或多胎后，母体会处于超负荷状态，同时也有一些特殊变化，那么如何尽早确认双胞胎，使孕妈咪和胎宝宝得到必要的保健呢?

孕妈咪在怀孕后，要随时注意子宫的大小，如发现子宫较一般怀孕妇女的大，尤其是在孕20周，子宫底高度超过正常范围时，要考虑双胎妊娠的可能，应及时去医院检查，如确认是双胎妊娠，应在妊娠28周起，得到系统的护理和采取各方面的保健措施。

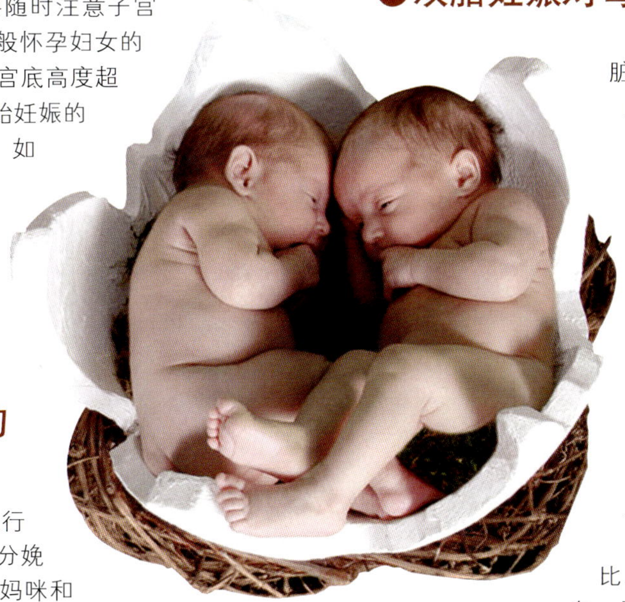

## ●双胎妊娠发现不及时带来的危害

双胎妊娠如不及时进行合理调节，就会在妊娠、分娩和产后的不同阶段，使孕妈咪和胎宝宝或婴儿发生各种异常变化，严重时可导致孕妈咪和胎宝宝死亡，因此应尽早发现双胎妊娠，及时进行必要的保健。

## ●双胎妊娠的分类

双胎妊娠分为双卵双胎和单卵双胎，双卵双胎比单卵双胎更多见。双卵双胎是指同时排出的2个卵子（或2个以上）同时受精，而后在子宫内着床，其特征是有可能是一男一女，胎儿出生后容貌和性格互异，两个胎盘的发育差异不大。单卵受精是指一个受精卵形成两个胎儿，其特征是两人同为男孩或女孩，不会是一男一女，胎儿出生后容貌和性格极为相似，但往后受环境的影响，长时间之后会逐渐产生差异，由于共用一个胎盘，所以容易导致发育上的差异。

## ●双胎妊娠对母体的影响

双胎妊娠时，由于孕妈咪的心脏、肾脏的负担增加，容易感到心跳加快或气喘，所以很早就会出现水肿、蛋白尿等情况，有罹患妊娠中毒症的倾向。同时，也容易造成贫血、静脉瘤、羊水过多症、早产等现象。此外，双胎在分娩时也很困难，容易出现宫缩乏力、产后出血、胎膜早破等。

## ●双胞胎的保健

经检查发现是双胎妊娠后，要注意下列事项。

1. 由于双胎孕妈咪的血容量比单胎者明显增多，极易发生贫血。因此，孕妈咪在妊娠期应尽可能多吃些营养食品，特别是多吃含铁量高的食物，并要根据血红蛋白的情况及时补充铁剂，以预防和治疗贫血。

2. 双胎孕妈咪由于身体负荷重，易发生不适和合并症。因此，更应该定时做产前检查，而且要比一般孕妈咪适当增加检查次数。孕妈咪也要警觉，发现有任何不适应立即求助医生。

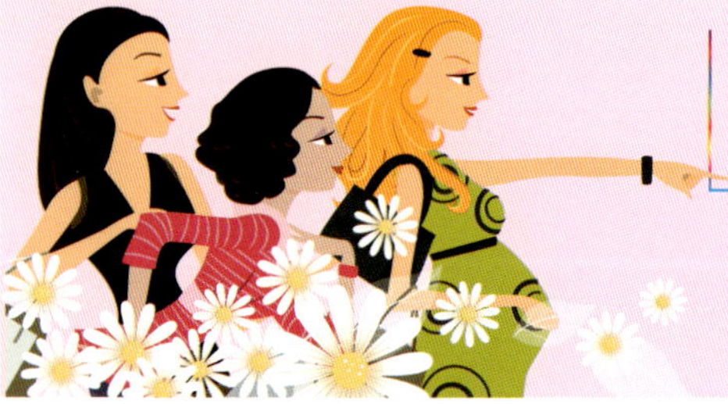

# 孕妈咪宜吃什么

## ●孕妈咪宜吃茭白

茭白别名茭瓜、茭笋、菰笋，是人们普遍喜爱的蔬菜。它含有丰富的蛋白质、碳水化合物、维生素$B_1$、维生素$B_2$、维生素C及钙、磷、铁、锌及粗纤维素等营养成分，有清热利尿、活血通乳等功效。用茭白煎水代茶饮，可防治妊娠水肿。用茭白炒芹菜食用，可防治妊娠高血压及大便秘结。

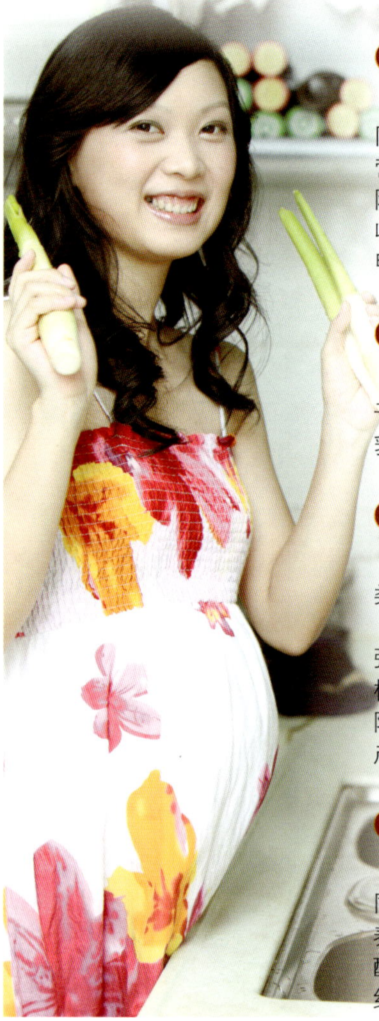

## ●孕妈咪宜吃萝卜

萝卜富含木质素，能够大大增强身体内巨噬细胞的活力，从而吞噬癌细胞。同时，萝卜中含钙、磷、铁、糖化酵素及维生素A、维生素$B_1$、维生素$B_2$、叶酸等营养素，有益于妊娠。白萝卜含维生素C比苹果高6倍。胡萝卜富含维生素A，可以防治夜盲症及胆结石。糖化酵素能够分解食物中的淀粉及脂肪，有利于人体充分吸收。但是要注意，萝卜不宜与水果同食，两者的营养物质相遇，可加强硫氰酸抑制甲状腺的作用。

## ●孕妈咪宜吃樱桃

樱桃味道酸甜，可促进食欲，其营养价值也非常高，含有丰富的铁元素，利于生血，并含有磷、镁、钾，其中维生素A含量比苹果高出4～5倍，是孕妈咪、哺乳中妇女的理想水果。

## ●孕妈咪宜吃菜花

孕妈咪经常吃菜花有利健康。菜花含有丰富的维生素K、蛋白质、脂肪、糖类、维生素A、B族维生素、维生素C及钙、磷、铁等营养素。

菜花除了营养价值高之外，还有很好的药用价值，常吃可防治疾病。它能增强肝脏的解毒能力及提高机体的免疫力，预防感冒，防治坏血病等疾患。用菜花叶榨汁煮沸后加入蜂蜜制成糖浆，能够止血止咳、消炎祛痰、润嗓开音，而且还能预防新生儿颅内出血、皮下出血、上呼吸道感染。孕妇在孕期常吃些菜花，能够预防产后出血及增加母乳中维生素K的含量。

## ●孕妈咪宜吃核桃

核桃的营养价值和药用价值都很高。100克核桃仁可产生2000多焦耳热量，是同等重量粮食所产热量的2倍，每千克核桃仁相当于5千克鸡蛋和9千克鲜牛奶的营养价值。核桃仁中的不饱和脂肪酸含量高，有降低血中胆固醇的作用，其中的亚硝酸还是理想的肌肤美容剂。核桃仁中的磷脂具有增长细胞活力的作用，可提高脑神经功能，增强机体抵抗力，并可促进造血功能和伤口愈合。

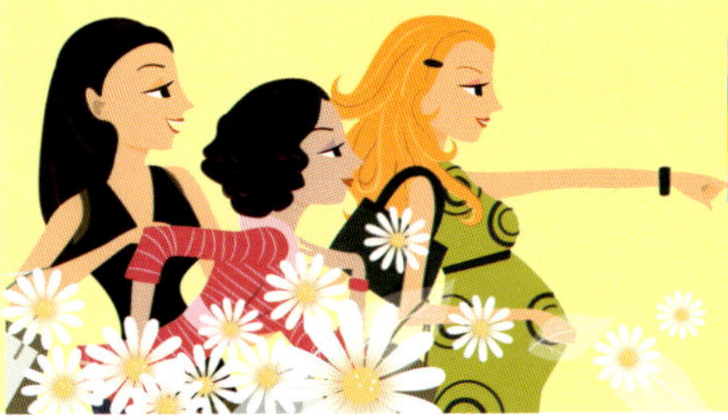

# 孕妈咪家居生活注意事项

## 孕妈咪阑尾炎的防治

孕妈咪一旦有腹部疼痛等可疑症状时，千万不能大意，应及时到医院检查。如果确诊为 阑尾炎，就要马上考虑选择治疗方法。

妊娠期阑尾炎的治疗原则是：一经确诊，为防止炎症扩散，在给予大剂量广谱抗生素的同时，要尽快施行手术治疗。对高度可疑病人，也可行剖腹探查，目的是避免病情迅速发展。一旦并发阑尾穿孔和弥漫性腹膜炎，对母婴均会造成严重后果。阑尾炎手术后3～4天内应给予宫缩抑制药，以防发生流产或早产。若妊娠已近预产期，应先行剖宫产，再行阑尾切除术。

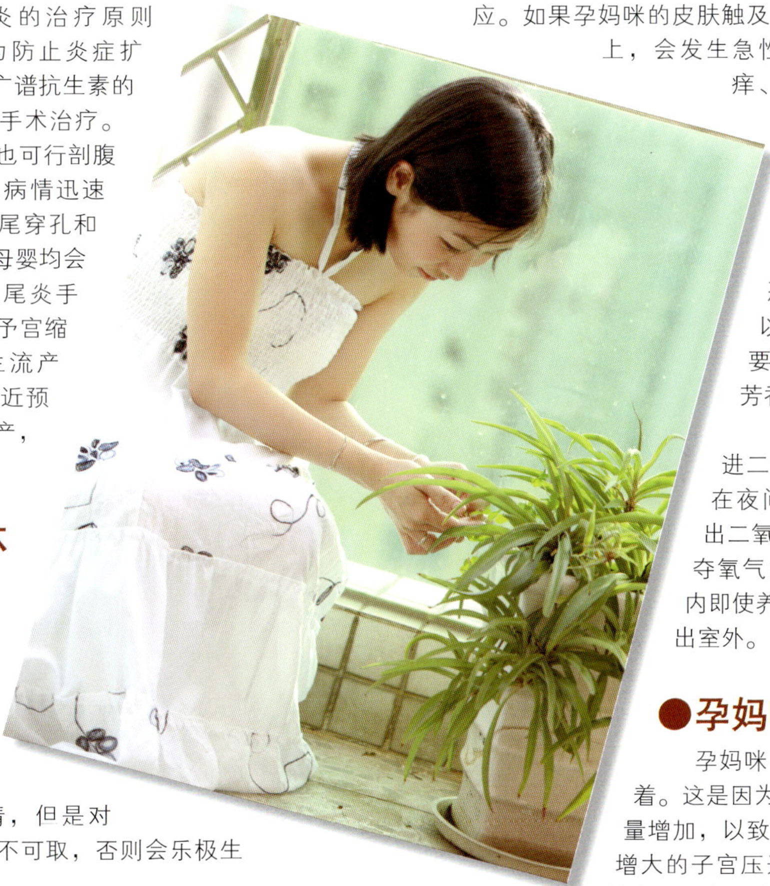

## 孕妈咪不可大笑

俗话说：“笑一笑，十年少。”这是有一定道理的。大笑，对于常人无疑是件开心的事情，但是对于孕妈咪来讲，切不可取，否则会乐极生悲。

怀孕期间的妇女，大笑时会使腹部剧烈抽搐，在妊娠初期容易导致流产，妊娠晚期会诱发早产。因此孕妈咪要加倍注意和格外小心，切不可大笑。

## 孕妈咪居室不宜摆放过多花草

孕妈咪的卧室里摆放的花草不宜过多，因为有些花草会引起孕妈咪和胎宝宝的不良反应。如万年青、五彩球、洋绣球、仙人掌、报春花等接触后容易引起过敏反应。如果孕妈咪的皮肤触及它们，或其汁液沾到皮肤上，会发生急性皮肤过敏反应，出现痛痒、皮肤黏膜水肿等症状。

还有一些具有浓郁香气的花草，如茉莉花、水仙、木兰、丁香等会引起孕妈咪嗅觉不灵、食欲不振，甚至出现头痛、恶心、呕吐等症状。所以，孕妈咪的卧室最好不要摆放过多的花草，特别是芳香馥郁的盆花。

此外，花草在阳光下吸进二氧化碳，释放氧气，可是在夜间花草则是吸进氧气，放出二氧化碳，出现在夜间与人争夺氧气的现象。因此，孕妈咪室内即使养了少量花草，夜间也要搬出室外。

## 孕妈咪不宜久坐久站

孕妈咪不宜长时间站立或一直坐着。这是因为妊娠时子宫和卵巢的血容量增加，以致下肢静脉回流受到影响，增大的子宫压迫盆腔内静脉，阻碍下肢静脉的血液回流，如果孕妈咪久坐久站，势必加重阻碍下肢静脉的血液回流，使静脉曲张更为严重。只要孕妈咪注意平时不要久坐久站，也不要负重，就可避免下肢静脉曲张。

# 第19周

## 孕妈咪保健须知

### 孕妈咪腹泻要及时治疗

如果妇女妊娠后每日大便次数增多，便稀并伴有肠鸣或腹痛，这就是发生了腹泻。腹泻对孕妈咪不利，腹泻常见的原因有肠道感染、食物中毒性肠炎和单纯性腹泻等。对于轻度单纯性腹泻，一般服用止泻药即可治愈，对孕妈咪不会造成多大损害。因肠道炎症引起的腹泻，大便次数明显增多，容易引发子宫收缩，引起流产；细菌性痢疾感染严重时，细菌内毒素还可波及胎儿，导致胎儿死亡。因此，孕妈咪一旦发生了腹泻，应尽快查明原因，进行妥善、及时治疗。

### 怀孕后得了乙肝怎么办

孕妈咪若在妊娠早期得了乙肝，不仅会加重妊娠反应，还会增加早产几率；若在妊娠晚期得了乙肝，则容易导致流产、死胎，即使胎儿能顺利出生，也容易引起产后出血和感染，而且新生儿的死亡率也比正常产妇所生的婴儿要高。

对怀孕后得了乙肝的孕妈咪，在一般情况下是可以继续妊娠的，只要积极配合医生的治疗是可以育出一个正常宝宝的。治疗期间，孕妈咪不仅可以服用大量的能量合剂和维生素来保护肝脏，还可以采用中药治疗。如果是病情比较严重的患者则可以先做短期支持疗法，然后施行人流来终止妊娠，以免加重肝脏负担。

### 发生羊水栓塞的原因

羊水栓塞是指在分娩过程中羊水进入血液循环中，引起肺栓塞、休克和弥散性血管内凝血所致的出血等一系列严重症状的综合征。

1. 羊水栓塞可见于宫缩过强甚至成强直性宫缩者，亦可由于缩宫素应用不当引起。

2. 凡能引起子宫血管开放的因素，均有可能导致羊水栓塞症，如宫颈裂伤、子宫破裂、剖宫产、前置胎盘、胎盘早剥、大月份流产钳刮术等。

3. 死胎不下可增加羊水栓塞的发病率，这是由于羊膜强度减弱而其渗透性显著增加所致。

4. 巨大儿、滞产及过期妊娠等也较易诱发羊水栓塞症，这与产程较长、难产较多、羊水浑浊、刺激性强有一定关系。

### 羊水栓塞的预防

1. 平时多注意羊水栓塞的诱发因素，提高警惕，争取做到早期发现与及时处理。孕期达5个月后可自己感觉到胎动，如果孕期已超过5个月，还未感到胎动，应立即去医院检查，看是否有胎儿宫内窒息的现象。

2. 认真做好产前检查，记好预产期，尽量避免过期妊娠。胎儿到了预产期已成熟，且其代谢产物是直接排入羊水中，胎儿在宫内停留的时间越长，羊水内的代谢产物就越多。孕妇在分娩过程中出血较多，羊水内容物可顺着这些血管的破口处进入母体的血液循环，导致羊水栓塞的发生。

3. 孕期较长的产妇要尽量避免做大月份钳刮术，如实在需要做钳刮术时，应当先破膜，待羊水流尽后钳刮，钳刮前尽量不用宫缩剂。

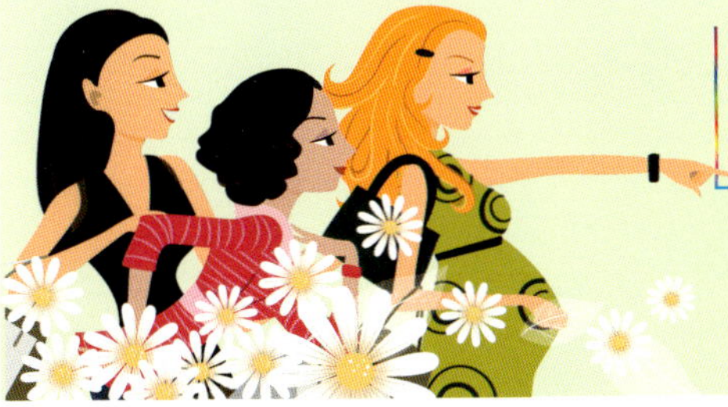

# 孕妈咪看电视须知

## ●看电视对胎儿的影响

妻子怀孕后，做丈夫的大多会主动承担许多家务劳动，妻子回到家里，无事可做，多数时间便待在电视机前看电视，以消磨时间。其实这种做法对胎儿是很不利的。有人对长期在电视机前工作的工人做过调查，发现他们的健康状况比一般人要差。其中孕妈咪有90%会出现不良反应，容易导致流产和早产，及出现胎儿发育不良等情况。

这是因为电视机在工作时，显像管会连续不断地向荧光屏发射高速电子流，同时也会发出肉眼看不见的X射线，虽然这种X射线是很微弱的，但长期接触其危害也不可小视。荧光屏还能产生波长小于400微米的紫外线，由此产生臭氧，当室内臭氧浓度达到1%时，可导致咽喉干燥、咳嗽、胸闷、脉搏加快等，就会影响孕妈咪和胎儿的健康。另外，看电视久坐会影响下肢血液循环，加重下肢水肿，更易导致下肢静脉曲张，电视中的紧张情节和惊险场面，对孕妈咪来说，可以称为劣性刺激，有碍优生，而且看电视睡得过晚，会妨碍孕妈咪的睡眠和休息，这一切对孕妈咪和胎儿都不利。

## ●看电视时应注意的事项

1. 孕妈咪每次看电视的时间不宜超过2个小时，中途要稍稍休息几分钟。

2. 看电视时应尽量远离电视，离开的距离应大于5个屏幕的对角线（即电视机的英寸数）。

3. 不要看一些紧张、惊险的动作片，应主要以娱乐消遣为主，以免影响孕妈咪的情绪。

4. 看电视时要开启门窗，保持空气流通，并且严禁周围有吸烟者，以免使孕妈咪被动吸烟，看过电视后，不要忘记洗脸。

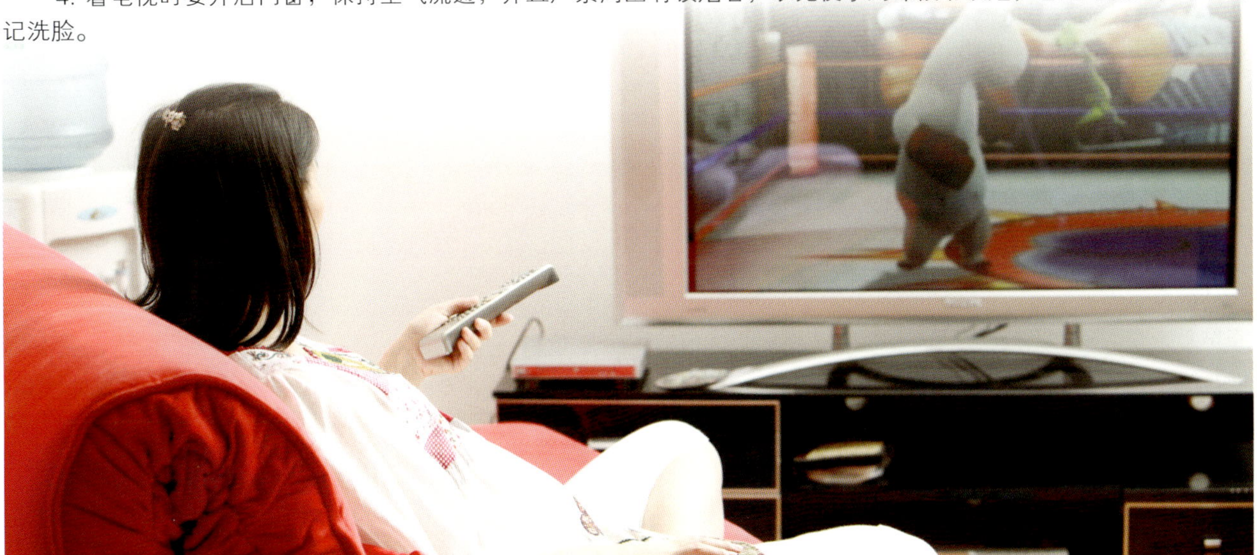

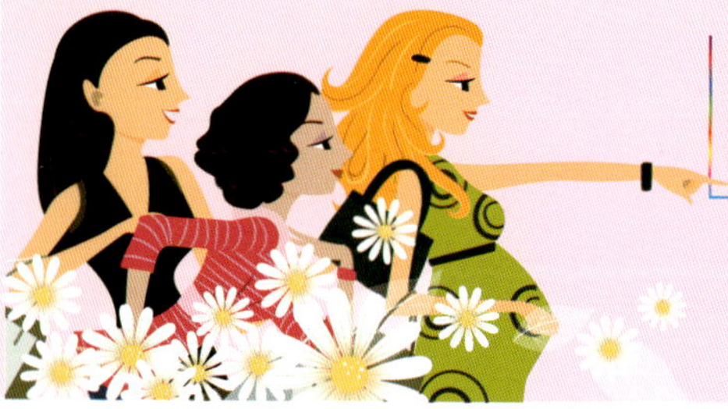

# 胎教讲堂

## ●运动胎教

我们知道，散步是孕妈咪最好的运动方式，在散步的同时，还可以进行对话胎教和爱抚胎教。散步的时候，孕妈咪不时给胎儿讲有趣的故事或周围环境的变化等，可使胎儿从母体中就能了解外面的世界。母亲以平和的心态走在林阴小路上，可以对子宫产生规律性的按摩。研究发现，胎儿的大脑和皮肤有着密切的联系，因此刺激胎儿的皮肤也可以促进胎儿大脑的发育，刺激胎儿皮肤最好的方法便是有规律地抚摸子宫，所以孕妈咪也要经常抚摸肚子。

## ●游戏胎教

从这个月起，可以开始同胎儿玩“踢肚游戏”了。 当发现胎儿踢肚子时，孕妈咪轻轻拍打几下被踢部位，一两分钟后，胎儿会在拍打部位再踢。此时孕妈咪可以改变部位，在另一处轻轻拍打腹部几下，注意改变的部位离上一次被踢部位不要太远。一两分钟后，胎儿也会跟着踢改变后的部位。这样的游戏每天进行2次，每次数分钟，这有助于孩子出生后站、走的发展，使孩子身体灵敏、健壮。

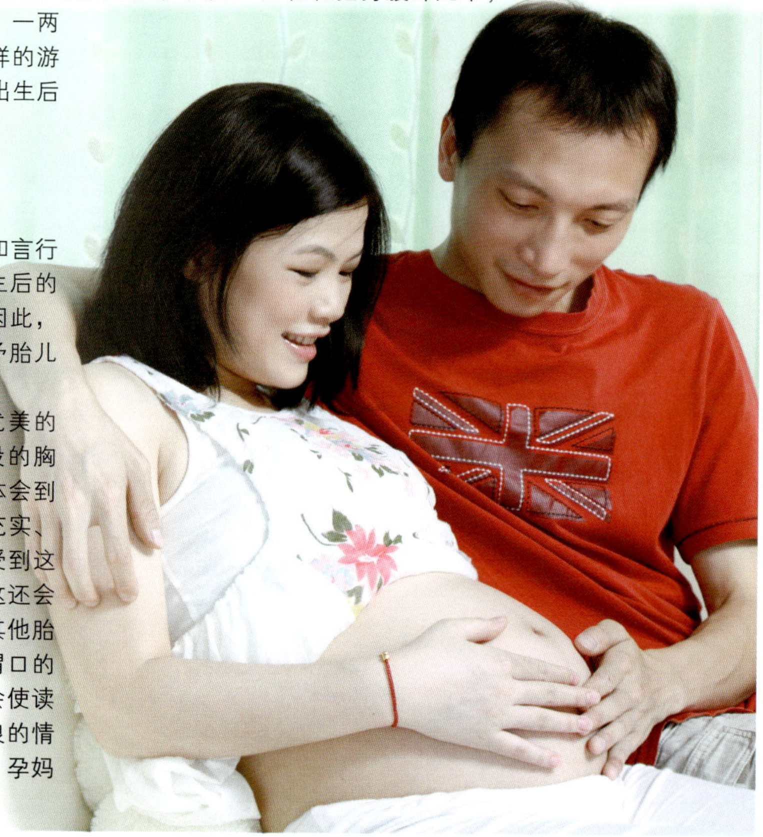

## ●修养胎教

胎儿在母体内是可以感受到母亲的举动和言行的，母亲的言行举止可以直接影响到胎儿出生后的性格、习惯、道德水平、智力等各个方面。因此，孕妈咪应提高自己在各方面的修养，以便给予胎儿良好的胎教。

修养胎教最好的方法是读书，读一些优美的文章，孕妈咪从中可以感受到大自然母亲般的胸怀，从书中对人世间一切美好事物的描写中体会到世界的温馨。这不仅可以使孕妈咪本身得以充实、丰富，同时也熏陶了腹中的宝宝，让他也感受到这诗一般的语言、童话一样美的仙境。而且，这还会刺激胎儿快速地生长，使其大脑的发育优于其他胎儿。孕妈咪读书要注意，那些单纯为了吊人胃口的庸俗小报，惊险离奇的凶杀、武侠读物等，会使读者心理感到压抑、紧张、卑劣，处于一种不良的情绪，对于胎儿的身心发育也极为不利，因此，孕妈咪在读书时要有所选择。

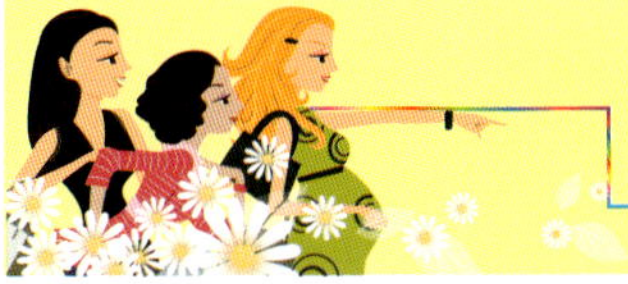

# 坐骨神经痛

## ●发生坐骨神经痛的原因

在妊娠期间，大多数孕妈咪会出现坐骨神经痛症状，主要是腰腿痛，这是因为腰椎间盘突出引起的。怀孕后内分泌的改变使关节韧带变得松弛，从而为胎儿娩出做准备，但腰部关节韧带或筋膜松弛，稳定性就会减弱。另外，怀孕时增大的子宫向前突出，体重的增加也加重了腰椎的负担，为了保持身体平衡，孕妈咪的肩、胸微后仰，若发生腰肌劳损和扭伤，就很有可能导致腰椎间盘突出，往往压迫坐骨神经起始部位，引起水肿、充血等病理改变。

X线拍片或CT检查是诊断腰椎间盘突出的好方法，但孕妈咪却不宜采用，以免影响胎儿发育，所以诊断只能靠临床表现。

## ●如何减轻坐骨神经痛

很多治疗腰椎肩盘突出的方法都不适用于孕妈咪，如活血化淤的中成药或膏药会影响胎儿，佩戴腰围会限制腹中胎儿活动，不利于胎儿发育等等。孕妈咪可以采取以下措施来减轻坐骨神经痛：

1. 孕妈咪应注意不能劳累，要睡硬板床，休息时在膝关节下方垫上枕头，使髋关节、膝关节屈曲，以减少腰部后伸，使腰背肌肉、韧带、筋膜得到充分休息。

2. 当孕妈咪发生疼痛时，可以用热水袋、热毛巾等来进行热敷。

3. 不要站立或坐太久，坐时可以将靠垫垫在腰部、背部或颈后位置，每工作1小时就应当活动活动，休息10分钟。

4. 每个星期可以在家练习几次瑜伽，还可以在家做做按摩操。

此外，为了减少分娩时的痛苦和困难，可选择剖宫产。分娩后，腰椎间盘突出常能缓解，如不缓解，可以采取常规的治疗方法。

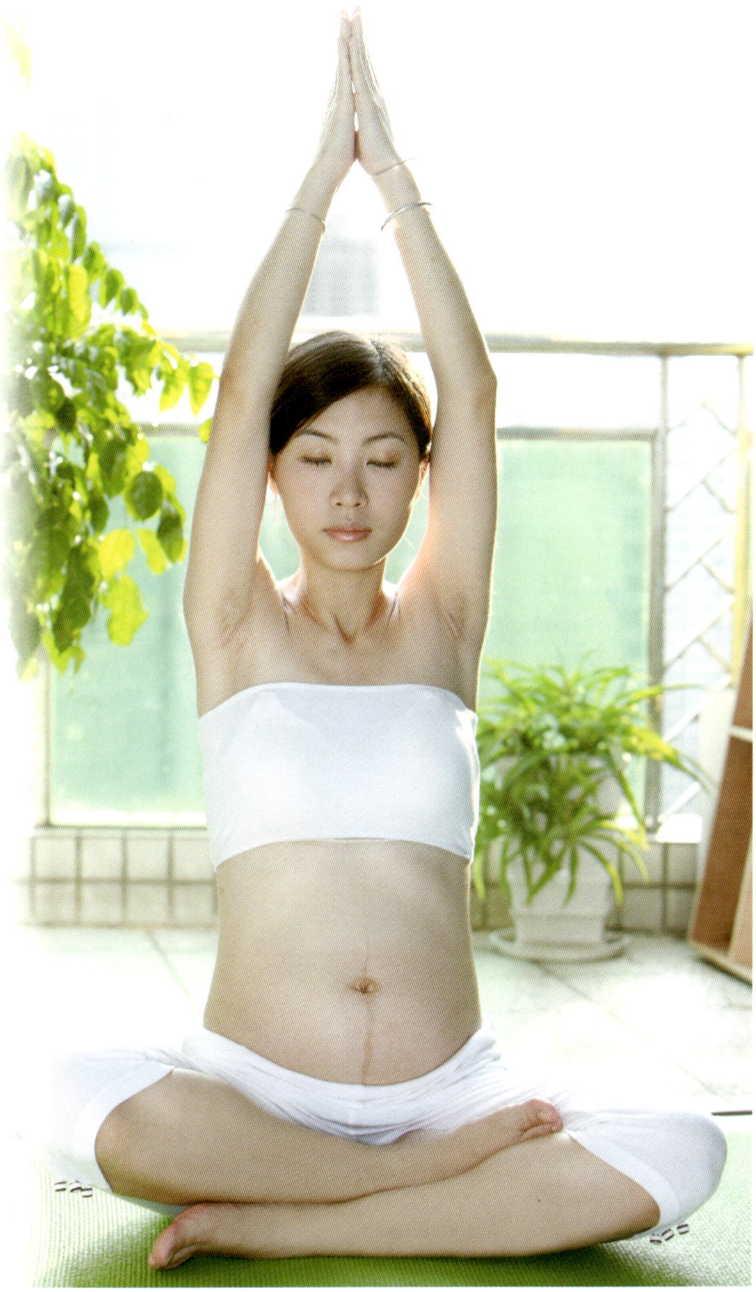

# 第20周

## 孕妈咪的伸展运动

### ●伸展运动的好处

伸展运动是锻炼开始和结束的重要组成部分。它能够帮助孕妇缓解某些常见的妊娠不适，如腿脚抽筋等。但是，在做伸展活动之前，先要柔和地活动肢体。

### ●腰部的伸展

两脚分开与肩同宽，膝部微屈，左手卡腰，向上伸右臂至头顶上方，身体向左弯，幅度超过左肘关节，保持一段时间，直到感到有牵拉感为止，然后复原。再换右侧做同样动作，并反复几次。

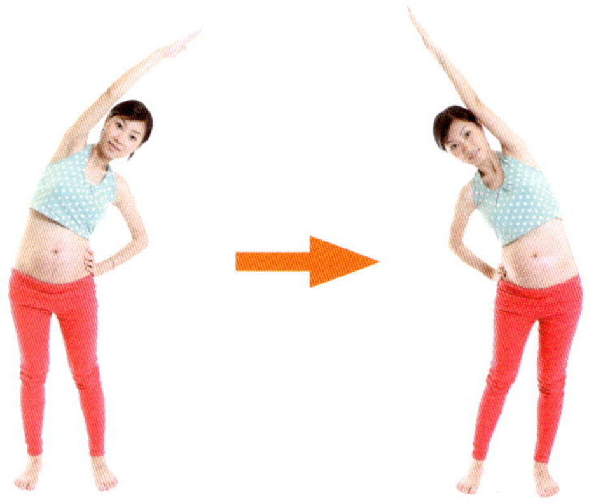

### ●上臂的伸展

两脚分开与肩同宽，收腹，向上伸右臂，后屈右肘关节，手指伸达两肩胛骨之间。左手放在右肘关节上，轻轻向后拉右肘。坚持一段时间，直到右侧背部感到有牵拉感为止。然后复原，再用左臂重复进行同样的动作。

### ●胸部的伸展

坐在地板上，两腿轻松交叉，手放在肩部，使腹部肌肉拉紧，脊柱伸展，两肘关节向后拽，两肩胛骨向中线靠拢。坚持一段时间，直到胸部有牵拉感为止。如果需要，可反复进行。

### ●小腿的伸展

两脚稍微分开，右脚后退一步，左膝稍弯曲，上身稍微向前倾斜，直到右腿肚有牵拉感，然后复原。如果腿肚牵拉感不明显，则向后移动一下右脚。再换左脚，反复进行。

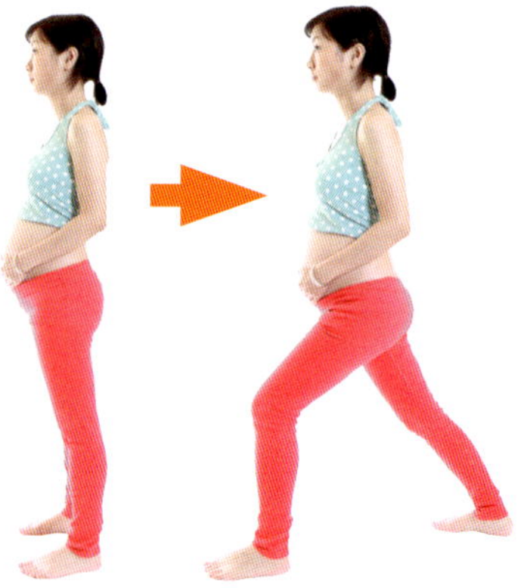

### ●腿部的伸展

坐在地板上，双腿前伸，把右脚放在左膝上。轻轻屈左膝，向躯体侧滑动右脚，保持腹部肌肉拉紧。保持一段时间，直到右大腿和右侧臂部感到有牵拉感为止。然后复原，再用另一侧重复进行。

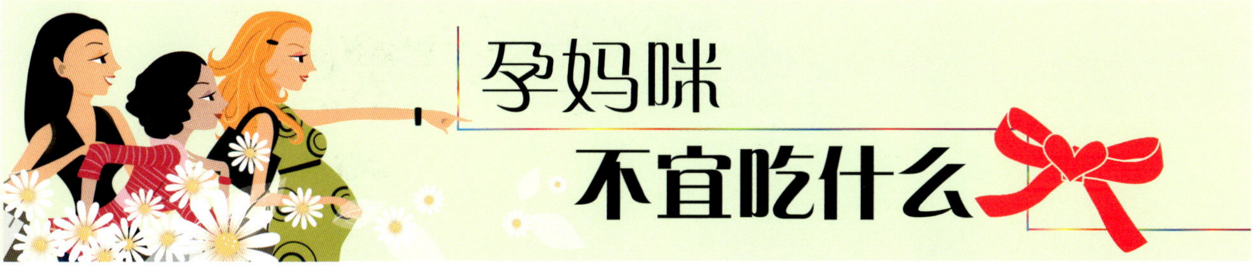


# 孕妈咪不宜吃什么

## ●孕妈咪不宜多吃菠菜

说起少吃菠菜可能人们会有些诧异，菠菜富含铁质，可以补血，又富含大量的维生素C等多种营养，孕期本应该多吃，为什么要少吃呢?

研究表明，菠菜里虽然含有铁，但并不是特别多，却含有大量的草酸，而草酸对锌、钙等微量元素有着不可低估的破坏作用。钙和锌是人体不可缺少的矿物质，如果被草酸大量破坏，就会使孕妈咪体内缺钙缺锌，从而导致孕妈咪食欲下降、味觉下降。所以，孕妈咪过多食用菠菜对胎儿发育无疑是不利的。可将菠菜入沸水中炒烫后再如常法烹饪，这样可去除一部分草酸。

## ●孕妈咪要少吃山楂食品

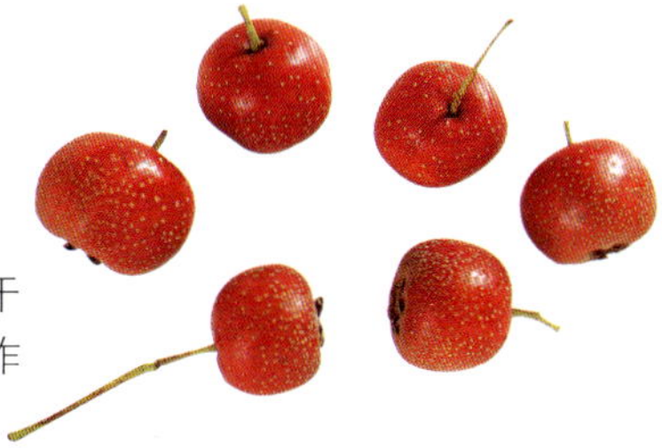

众所周知，山楂是一种天然植物，食用后有开胃消食的作用，甜酸可口，大多数人都爱吃。无论从生理需要还是营养学的角度来看，孕妈咪在妊娠期喜吃酸味食物是有一定科学道理的。但是，千万要注意，就山楂来说，无论是鲜果还是干片，虽然酸甜可口，但孕妈咪不宜多吃。现已证明，山楂对孕妈咪的子宫有兴奋作用，可促使子宫收缩，倘若孕妈咪过量食用山楂食品，就有可能刺激子宫收缩，甚至导致流产。尤其是过去有过自然流产史或是怀孕后有先兆流产症状的孕妈咪，更要格外注意，不要食用山楂食品。

孕妈咪喜酸应选择诸如西红柿、杨梅、樱桃、橘子、甜橙、葡萄、青苹果等新鲜蔬菜水果，它们不仅酸味浓郁，而且营养丰富。

## ●孕妈咪不宜多食苦瓜

苦瓜的营养极其丰富，既有预防和治疗脚气病，维持心脏正常功能，促进乳汁分泌和增进食欲等功能，又有降低血糖的作用。中医学认为，苦瓜具有清热消暑、养血益气、补肾健脾、滋肝明目的功效，但是，苦瓜性寒，脾胃虚寒者不宜多食。此外，苦瓜内含有奎宁，奎宁会刺激子宫收缩，容易引起流产，所以孕妈咪不宜多吃苦瓜。虽然奎宁在苦瓜中的含量很少，孕妈咪适量吃点并无大碍，但是，为了保险起见，孕妈咪还是少吃苦瓜为妙。

## ●孕妈咪不可多食甘蔗

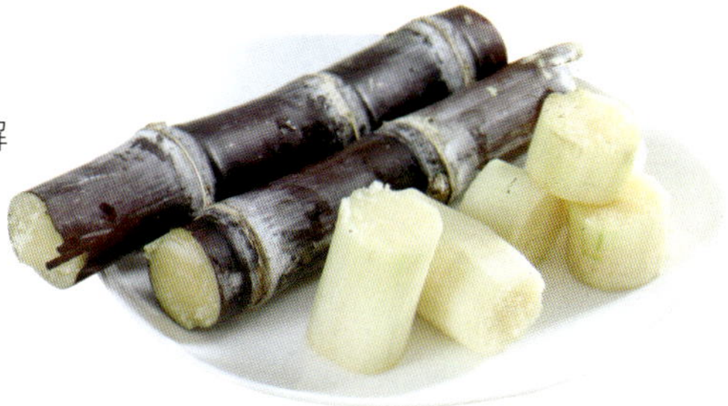

孕妈咪不可多食甘蔗。因为甘蔗中含有大量蔗糖，在体内消化分解后，会使人体内糖浓度增高，当血糖超过正常限度时，则会使体内的酸性代谢产物过多，使孕妈咪血液变成酸性，容易导致胎儿发生畸形，即使娩出后婴儿正常，但也有可能在成年后诱发糖尿病。

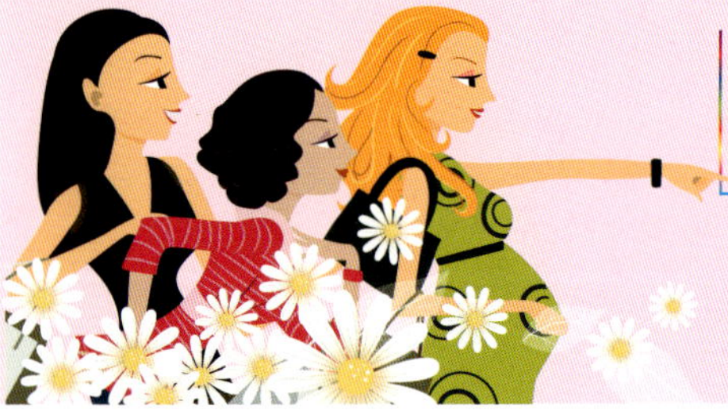

# 孕妈咪居住环境有讲究

孕妈咪的居住环境应该保证安静舒适、清洁卫生，有良好通风设施的以及清新的空气，这些有助于孕妈咪轻松悠闲地度过孕期。

## ●整洁通风的房屋

居室不要求豪华漂亮，但必须要有良好的通风设施，室内应整齐清洁、舒适安静。另外，孕妈咪要避免住新装修的居室，因为居室装修后所散发的气味会严重影响孕妈咪和胎宝宝的健康。

## ●居室的空间

居室的空间不一定很大，重要的是要装饰得温馨舒适，让孕妈咪身处其间，始终都能保持轻松愉快的心情。

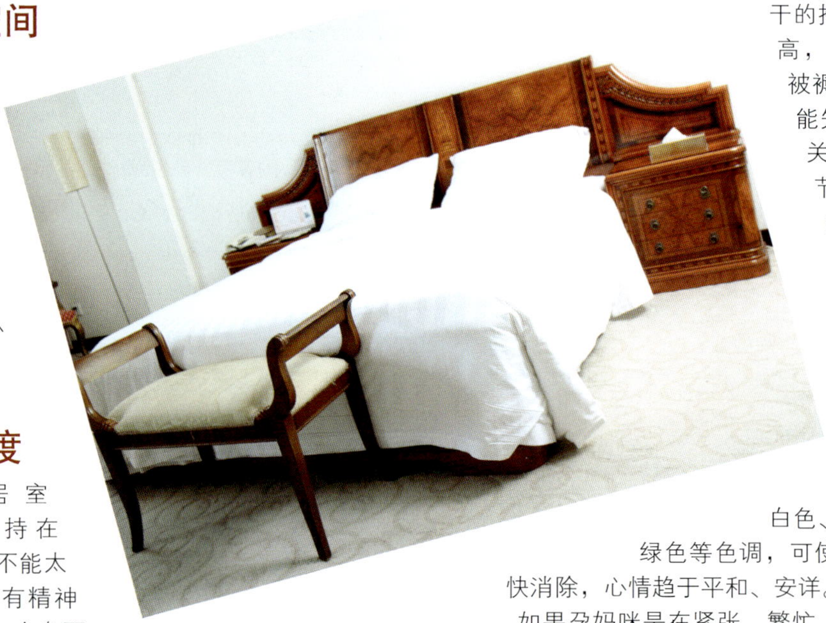

## ●适宜的温度

孕妈咪居室的室温最好保持在20～22℃，温度不能太高，否则会使人有精神不振、头昏脑涨、全身不适的感觉。温度也不能太低，否则会影响人的正常生活。

夏天室温高，可开窗通风，亦可使用电风扇，但不能过凉或对着电风扇直吹，以免患感冒或生病。冬天以暖气取暖调节室温，若以煤炉取暖，应防止发生一氧化碳中毒，因一氧化碳中毒而造成的缺氧对母儿有害。即使在冬天，也不要忘记定时开窗使空气流通。

## ●适宜的湿度

居室最好的空气湿度以50%为宜，若相对湿度太低，会使人觉得口干舌燥、喉痛、流鼻血等。调节的方法有在暖气上放水槽，室内摆水盆，或往地上喷洒水、用半干的拖把拖地等。若湿度太高，则室内潮湿，衣服、被褥发潮，会引起消化功能失调、食欲降低、肢体关节酸痛、水肿等。调节办法是移去室内潮湿的东西，或打开门窗通风换气，以散发潮湿的空气。

## ●居室的色彩

居室的色彩搭配应以温和清新为主，可采用乳白色、淡蓝色、淡紫色、淡绿色等色调，可使孕妈咪内心的烦闷很快消除，心情趋于平和、安详。

如果孕妈咪是在紧张、繁忙、技术要求高的环境中工作，家中不妨用粉红色、橘黄色、黄褐色进行布置。因为这些颜色都会给人一种健康、活泼、鲜艳、悦目、希望的感觉，可使孕妈咪神经得到松弛，体力得到恢复，有利于胎儿大脑的发育。

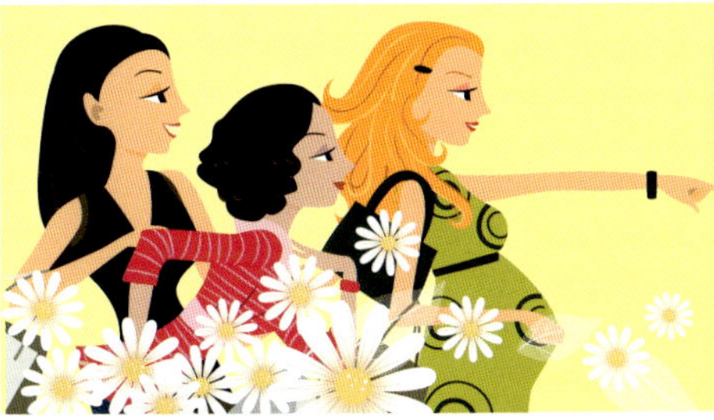

# 妊娠纹的应对法

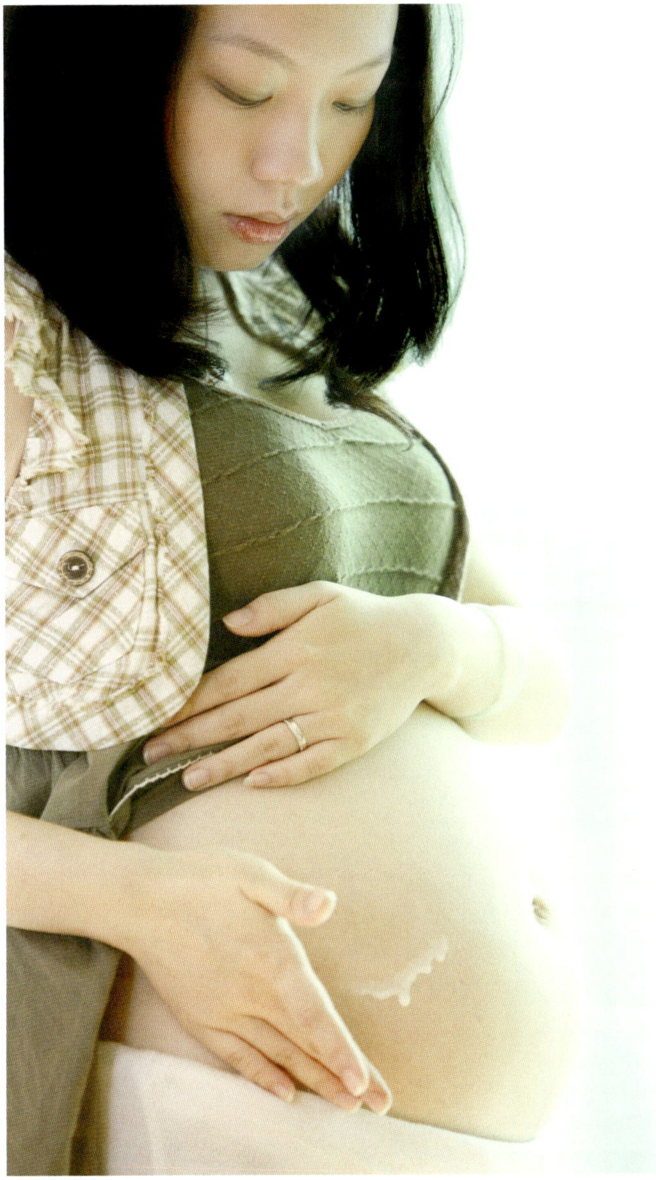

## ●什么是妊娠纹

许多孕妈咪在怀孕5个月以后，在大腿内侧、腹部及乳晕周围的皮肤上会出现淡红色或紫红色的稍凹陷条纹，或有轻度瘙痒感，这就是“妊娠纹”。这种妊娠纹中间宽、两端细，可以平行或融合，局部光滑但稍凹陷，产后再转为银白色，形成凹陷疤痕。妊娠纹一旦产生，将会终身存在。

## ●形成妊娠纹的原因

形成妊娠纹的原因主要有两个：一是怀孕时，肾上腺分泌的类皮质醇（一种激素）数量会增加，使皮肤的表皮细胞和纤维母细胞活性降低，以致真皮中细小的纤维出现断裂，从而产生妊娠纹；二是怀孕中后期，子宫逐渐增大，凸出于盆腔，向腹腔发展，腹部开始膨隆，或是孕妈咪体重短时间内增加太快，肚皮来不及撑开，都会造成皮肤真皮内的纤维断裂，腹直肌腱也发生了不同程度的分离，从而产生妊娠纹。

## ●预防妊娠纹的方法

1. 孕妈咪在孕前就应注意身体运动，特别是腹部的锻炼，如仰卧起坐、俯卧撑等。女性经常做这种锻炼，大多在孕期不会出现妊娠纹，即使有也较轻微。

2. 孕妈咪刚出现妊娠纹时，可在妊娠纹部位涂抹妊娠纹美容护肤品，不仅能帮助皮肤恢复弹性，而且这类产品的主要成分是油脂，不会对孕妈咪和胎儿有不好的影响。但要注意必须购买正规厂家专为孕妈咪设计的产品，只有这种用品才会充分考虑到孕妈咪的安全。

3. 孕妈咪要远离甜食和油炸食品，应摄取均衡的营养，以便改善皮肤的肤质。

4. 要控制体重的增长，一般情况下，孕妈咪整个孕程体重增长应控制在11～14千克，每个月增加的体重不宜超过2千克。

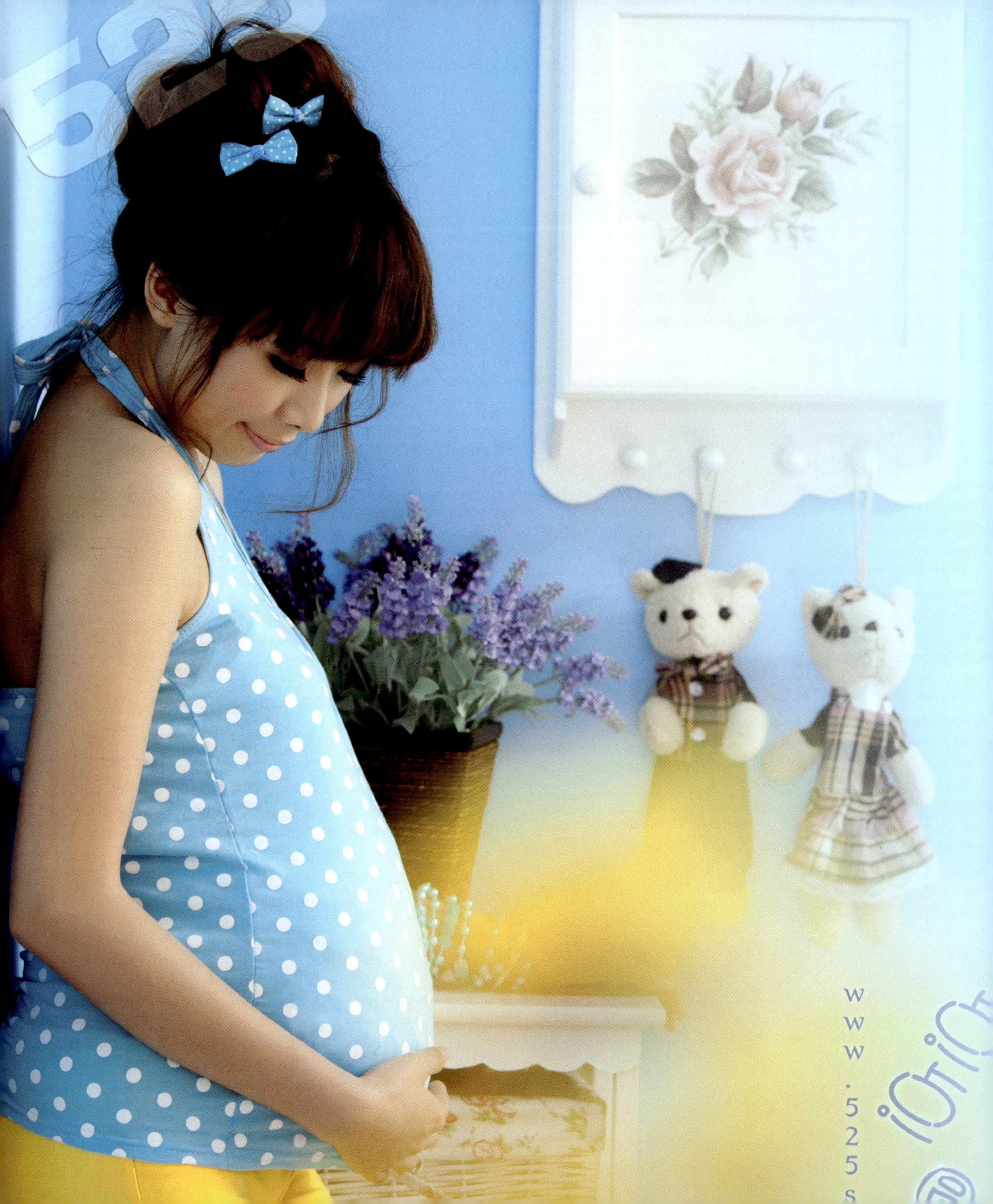

# 第六章

# 妊娠第6个月

## ——做个快乐的大肚婆

### □胎宝宝的成长

妊娠6个月时，胎儿身长约30厘米，体重600～700克。身体逐渐匀称，骨骼也相当的结实，还可以清楚地看到胎儿浓浓的头发、眉毛、睫毛等。皮下脂肪的沉着进展不大，因此还很瘦，全身都是皱纹，皮肤呈黄色。胃肠会吸收羊水，肾脏排泄尿液。

从这时起，在皮肤的表面开始附着胎脂。胎脂是从皮脂腺分泌出的皮脂和剥落的皮肤上皮的混合物，胎脂的用途是给胎儿的皮肤提供营养、保护皮肤，这个作用一直持续到分娩；同时在分娩时起润滑作用，使胎儿能顺利通过产道。

### □孕妈咪身体的变化

此时孕妈咪子宫底高度为18～20厘米，肚子越来越凸出，接近典型孕妈咪的体形，体重急剧增加。由于长大了的子宫压迫各个部位，使下半身的血液循环不畅，为此下半身容易疲劳，而且疲劳很难解除，有时有背肌、腰部疼痛。

乳房不但外形饱满，而且用力挤压时会有稀薄的淡黄色乳汁（初乳）流出。此时，几乎所有的孕妈咪都能清晰地感觉到胎动。还有，由于钙质等成分被胎儿大量摄取，有时会牙痛或患口腔炎。

# 第21周

## 孕妈咪的饮食

### 孕6月的饮食原则

这个月胎儿发育已趋向成熟，骨骼的发育需从母体摄入大量的钙质，因此孕妈咪的食谱应安排富含钙质的高能量饮食，还要适量增加铁质，如硫酸亚铁、富马酸铁、维生素C、钙片等都可服食。同时也要做到饮食有规律，即三餐要定时、定量、定点。最佳的吃饭时间应为早餐7～8点，午餐12点，晚餐6～7点，吃饭时间以30～60分钟为宜，进食时，心情要愉快，态度要从容，要注意尽量不受外界干扰。此外，这段时期孕妈咪容易便秘，应该常吃富含纤维素的蔬菜水果，牛奶是一种有利排便的饮品，应多饮用。便秘严重时，最好请教医生如何改善。

**一日营养食谱**

| | 早餐 | 午餐 | 晚餐 |
|---|---|---|---|
| 主食 | 排骨面2小碗，或排骨包3个（量均在150g左右），牛奶250ml。 | 米饭2小碗，或小花卷2～3个（量约200g）。 | 米饭2小碗，或豆沙枣泥包3个（量约150g）。 |
| 副食 | 虾仁菠菜（炝、炒皆可），酱牛肉或其他酱瘦肉100g。水果可选苹果2个（约200g）。 | 叉烧肉100g，清炒虾仁（鲜虾仁150g、黄瓜丁100g），丝瓜炒火腿（丝瓜200g、火腿50g），黄豆鲫鱼汤2小碗。下午水果可选甜柚100g。 | 木耳炒肉（猪瘦肉100g、水发木耳300g），青椒炒猪肚（猪肚100g、青椒100g），猪骨萝卜汤2小碗。水果品种可根据自己的口味选择，约200g。 |

### 孕妈咪不宜过分滋补

看到孕妈咪，周围的人总是不忘提醒要多吃补品。不过，母体补得过多会造成营养过剩，如果活动得太少，反而会造成分娩困难。营养专家指出，孕妈咪食物应多种多样，均衡营养。如果孕妈咪吃得太多、太好，而运动又太少，就会造成摄入和消耗不均衡，导致超重。孕妈咪超重带来的后果是不可轻视的，不仅在孕期容易导致孕妈咪并发症，不利于胎儿成长，在分娩时也会有困难，产后也难以恢复体形，而且还会引发妊娠期糖尿病、妊娠高血压疾病等。超重的孕妈咪应及时咨询营养医生，调整饮食结构，合理调配营养。

大多数孕妈咪都是健康的，她们只需在医生的指导下补充所需的食物和营养即可。而对那些身体欠佳的孕妈咪来说，也不要盲目乱补，应在医生指导下缺什么补什么。

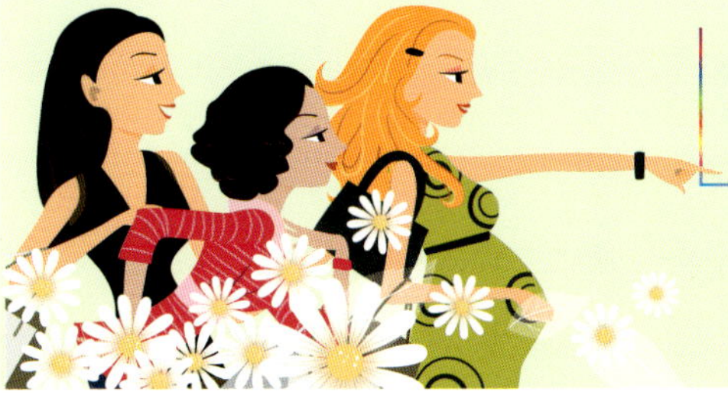

# 健康的生活方式

## ●孕妈咪不要洗热水浴

女性从这个月起不要再洗热水浴（指水温超过42℃）。在怀孕的最初几周内，胎儿处于发育中的中枢神经系统，特别容易受到“热”的伤害。若洗热水浴或进行蒸浴都可妨碍胎儿的大脑细胞生长。

据调查，凡妊娠早期（2个月内）进行热水浴或蒸浴者，所生婴儿的神经管缺陷（如无脑儿、脊柱裂）的概率比未进行热水浴或蒸浴者大约高3倍。此时孕妈咪应该洗温水浴（水温在35℃左右）为宜。

## ●孕妈咪忌服用安眠药

安眠药对胎宝宝有极为不良的影响。孕妈咪若是服用安眠药，药物就会通过胎盘，被胎儿直接吸收，而胎儿对此类药物尚未具有抵抗力，这样不但会抑制胎儿的呼吸机能，引起肝功能障碍，同时还会使血液中的红细胞增多，引起黄疸症。孕妈咪如果在怀孕初期服用安眠药的话，会引起胎儿先天性异常，并使胎儿的脑细胞新陈代谢机能失常。

因此，为了让胎宝宝健康地成长，孕妈咪千万不要服用安眠药。如果有失眠现象发生，最好采取适当休息、加强锻炼、增强营养、调节生活规律等方法来解决，从根本上增强体质。

## ●孕妈咪不宜喝咖啡

咖啡中含有咖啡因，能破坏维生素，导致维生素$B_1$缺乏症，表现为烦躁、易疲劳、食欲不振及便秘，严重的可发生多发性神经炎、心脏扩大、心跳减慢、肌肉萎缩或水肿等症状。如果长期不适当地饮用咖啡，则会引起神经中枢兴奋，表现为不安和失眠。其次咖啡因易引起不孕，有研究资料表明，摄入中等量的咖啡因，有降低妇女生育能力的可能性。

孕妈咪喝咖啡则会影响胎儿健康，可导致胎儿损伤或流产，产下的婴儿不如正常婴儿健壮，也不如正常婴儿活泼。

因此，孕妈咪在妊娠期间最好不喝咖啡和其他含有咖啡因的饮料，若感到疲倦，可以到室外进行活动，做一做孕妈咪体操，这样也有提神的作用。

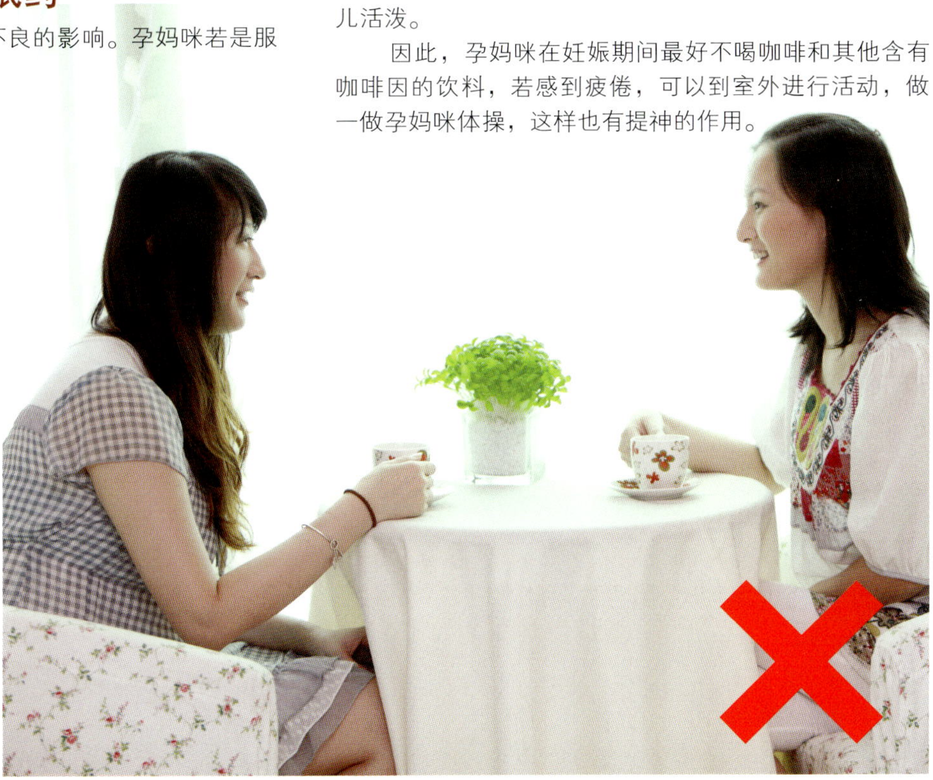

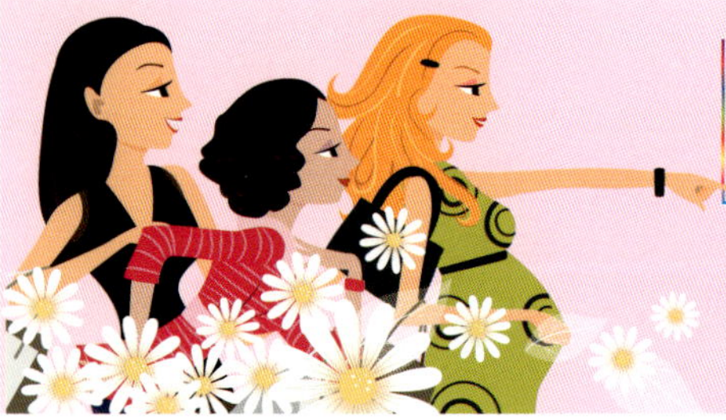

# 孕妈咪的职场生活

即使怀孕，孕妈咪也可以选择继续工作，其实工作对孕妈咪有很多好处。首先，孕妈咪可以减少独自闷在家里所产生的忧虑和烦躁情绪，忙碌可以忘掉自身的烦恼；其次，工作时可以增加运动量，从而增加顺产几率；再次，孕妈咪脱离岗位的时间越短，则产后返回工作岗位就越容易，不至于因为长期与社会脱节而产生返岗恐惧症。但是，在工作中，孕妈咪还有一些注意事项，要以轻松、愉快、安全为前提，不可过度劳累。

## ●工作时间不宜过长

一般来说，妊娠到了5个月时容易疲倦，但这仍因年龄、生产次数、生活状态等而有所不同，所以不能一概而论。然而工作过于劳累是造成疲倦的原因之一，因此，孕妈咪在工作时应劳逸结合，最好工作半个小时至一个小时就走动走动，做做保健操等，否则就会使孕妈咪的神经过于紧张，从而导致胎宝宝各个器官发育不良，新生儿体重低、生命力弱、不容易成活等。

## ●不要忽视自己的职业形象

对于身处职场的孕妈咪来说，怀孕后的形象将直接影响到别人对你生育后职业能力的评估。所以，孕妈咪一定不要忽视自己的职业形象，上班时要穿戴整齐，让自己充满自信和活力，从而创造愉快的心情，孕妈咪的愉悦心情对胎儿的发育有利。

## ●孕妈咪如何在工作间隙做运动

妊娠期间，孕妈咪背部下方以及骨盆的肌肉会拉紧，长时间挺着肚子的“负荷”坐着工作，颈、肩、背及手腕、手肘酸痛的可能性要比平时多得多，所以，利用工作间隙做做运动非常有必要。

改善颈痛：颈部先挺直向前望，然后弯向左边并将左耳尽量贴近肩膀，再将头慢慢挺直，向右边再做相同动作。重复做2～3次。

改善肩痛：先挺腰，再将两肩往上耸以贴近耳，停留10秒，放松肩部，重复动作2～3次。

改善“腹”荷：将肩胛骨往背内向下移，然后挺胸停留10秒，重复动作2～3次。

改善手腕痛及手肘痛：手部合十，将手腕下沉至感觉到前臂有伸展感，停留10秒，重复以上动作2～3次，接着再将手指转向下，将手腕提升至有伸展的感觉，并重复动作2～3次。

### 温馨提示

**高层住宅的孕妈咪的注意事项**

据调查发现，住高层住宅的孕妈咪流产、早产率比一般孕妈咪要高。因为住在高层楼的孕妈咪上下楼的次数多，会增加腹部的压力而引发流产、早产。提醒住在高层住宅的孕妈咪要注意尽可能减少每天上、下楼梯的次数，上下楼梯有家人陪同最好了。日常生活有计划的话，可以省出许多出门走楼梯的机会。

上、下楼梯不要着急，也不要提很重的物品，尤其在妊娠末期，这还是早产、早期破水的原因。

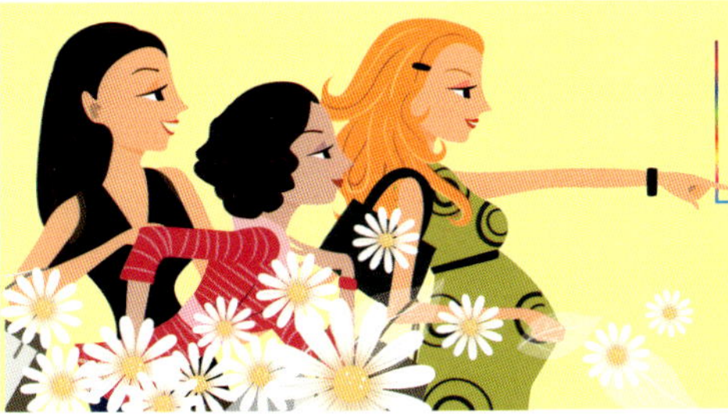

# 孕妈咪游泳的好处

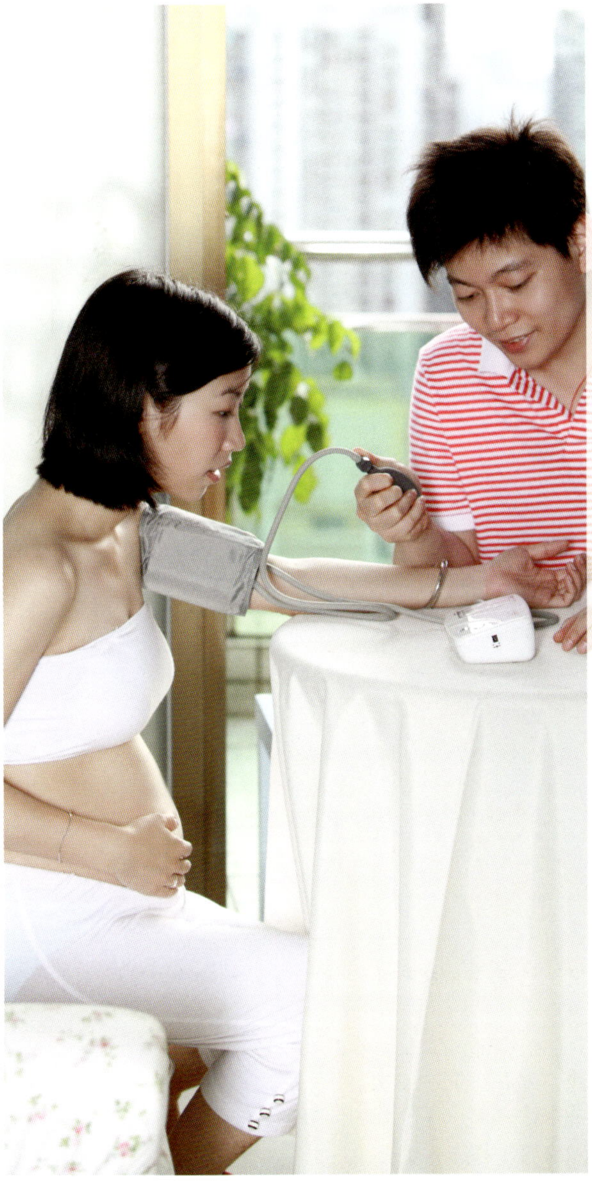

## ●孕妈咪游泳的最佳时间

孕妈咪在参加体育活动时会引起子宫收缩，使子宫血流量减少，从而导致对胎儿的供血量也相应减少。虽然这样从理论上来讲对胎儿的生长发育不好，但是，对于身体素质好的孕妈咪来说，运动后却可以增进机体的新陈代谢，促进盆腔的血液循环，此过程也不会对胎儿造成不良影响。这是因为胎儿一般具有很强的忍耐力。孕妈咪在这个时期可以去游泳，游泳宜安排在孕5月至孕7月之间，游泳时，要选择子宫不易紧张的时间，即上午10点至下午2点。这个时期孕妈咪的身体状态是相当不错的。

## ●游泳对孕妈咪的好处

游泳时的呼吸运动和肌肉用力等情况和孕妈咪分娩时很相似，许多国外专家研究发现，职业游泳女教练和在热带地区经常游泳的女性，以及长期从事水上作业的女性（如下海采贝的妇女、女潜水员等），在怀孕后经常游泳，分娩时大多顺产。研究人员还开办了一所孕妈咪游泳训练学校，结果发现凡参加过游泳训练的孕妈咪，在分娩时很顺利，同时分娩时间缩短一半，并且有些胎位不正常的孕妈咪在训练中恢复了正常，从未发生过流产或早产。

## ●孕妈咪游泳时应注意的事项

孕妈咪在游泳时，首先要学会全身放松和漂浮在水面的方法。因为分娩要重复全身紧张和放松的运动，如果能学会全身放松，对生产过程很有帮助。水温要适宜，如果水温太高，会有疲倦感。下水之前，一定要量血压、测脉搏，检查合格的孕妈咪在水温29～31℃，并有专门教练指导的条件下，才能下水游泳。每次游泳时间一般不宜超过1小时，大致游300～400米即可。

此外，孕妈咪若孕期未满4个月，或者有流产、早产、死胎病史，或有阴道出血、腰部疼痛、妊娠高血压疾病等症状时不宜参加游泳，妊娠晚期及心脑病患者也不可游泳。

# 第22周

## 专家指导有方

### ●如何避免孩子出现兔唇

在医学上，兔唇又称为唇裂，这种先天性畸形的小儿比较常见。兔唇除了和遗传有关外，还和孕妈咪内分泌失调、孕期营养不足、环境污染、病毒感染等有关。为了避免新生儿出现兔唇，孕妈咪应做到以下几点。

1. 合理安排饮食，注意早孕反应期间的营养补充，防止偏食。

2. 保持愉快的心情，避免一切不良情绪给胎儿带来影响和受到外界刺激。

3. 孕期孕妈咪要避免受到像风疹病毒、流感等感染。

4. 孕期孕妈咪和准爸爸都要禁止抽烟喝酒，不要滥服药物。

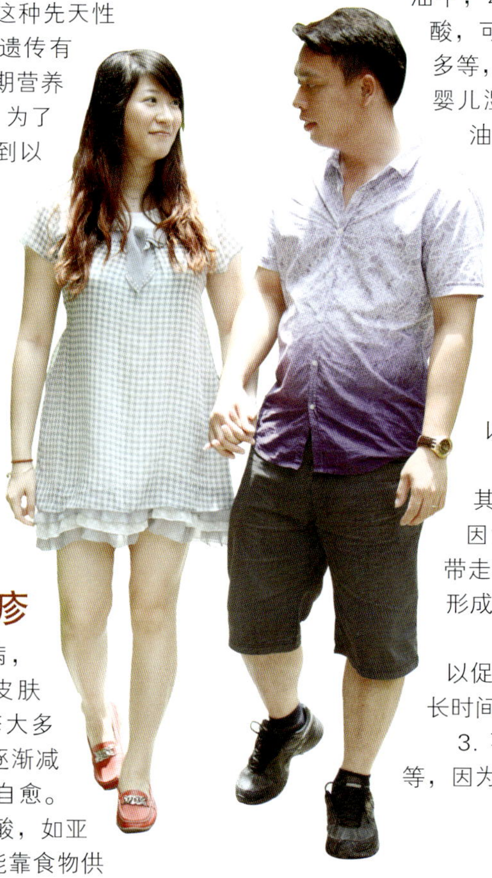

### ●孕期怎样防治婴儿湿疹

婴儿湿疹是一种常见的皮肤病，一般以剧烈的瘙痒、多种形态的皮肤损害、反复发作为特点。婴儿湿疹大多发生在出生后1～3个月，6个月后逐渐减轻，大多数婴儿到一岁半后可逐渐自愈。科学研究证实，人体所必需的脂肪酸，如亚油酸、亚麻酸和花生四烯酸等，只能靠食物供给，人体无法自身合成。而这些脂肪酸主要存在于植物油中，动物油中含量极少。人体缺乏脂肪酸，可引起皮肤粗糙、头发易断、皮屑增多等，婴儿则易患湿疹。所以，为了预防婴儿湿疹，在孕期，孕妈咪宜多吃植物油。

### ●孕期注意预防肾结石

由于怀孕后，孕妈咪的内分泌发生了很大的变化，肾盂和输尿管正常排尿功能也出现了异常变化，从而导致孕妈咪易患肾结石。妊娠期预防肾结石，孕妈咪应注意以下几点：

1. 要养成多喝水的好习惯，尤其是在夜晚孕妈咪也要注意多喝水。因为喝水可以帮助孕妈咪排尿，从而带走尿液中的结晶物质，这样就不容易形成结石。

2. 每天要进行适当的运动，这样可以促进肾盂和输尿管的蠕动，避免子宫长时间地压迫输尿管。

3. 不要食用过量的白薯、菠菜、豆类等，因为这些食物容易诱发肾结石。

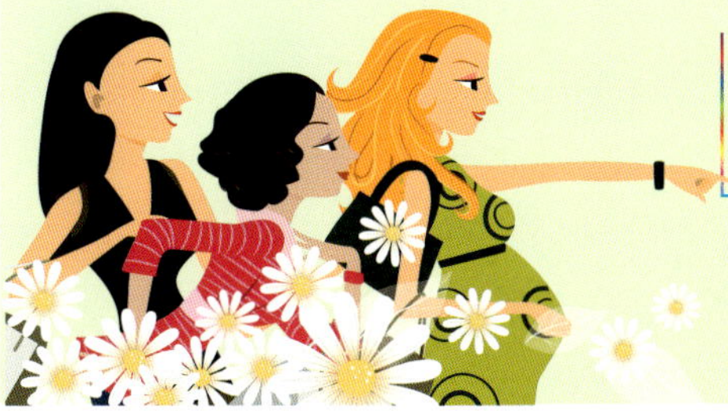

# 孕妈咪多吃不胖的食物

有些孕妈咪为了保持体态的“健美”，或怕胎儿过大，生育困难，常常节制饮食，尽量少吃，这种做法是错误的，节食对胎儿的发育不利。下面就给孕妈咪介绍几种既可以保持自身形体完美又可以使自己和胎宝宝摄取足够的营养素的食物。

## ●绿叶蔬菜

颜色越深的蔬菜往往意味着它的维生素含量越高。可以随时在你的汤里或是饺子馅里加入一些新鲜的蔬菜，其中甘蓝就是很好的钙的来源。

## ●坚果

在坚果中发现的一类有益于心脏健康的不饱和脂肪，对胎儿脑部的发育非常重要。但是因为坚果的热量和脂肪含量比较高，所以，每天应将摄入量控制在28克左右。食用坚果还需注意：如果平时有过敏现象，最好避免食用某些容易引起过敏的食物，例如花生。

## ●鸡蛋

如果准妈妈一看见肉就觉得恶心，那么可以吃鸡蛋来补充蛋白质。鸡蛋中含有人体所需的各种氨基酸，煎个鸡蛋再配点儿蔬菜会让你的早餐既简便又丰盛。鸡蛋有多种烹饪方式，除了煎，还可以连壳煮，或去壳煮成荷包蛋，消化吸收率都较高。

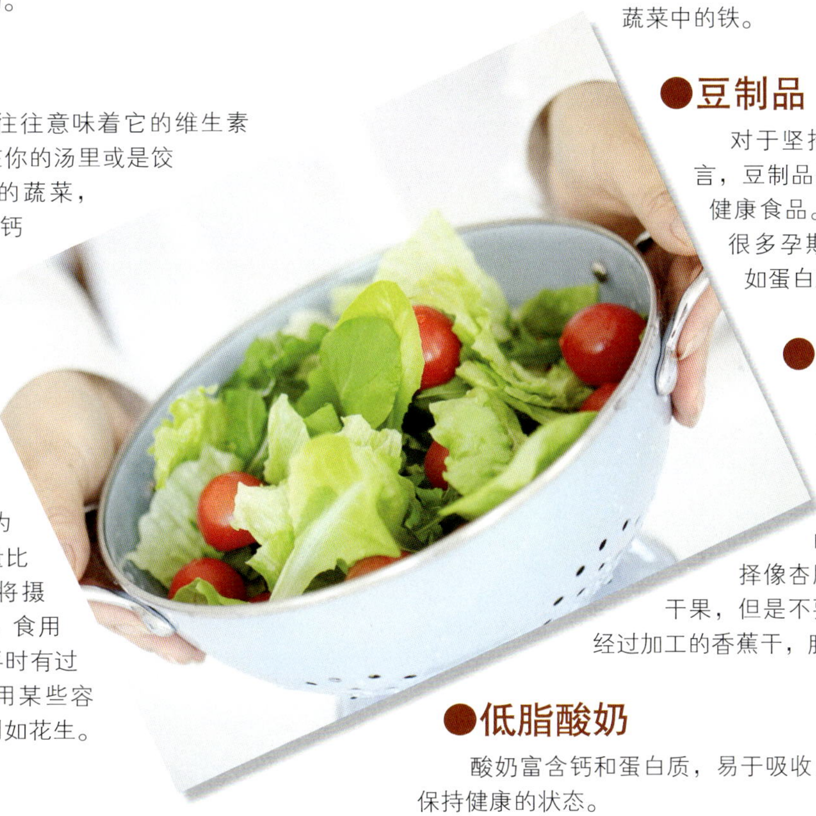

## ●花椰菜

准妈妈多吃花椰菜有很多好处，其富含钙和叶酸，而且还有大量的纤维和抵抗疾病的抗氧化剂，以及维生素C，还可以帮助孕妈咪吸收其他绿色蔬菜中的铁。

## ●豆制品

对于坚持素食的准妈妈而言，豆制品是一种再好不过的健康食品。它可以为你提供很多孕期所需的营养，例如蛋白质。

## ●干果

干果是一种方便美味的零食，可以随身携带，可满足你想吃就吃的欲望。你可以选择像杏脯、干樱桃一类的干果，但是不要吃香蕉干，因为经过加工的香蕉干，脂肪含量很高。

## ●低脂酸奶

酸奶富含钙和蛋白质，易于吸收，有助于你的胃肠保持健康的状态。

## ●全麦面包

把每天吃的精粉白面包换成全麦面包，孕妈咪就可以保证每天20～35克纤维的摄入量。同时，全麦面包还可以提供丰富的铁和锌。

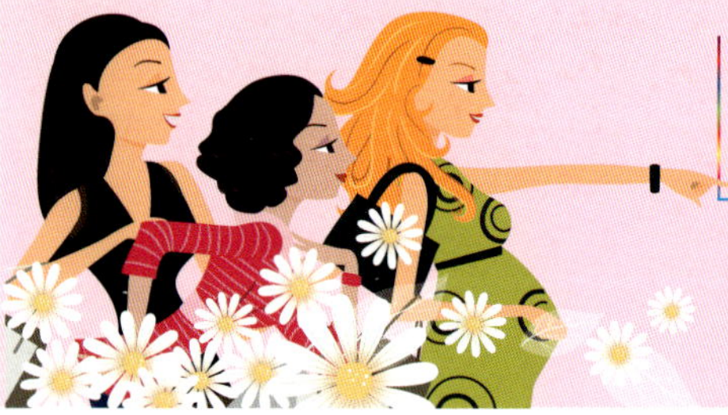

# 小腿抽筋的防治

到了妊娠六七个月，或八九个月时，由于孕妈咪体重的逐渐增加，双腿负担加重，有些孕妈咪常常发生小腿抽筋现象，因而感到十分苦恼。该症状实质上是由于小腿后部腓肠肌痉挛性收缩而产生的剧烈疼痛，俗称小腿抽筋或腿肚子转筋。

## ●孕妈咪发生小腿抽筋的原因

胎儿在子宫内生长发育，是通过胎盘从母体血液中获得各种养料的。钙为胎儿骨质生长所必需，胎儿越成熟，所需要钙的量就越大，到了怀孕中、晚期，孕妈咪每天钙的需要量就增为1200毫克。如果孕妈咪饮食中的钙质不足，以及维生素D含量不足或缺乏日照，就会引起母体血液中钙的含量降低，降低到一定程度时就会使神经系统对刺激的敏感性提高，从而引起小腿抽筋。另外，若孕妈咪受寒、休息不好，也可引起小腿抽筋。

## ●小腿抽筋的预防

为了避免发生腿部抽筋，孕妈咪应该每天到户外适当的活动活动，接受日光照射，不要使腿部肌肉过度疲劳，也不要穿高跟鞋，睡觉前可以对腿和脚进行按摩，多食用含钙丰富的食物，这样便可以预防因缺钙引起的小腿抽筋，必要时还可服用钙片及维生素D。只要体内不缺钙了，小腿抽筋就不会发生。但须注意的是，孕妈咪不能认为小腿不抽筋就不需要补充钙了，其实有些孕妈咪缺钙时并没有小腿抽筋的症状，这是因为个体对缺钙的耐受值有所差异。

## ●缓解小腿抽筋的方法

抽筋引起小腿局部剧烈疼痛时，只要将脚趾用力扳向头侧或用力将脚跟下蹬，使踝关节过度屈曲，腓肠肌拉长，症状便可迅速缓解。为了防止夜晚小腿抽筋，可在睡前用热水洗脚，平时行走不要过多。如小腿抽筋现象较严重，经上述治疗效果不佳时，可增服甲状旁腺素，因为甲状旁腺素能使血浆钙离子浓度保持正常水平，服用后会使症状有所好转或消失。

## ●小腿抽筋的食疗方法

可借补充含钙食物来减轻抽筋的症状。喝奶或豆浆是补钙的最好方法,每天保证喝两袋牛奶，或牛奶、豆浆各一袋；海产品的含钙量比较高，如虾皮是补钙的很好食品；常喝汤也是补钙的一种较好方式，如骨头汤、海味汤、蛋花汤、木耳或银耳汤等。

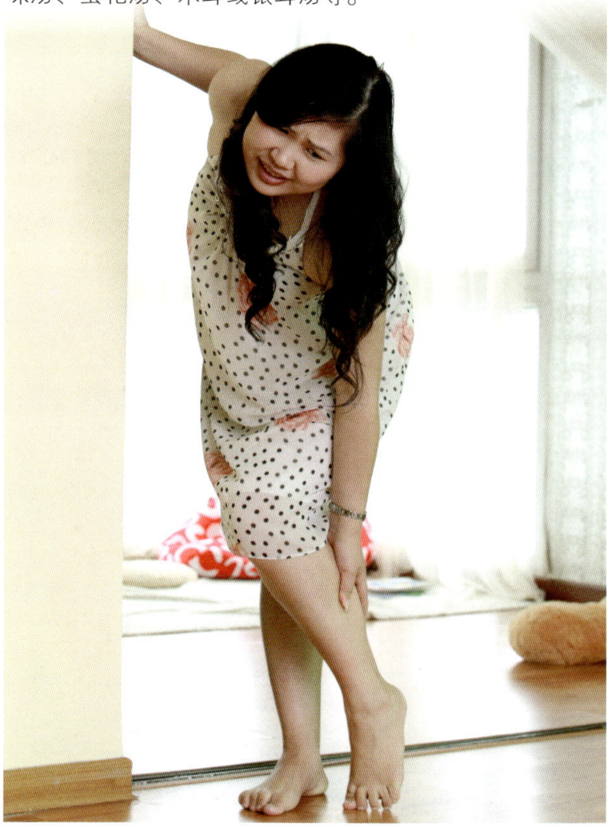

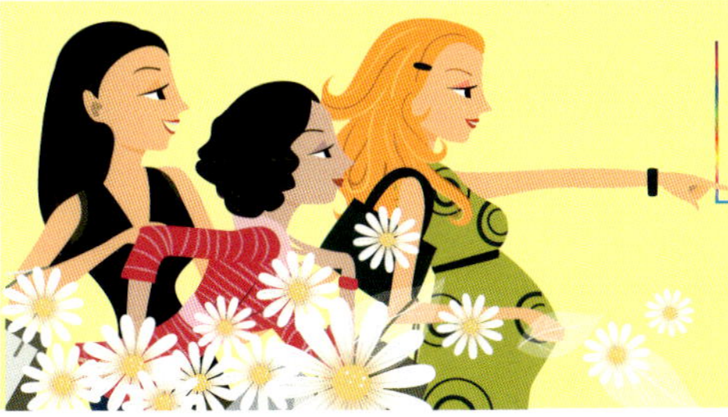

# 准爸爸必修课

## ●准爸爸要学会称赞妻子

妊娠6个月时，孕妈咪的肚子急剧膨大，行动变得越来越不方便，此时准爸爸应更加体贴爱护妻子。

大多数孕妈咪在怀孕后皮肤色素加深，乳晕、外阴和大腿内侧等处颜色都会变深。有的孕妈咪面部还会形成蝴蝶斑，这是由于雌激素和孕激素刺激了垂体黑色素的分泌。妻子此时可能会因自己日益笨重的体形、妊娠纹等而感到沮丧，这时做丈夫的就应该学会赞美妻子，要告诉她，她非常漂亮，你非常喜欢她现在的样子，自己为她感到自豪。这些话也许不被她当真，但会使她心情舒畅起来。

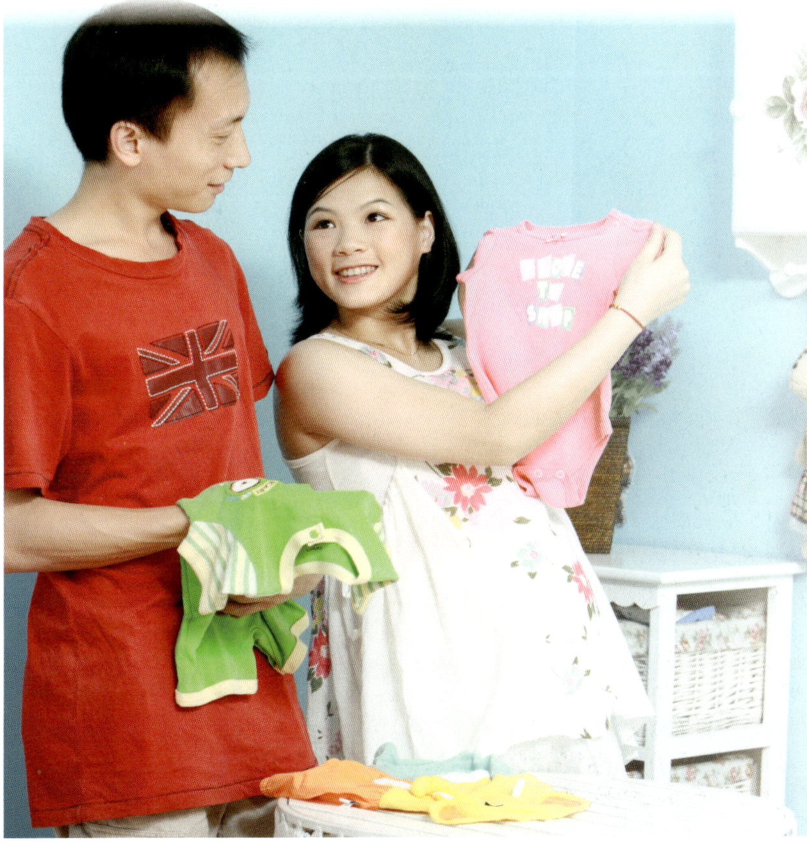

## ●准爸爸要创造良好环境

准爸爸每天下班回家后都要以一种愉快的心情来面对妻子，即使遇到一些不愉快的事也不要在妻子面前表现出来，以免影响她的心情。准爸爸还可以偶尔给妻子一些惊喜，像给妻子送一些小礼物，给妻子带回一些食品等。让妻子有幸福的感觉，胎宝宝也会在妈妈肚子里轻松快乐地成长。

## ●准爸爸要帮助妻子按摩

此时期孕妈咪易感到疲劳，这会间接对胎儿产生影响，丈夫应对妻子的手腕、脚等适当地进行按摩，特别是为了让孕妈咪的上半身和下半身的血液循环更加舒畅，四肢的按摩更不能少。

另外，也可配合妻子一同对乳房进行护理，以利于将来哺乳。具体方法是：丈夫把手洗干净，用温热的毛巾轻轻擦拭妻子乳头的周围，然后用橄榄油或冷霜进行按摩。

## ●准爸爸要做好产前准备

从这时开始，应该为将来的生产做准备了。此时孕妈咪的活动较晚期相比还比较方便，所以应趁这个时候准备好生产用品，并布置好宝宝的房间。

丈夫应与妻子一同逐一地准备宝宝的衣服及奶瓶等用品，当前需要的物品一定要购买，而有些物品在生产以后再购买也不晚。购物时要为妻子的身体考虑，长时间走动对她的身体不利。

# 第23周

## 孕妈咪贫血的预防

### ●孕妈咪发生贫血的原因

在妊娠期间，血液总容量增加，而红细胞数量较少，造成血液稀释，称为妊娠期生理性贫血。孕期血红蛋白低于110克/升，红细胞数低于350万/立方毫米，即为贫血。孕期贫血以缺铁性贫血最为常见，这是因为妊娠期间胎儿生长发育和子宫增大需要铁，红细胞增加时，红细胞中血红蛋白的合成也需要铁，当身体对铁质的需要量超过饮食摄入量时，就会引起贫血。如果孕妈咪有痔疮、牙龈出血、钩虫病、慢性腹泻等情况时，也很容易发生贫血。孕妈咪偏食、挑食也是造成妊娠期营养不良和贫血的重要原因之一。

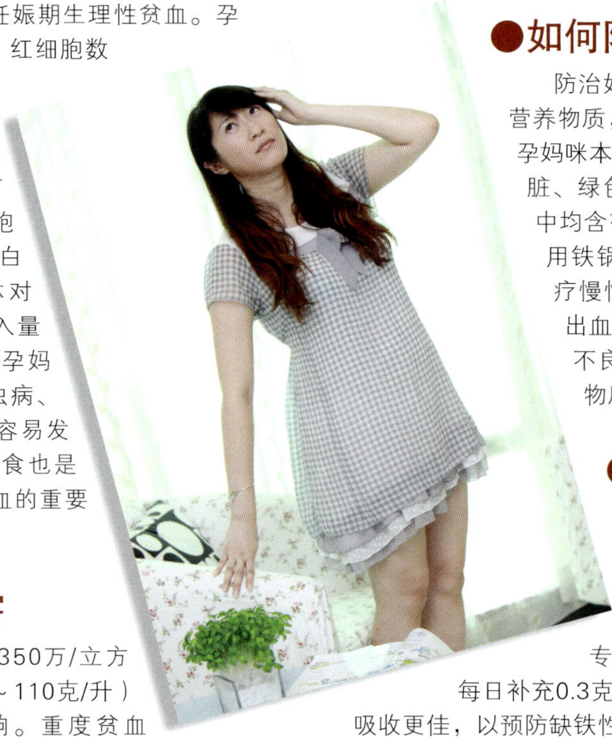

### ●贫血带来的危害

轻度贫血（红细胞在350万/立方毫米以下，血红蛋白在90～110克/升）对妊娠、分娩无太大影响。重度贫血（红细胞在150万/立方毫米以下，血红蛋白在30～60克/升）则不仅导致孕妈咪出现头晕、乏力、心慌气短，还可能导致胎宝宝宫内缺氧、胎宝宝发育不良、早产、死胎等，生出的孩子也会比正常的孩子小，产后容易感染疾病。

### ●如何防治贫血

防治妊娠期贫血，首先要补充足够的营养物质，做到不偏食、不挑食，以满足孕妈咪本身及胎儿的营养需要。动物的肝脏、绿色蔬菜、蛋、豆类、瘦肉、水果中均含有丰富的蛋白质、铁、维生素。用铁锅炒菜也可补充铁。还要及时治疗慢性失血，如痔疮、牙龈出血、鼻出血、钩虫病等疾病，如有慢性消化不良时，要及时治疗，以促进营养物质的吸收。

### ●孕妈咪要补铁

在整个孕程中，孕妈咪每天需要铁的量为18毫克，由于铁的吸收率低，尤其植物性食物中的铁吸收率更低，故许多专家建议孕妈咪在怀孕4个月以后每日补充0.3克的硫酸亚铁，配合服用维生素C吸收更佳，以预防缺铁性贫血。同时建议怀孕4个月以后每日补充0.8毫克叶酸，预防巨幼红细胞性贫血。一般服药2周后血红蛋白就开始上升，轻度贫血服药4～6周后即可恢复正常。

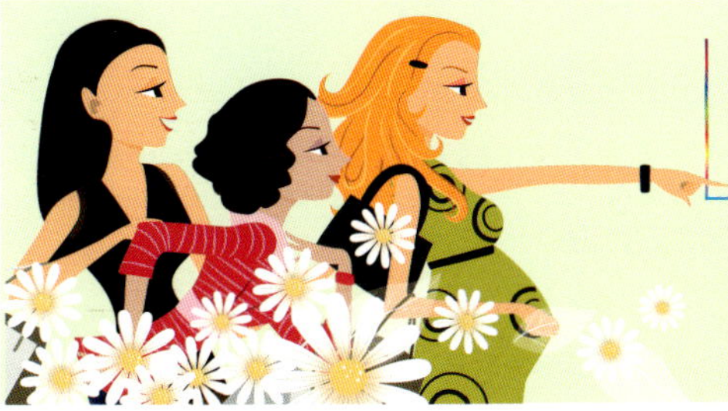

# 孕妈咪日常保健须知

## ●颈管无力症的预防

颈管无力症是指子宫颈管的紧缩度呈不良状态。子宫颈管从妊娠第4～5个月开始，容易变得松弛无力，使得胎胞下降至阴道而破水，造成流产。这类流产不会有出血和下腹部发胀的现象，当你感觉到淡白色分泌物增多时，就已经破水或开始出血、收缩了，这时想抑制就很困难了。因此，孕妈咪在怀孕初期可以服用药物强化子宫颈管的紧缩度，或者是当发现淡白色的分泌物增多时就尽快去医院接受检查。如果服用药物无效时，可用线在外子宫口进行颈管缝缩术，等到分娩时拆线即可。

## ●孕妈咪胃灼痛的防治

妊娠中后期，孕妈咪常常会觉得胃部有烧灼感，尤其是在弯腰、用力、咳嗽时特别严重，这些孕妈咪以往并没有胃炎、胃溃疡等胃痛病史，这种感觉在分娩后就会消失。这是因为随着孕妈咪体内孕激素的逐渐增多，使食道下段控制胃酸返流的肌肉变得松弛，而且子宫也会慢慢变大，从而对胃部造成一定的挤压，导致胃液极其容易地返流到食道下段，给食道下段的黏膜造成一定的损伤。

妊娠期胃灼痛跟孕妈咪的饮食有很大的关系，因此为避免这种情况发生，孕妈咪每餐进食不宜过多，尤其是不要在很饥饿时才去吃东西，不要吃加重食道肌肉松弛的食物，如浓茶、咖啡、含巧克力的饮料等，也不要吃过冷或过热的食物，以免刺激食道黏膜。此外，进食后，孕妈咪不能立即躺下。若有烧灼感时，孕妈咪睡觉时可以将头部垫高15～20厘米，抬高上身的角度，这样能有效缓解症状。

## ●孕妈咪不宜盲目保胎

在怀孕早期如果出现阴道流血，这是所谓的“先兆流产”。此时，绝大多数孕妈咪都会迫不及待地去寻求各种保胎方法，却不知有些流产是自然淘汰，并无保胎价值。那么，哪些原因引起的先兆流产不宜保胎呢?

☆基因缺陷

染色体异常的胚胎多数都会发生不可避免的流产，但有极少数可发育成胎儿，甚至出生后可存活，但这些胎儿一般存在神经管异常，如无脑儿、脊柱裂等。

☆外界有害因素的影响

如铅、氯丁二烯、放射性物质、病毒等，这些有害物质有的直接作用于胎儿的体细胞，也有的是进入胎盘后对胎儿造成损害。

☆母体疾病

某些疾病常为不孕症的原因之一，也是流产的原因之一。如严重的急性传染病不仅影响子宫的功能，也可影响胎盘功能，或使胎儿死亡。

☆男方因素

少数男性生殖道内存在着无症状的感染，即精液中含有一定量的细菌，这种感染可以影响受孕的妇女，使胚胎流产。

☆母婴血型不合

ABO血型不合或Rh血型不合也是发生流产的原因之一。

因此，要查明先兆流产的原因，盲目保胎只会给家庭和社会造成不可估量的恶果。

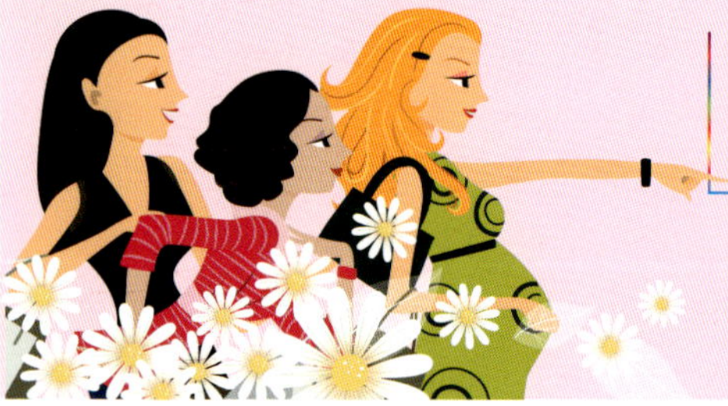

# 适当的运动方法

## ●孕后该怎样运动

孕期运动要因人而异，适可而止，切不可进行高强度的运动，或急于求成，劳累过度。要知道，任何过量的运动都可能给孕妈咪和胎宝宝带来危险。一般早孕反应消失后便可开始运动，并逐渐增加运动量，每次活动时间以20分钟为宜，以运动后身心不感到疲劳与紧张为度。孕妈咪可以根据自己的爱好选择不同的运动，如散步、打太极拳等。如果孕妈咪平时不喜欢运动，那么妊娠后就不必勉强自己参加过多的活动，否则将影响胎盘血液供应，对胎儿不利。孕妈咪只要每天做10分钟的体操并选择一个空气新鲜的地方步行半小时至1小时就足够了。

如果孕妈咪是运动员，或者孕前就习惯某种运动，那么可以继续进行这些运动，但前提是禁止高强度及过量的运动。

## ●孕妇体操

### ☆胯部摆动

直立，双手叉腰，向前、后、左、右摆动胯部，或是扭动胯部做圆周运动。其目的在于锻炼腹肌、背肌，为胎儿长大时增加腹部承受能力做准备。

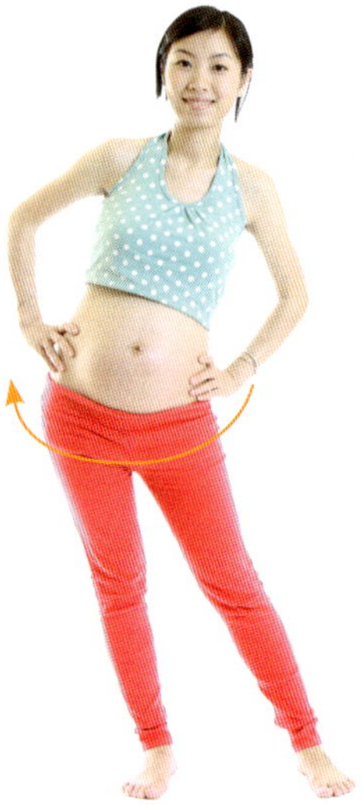

在整个孕期应经常做这种体操。运动要适宜，感到疲劳时立即休息，保证舒服轻松为宜。

### ☆双肩环绕

双手放在肩头，手心向下，分别向前后环绕，练到肌肉微微发酸为止。此种运动方法可以锻炼胸肌和乳腺，为产后哺乳做准备。

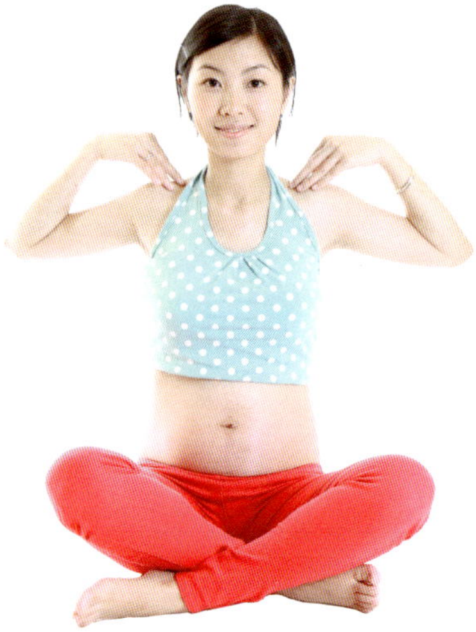

### ☆伸脚运动

仰卧在床上，左膝屈起，右腿伸直，收缩腰侧肌肉，使右脚沿着床向上绷，然后放松，将右脚沿床沿向下滑，做5次。然后右膝屈起，左腿伸直，并重复右脚的动作，做5次后便稍作休息。

### ☆会阴肌肉运动

仰卧，双膝屈起，尽量使（会阴）肌肉收缩，好像制止大便一样，保持一会儿，然后放松。此动作重复20次，每做5次便稍作休息。此运动可在整个孕期进行。

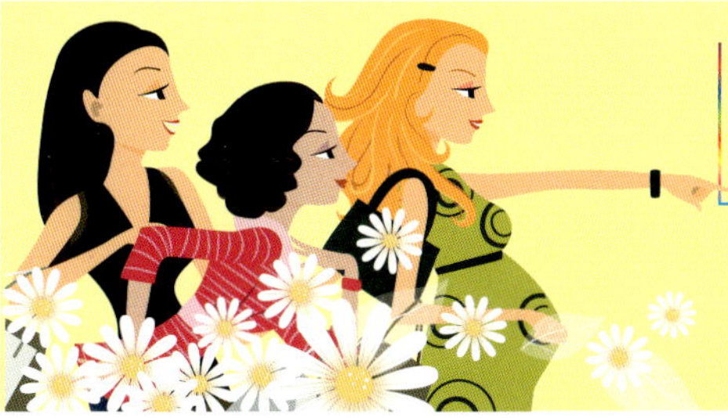

# 孕妈咪不宜吃什么

## ●孕妈咪不宜多吃方便食品

方便食品吃起来既方便又有滋味，即使怀孕了，仍有很多孕妈咪喜欢吃。过分依赖方便食品，尤其是在怀孕的前3个月，是非常不可取的。

过多食用方便食品的结果，就是虽然有了足量的蛋白质，但却会使孕妈咪的体内缺乏必需的脂肪酸，脂肪酸是胎儿大脑发育所需的重要营养成分。孕早期如果要形成良好的胎盘及丰富的血管，就特别需要脂肪酸，因为多种不饱和脂肪酸是形成胎儿血管和神经等细胞的构造成分，严重缺少脂肪酸的胎儿会受到不良发育的影响。

所以，孕妈咪在调剂饮食时，一定不要怕麻烦，要遵照医嘱制订出丰富多样的食谱。

## ●孕妈咪不宜吃油条

油条吃起来很可口，也是人们经常摆上桌的早餐食物，但孕妈咪却不可多吃油条。因为油条在制作时需要加入一定量的明矾，而明矾正是一种含铝的无机物，每1000克面粉的油条，大约用15克明矾。一般来讲吃2根油条就会使你摄取3克左右的明矾。这样明矾就会在身体里蓄积，天长日久，体内会积累高浓度的铝，而铝能通过胎盘侵入胎儿的大脑，增加智力低下儿的发生率。

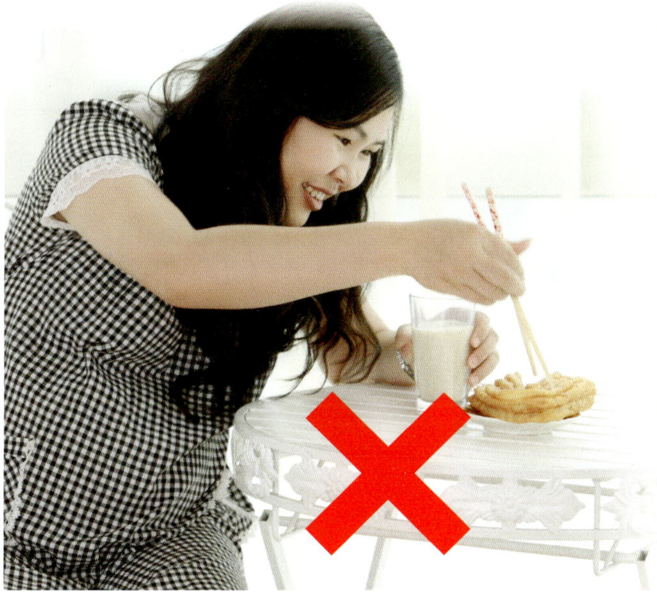

## ●怀孕期吃盐不宜过多

在怀孕期间容易患水肿和高血压，因此主张孕妈咪不宜多吃盐。一点盐都不吃对孕妈咪也并非有益，那么，有没有一些既能少食盐又能刺激孕妈咪食欲的方法呢？

◎强烈的咸味感能唤起人们的食欲，所以炒菜时不宜先放盐，而应把盐直接撒在菜上。

◎充分利用酸味，如用醋拌凉菜等，因为酸味能刺激胃酸分泌，增强食欲。也可以使用山楂、柠檬、柚子、橘子、西红柿等，这些水果、蔬菜均能促进食物的酸感和风味。

◎对于鱼和肉类，最好烧的时间稍长一些，使之色、香、味俱佳，以增进食欲。

◎用蘑菇、紫菜、玉米等有天然风味的食品制成各种不加盐而味美诱人的膳食。

◎肉汤中含有丰富的氨基酸，可以诱发强烈的食欲，因而在制作各种菜肴时，应充分利用肉汤。

◎少用酱油，尤其是在拌凉菜时不宜用。

◎灵活运用甜食和肉汤，合理搭配，花样翻新。

此外，有以下情况的孕妈咪，要明显的少吃盐，甚至忌食盐：患有某些与妊娠有关的疾病（如心脏病或肾病）时，孕妈咪必须从妊娠一开始就要忌食盐；如发现孕妈咪体重增加过度，特别是出现水肿、血压升高、妊娠中毒症状等，一定要忌食盐。

# 第24周

## 胎教讲堂

### ●音乐胎教

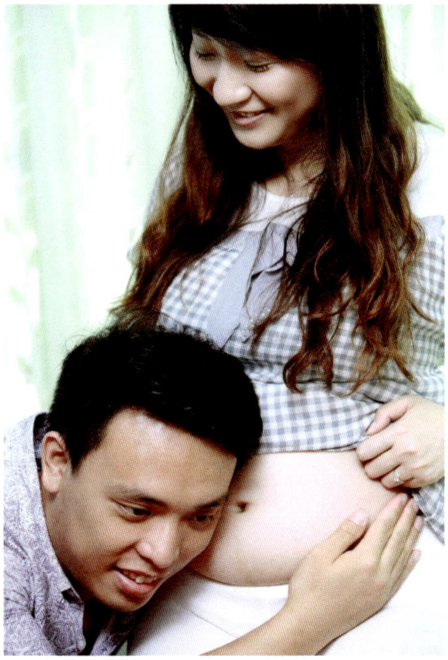

本月应继续做好音乐胎教，除了听录音磁带或唱片中的乐曲外，孕妈咪每天可以自己哼唱几首歌曲。要轻轻哼唱，而不必放声大唱，最好选择抒情歌曲或儿歌，唱歌时要心情舒畅，富于感情，如同面对自己亲爱的宝宝，向他倾诉满腔爱意。

由于胎儿对父亲的声音比较敏感，所以父亲在胎教中的作用是很大的，父亲可以练习音符发音，反复轻声教唱若干遍，在每个音的中间停顿几秒，想象胎儿在“学唱”。

### ●语言胎教

这个月的胎儿，听觉器官已经发育得比较完善，对外界的声音刺激变得敏感了，并且已经有了记忆和学习的能力。因此，孕妈咪要时刻牢记胎儿的存在，而且经常与之谈话，这是一项十分重要的行为。先给孩子取个乳名。父母每当和胎儿对话时，要先叫他（她）的名字，当胎儿出生后呼唤这个名字，婴儿回忆起这熟悉的呼唤以后，可产生一种特殊的安全感。

语言胎教内容应该丰富多彩，以简单、轻松、明快为原则，可以把生活中发生的一些事情告诉胎儿，通过和胎儿一起感受、思考和行动，使母子间的纽带更牢固，并培养胎儿对母亲的信赖感及对外界的感受力和思考力。

### ●胎儿喜欢听爸爸的声音

从研究中发现，胎儿更喜欢听爸爸的谈话。爸爸或者说男性的声音更富魅力和感染力，爸爸的声音带磁性、低沉浑厚，使胎儿更感到安全有依靠。在这一基础上，胎儿出生后会对爸爸有深厚的感情。应该特别提醒未来的爸爸：爸爸对胎儿讲话，不仅安慰胎儿，还能安慰准妈妈。

由于胎儿还没有关于这个世界的认识，不知道谈话的内容，只知道声音的波长和频率，而且，他并不是完全用耳朵听，而是用他的大脑来感觉，接受着父母的感情。所以在与胎儿对话时，爸爸要使自己的精神和全身的肌肉放松，精力集中，呼吸顺畅，排除杂念，心中只想着腹中的宝宝，把胎儿当成一个站在自己面前的活生生的孩子，娓娓道来，这样才能收到预期的效果。

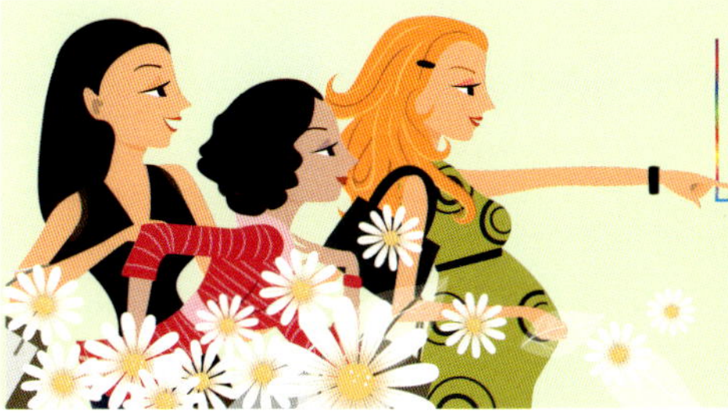

# 水肿的处理

## ●孕妈咪水肿的原因

在妊娠中后期，孕妈咪容易出现水肿。主要是因为孕妈咪为了满足胎儿生长发育的需要，使体内的血浆和组织间液体增多，特别是到了妊娠后期，子宫逐渐增大，压迫下肢静脉和盆腔静脉，使下肢静脉血液回流受阻，下肢静脉压力过大，体内的血液会渗透到组织间隙，从而就引起了水肿。不过，一般经卧床休息后，这种浮肿大多能自动消退。如果劳累、行走和站立时间过长，下肢也容易出现水肿。此外，妊娠高血压疾病、营养不良性低蛋白血型及贫血都容易引起水肿。

## ●孕妈咪水肿的分类

妊娠水肿分为显性水肿和隐性水肿两种。如孕妈咪下肢皮肤发亮、弹性减低，用手指按压后出现凹陷，叫做显性水肿；有些孕妈咪体表无明显水肿，液体潴留在各器官的间隙中，体重增长很快，每周超过0.5千克以上，这类水肿叫做隐性水肿。

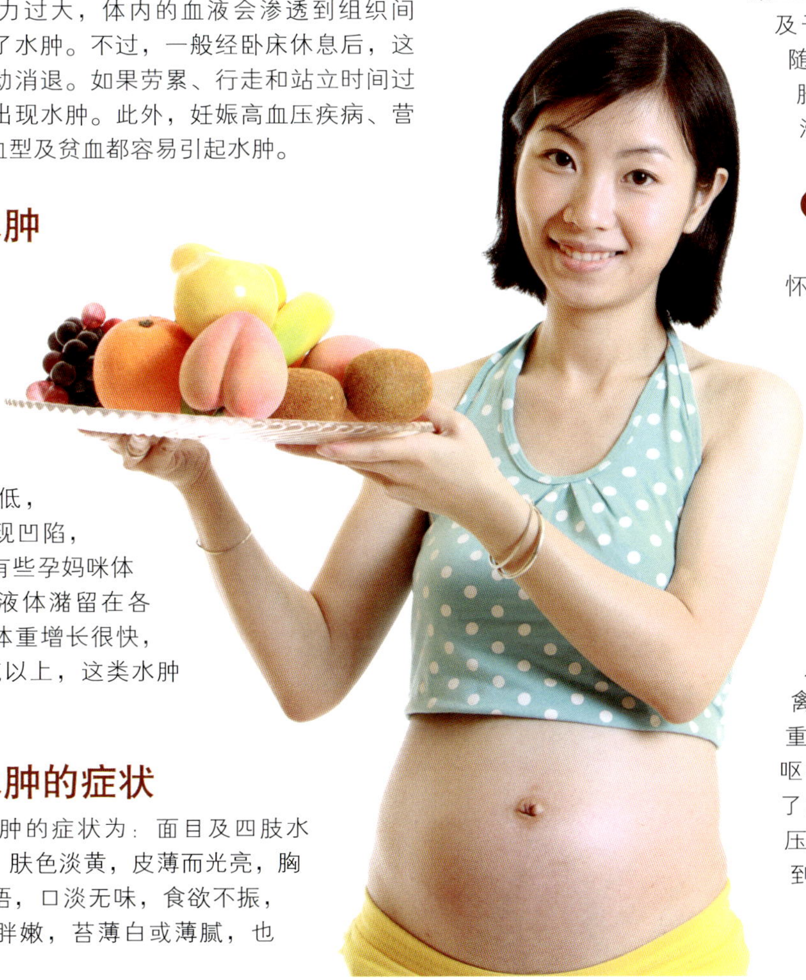

## ●孕妈咪水肿的症状

脾虚妊娠水肿的症状为：面目及四肢水肿，或遍及全身，肤色淡黄，皮薄而光亮，胸闷气短，懒于言语，口淡无味，食欲不振，大便溏薄。舌质胖嫩，苔薄白或薄腻，也有齿痕，脉缓滑无力。

肾虚妊娠水肿的症状为：面浮肢肿，下肢尤甚。按之，没指，心悸气短，下肢逆冷，腰酸无力，苔白润，脉沉细。

气滞妊娠水肿的症状为：妊娠三四个月后，先由脚肿，渐及于腿，皮色不变，随按随起，头昏涨痛，胸闷协胀，食少，苔薄腻，脉弦滑。

## ●孕妈咪水肿的处理

妊娠期出现的水肿是怀孕引起的生理反应，不用害怕。一般情况下，轻微水肿只要注意休息，坐、卧时将双腿抬高，少吃含盐过高的食物，水肿就可以减轻和消失。如果是因为营养不良引起的水肿，孕妈咪则需要进行饮食调养，每天要保证摄入足量的鱼、肉、蛋、禽等食品。若下肢水肿严重，或伴有头晕、恶心、呕吐等，则要考虑是否患了其他疾病，像妊娠高血压疾病、蛋白尿等，需要到医院做进一步的诊治。

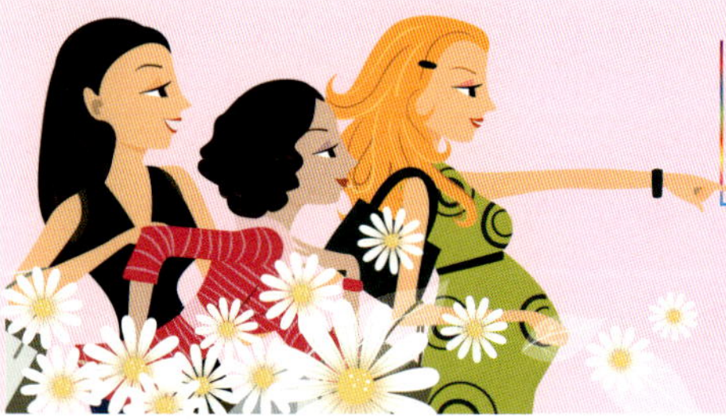

# 日常生活注意事项

## ●孕妈咪应多用脑

“用进废退”是人身上许多器官的规律，大脑也不例外。胎儿能够感知母亲的思想，如果怀孕的母亲既不思考也不学习，胎儿也会深受感染，变得懒惰起来。显然，这对于胎儿的大脑发育是极为不利的。因此，孕妈咪一定要利用一切可利用的时间养成看书、读报以及背唐诗、宋词、外语单词及其他业务资料的习惯，保持自己强烈的求知欲，也可和家人一起下下棋、玩玩牌、动动脑筋，也就是做做“脑力体操”，充分调动自己的思维活动，使脑子越用越灵，使胎儿受到良好的教育。

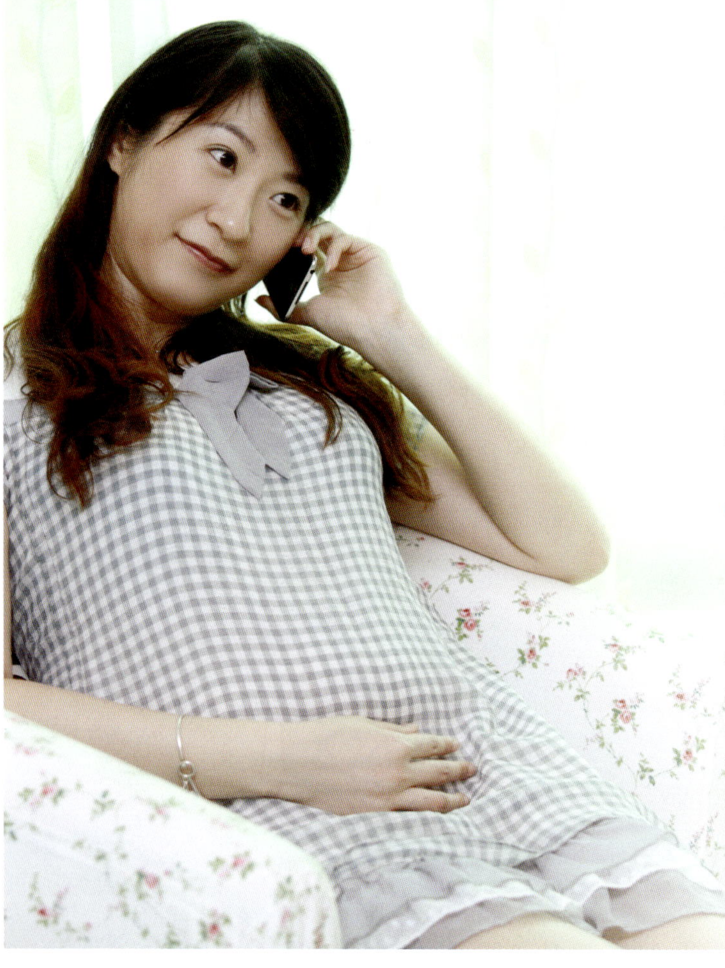

## ●孕妈咪不宜使用手机

使用手机会对人体的健康造成影响，尤其是孕妈咪，最好不要使用，或尽量缩短使用手机的时间。

因为人的重要器官——大脑，能吸收最强有力的电磁波源。手机的天线能接发强有力的微波，所产生的能量有60%能被人脑组织所吸收。研究发现，手机所泄漏的微量微波辐射，可导致发育中的胚胎畸形，手机还能引起内分泌紊乱，影响泌乳。因此，孕妈咪不要常用手机，以免影响胎儿健康成长，和影响孕妈咪分泌乳液而导致分娩后给哺乳造成困难。如果孕妈咪必须要用手机，应尽量缩短通话时间，使用次数和时间越少越好。

## ●孕妈咪不宜多闻汽油味

飞机、汽车及摩托车等机动车辆所使用的动力汽油对人体的危害较大，因为这些动力汽油为了防震防爆，都加入了一定量的四乙基铅，故又称为乙基汽油。乙基汽油燃烧时，四乙基铅即分解出铅，随废气排放到大气中。据调查，空气中的铅有60%来源于汽油，人通过呼吸吸到体内的铅会在血液中沉积，进而对人体，包括孕妈咪腹中的胎宝宝产生危害，可引起铅中毒和先天性发育畸形。而且四乙基铅毒性剧烈，短时间内吸入高浓度四乙基铅的蒸汽或皮肤大量接触吸收后，均可能发生急性中毒。倘若不慎误服，则会通过消化道吸收而引起严重中毒。

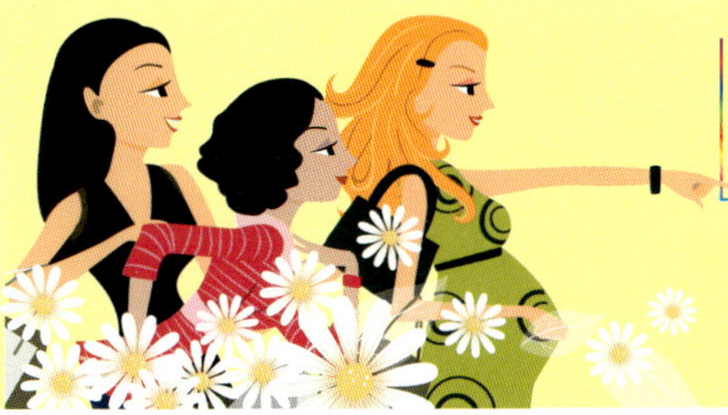

# 母子血型不合怎么办

为了避免发生母子血型不合，孕前最好了解男女双方的血型，如存在这方面的问题，最好请医生给予指导，及时地治疗。

## ●什么是母子血型不合

母子血型不合主要是孕妈咪和胎宝宝之间血型不合而产生的同族血型免疫疾病。此病会造成新生儿溶血症，主要是由于母亲为O型血，子女为A型或B型血的缘故。在正常情况下，母体与胎儿的血液被胎盘中的一层膜隔开，通过这层膜进行物质交换，保证胎儿的营养和代谢物质的出入，母体和胎儿的血液并不是相通的。如果由于某种原因，胎盘的天然屏障遭到破坏，胎儿就会有少量的血液流入母体，由于母子血型不一样，胎儿的血会刺激母体产生抗体。母体产生的这种抗体会通过胎盘带给胎儿，进而与胎儿红细胞发生作用，尤其在有较多的抗体进入胎儿体内时，便会破坏红细胞，这就造成了新生儿溶血症，也就是ABO溶血症。除了ABO溶血症外，还可发生其他血型系统的溶血症，但在中国以ABO溶血症最为常见。

## ●溶血症有什么危害

新生儿溶血症轻者表现为黄疸、贫血和水肿等，重者发生核黄疸，使脑神经核受损，出现抽风、智力障碍等症状，更为严重者，胎儿会在母体内死亡。凡过去有不明原因的死胎、死产或有新生儿溶血病史的孕妈咪，如再次妊娠仍可能产生母子血型不合性溶血。这类孕妈咪要及早检查，如怀疑母子血型不合，应做好监护，进行中西医结合治疗。

首先要测定夫妇双方的血型和Rh因子。如果孕妈咪血型为O型，丈夫为A型、B型或AB型，则胎儿有可能发生ABO型的血型不合症，此种情况较多见，其病情轻，危害较小；如果夫妇一方为Rh阳性，另一方为Rh阴性，则可能发生Rh型血型不合症，这在我国较少见。这种情形病情重，常致胎儿宫内或新生儿黄疸。如夫妻有Rh血型不合的可能，可对孕妈咪早、中、晚期进行血液抗体数值的监测。如有必要，可在婴儿出生后尽早给予换血，防止胆红素脑病的发生。

## ●母子血型不合的孕妈咪该怎么办

母子血型不合的孕妈咪可在妊娠期采取下列措施：

1. 按医嘱服中药：黄疸茵陈冲剂以及一些活血化淤理气的药物可以对血中免疫抗体的产生起到抑制作用。

2. 提高胎儿抵抗力：在妊娠第24、30、33周各进行10天左右的综合治疗，每日静脉注射25%的葡萄糖40毫升，加1000毫克维生素C，同时口服30毫克维生素E，每日3次；间断吸氧，每日3次，每次20分钟。

3. 在适当时机终止妊娠：妊娠越近足月，产生的抗体就越多，对胎儿的影响越大。因此，在妊娠36周左右就可酌情终止妊娠。

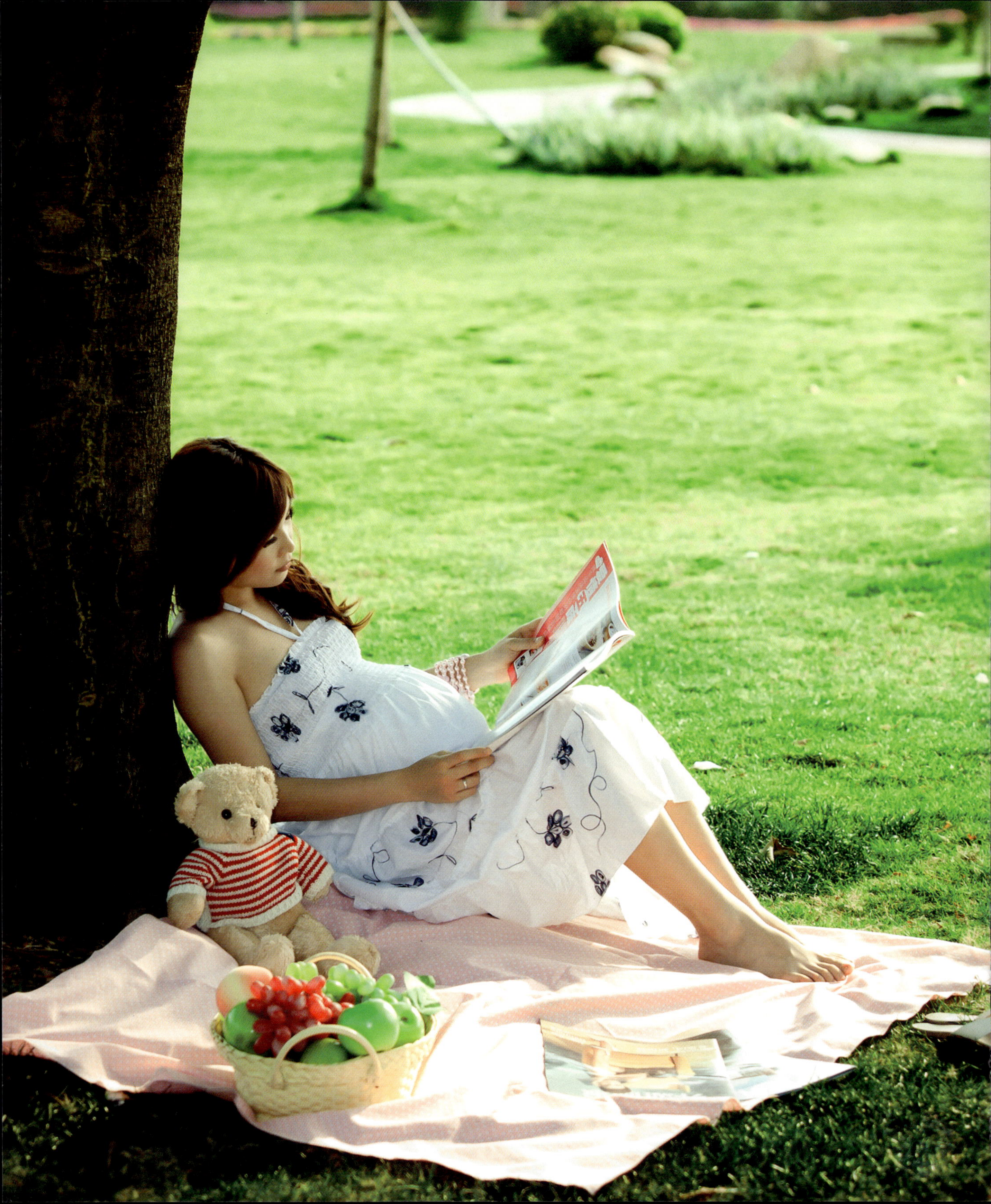

# 第七章

# 妊娠第7个月

## ——亲情互动每一天

### □胎宝宝的成长

这个时期，胎儿身长为36～40厘米，体重1000～1200克。由于皱纹很多，相貌像是老人。头发已长出5毫米了，全身都被细毛覆盖着，上下眼睑已形成，眼睛能睁开，鼻孔开通，容貌可辨，但皮下脂肪尚未充足，皮肤呈暗红色。

这时，胎儿脑部逐渐发达。男胎的睾丸还未降至阴囊内，女胎的大阴唇也尚未发育成熟。胎儿的气管和肺部还不发达，还没有完全具备在体外生活的适应能力。

### □孕妈咪身体的变化

此时子宫底高度上升到肚脐以上，达21～24厘米，不仅下腹部，连上腹部也大起来，肚子感到相当沉重。子宫对各种刺激开始敏感，胎动亦渐趋频繁，偶尔会有收缩现象，乳房更大。

子宫越来越大，压迫下半身的静脉，因此会出现静脉曲张。而且由于子宫越来越大，可压迫到下腔静脉和骨盆底部，便秘和长痔疮的人也多起来了。

挺着大肚子走路时，为取得重量的平衡，就要昂首挺胸，这就更容易引起后背和腰部的疼痛。因受激素的影响，髋关节松弛，有时股部会颤抖，步履艰难。也有的人会有腿肚子抽筋、眼花等症状。

# 第25周

## 日常生活指南

### 孕妈咪不宜戴隐形眼镜

很多患近视的人都喜欢戴隐形眼镜，因为隐形眼镜方便不碍事。但根据医学的研究发现，孕妈咪角膜的含水量比常人高，尤其是怀孕末期，角膜透气性差，此时如果戴隐形眼镜，容易因为缺氧而使角膜变肿。软式隐形眼镜（紧贴于角膜）比硬式隐形眼镜更糟。同时，孕妈咪角膜的曲度也会随着怀孕月龄及个人体质而改变，使近视的度数增加或减少。如果勉强戴隐形眼镜，容易因为不适造成眼球新生血管膜生长或长到角膜周围，甚至导致上皮剥落。此时，一旦隐形眼镜不洁滋生细菌，将会因为感染造成角膜发炎、溃疡，甚至失明。

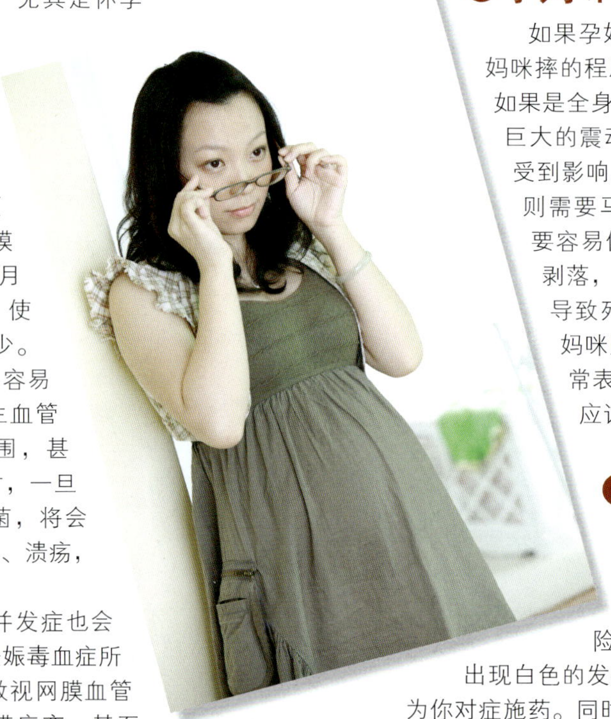

此外，一些妊娠并发症也会造成眼睛的变化，如妊娠毒血症所引发的高血压，会导致视网膜血管收缩，进而产生视网膜病变，甚至出血及剥离，对视力产生极大的威胁，必须及时给予治疗。一般产妇大约要在产后两周后视网膜病变才会渐渐消退。因此，在孕期不宜戴隐形眼镜。

### 孕妈咪摔跤了怎么办

如果孕妈咪不小心摔跤了，此时首先要看孕妈咪摔的程度重不重，是哪个部位受到了碰撞，如果是全身很重地摔倒在地上，就会使胎儿受到巨大的震动，即使没有撞到腹部，胎儿也可能受到影响。若摔倒后发生腹痛以及阴道出血，则需要马上送往医院进行检查，因为摔倒主要容易使胎盘和子宫壁分开，发生胎盘早期剥落，从而引起胎儿宫内缺氧，严重时可能导致死亡。如果没有腹痛及阴道出血，孕妈咪则应该听听胎心，观察胎动是否有异常表现，若发现胎动十分频繁，孕妈咪也应该到医院进行检查。

### 如何治疗霉菌性口炎

怀孕会改变唾液的酸性，使你的唾液闻起来和看起来与往常不同，同时还会增加你患霉菌性口炎的危险。霉菌性口炎最明显的症状是口腔内出现白色的发痒的小包，不必担心，妇产科医生会为你对症施药。同时可常用2%的苏打水漱口，这样也可以减轻症状。

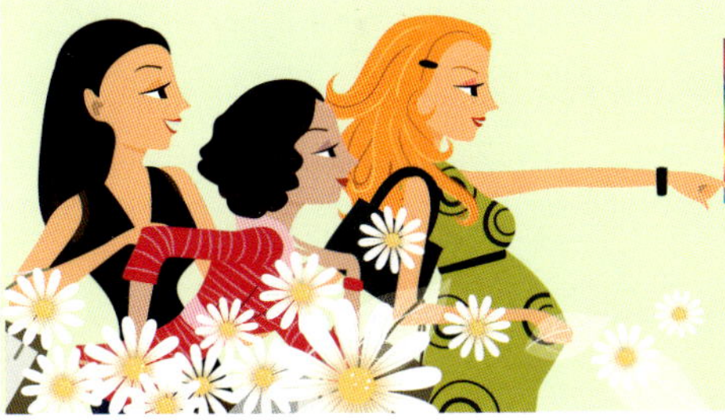

# 孕妈咪哪些心理不应有

## ●孕妈咪忌恐惧心理

有些孕妈咪因为孕后发生的一切都是陌生的，于是对将要发生的事有一种担心和恐惧的心理，如担心自己接触过的药物会不会对胎儿造成不良影响，担心宝宝出生后会不会有缺陷等。这种心理会使肾上腺素的分泌增加，如果长期担心受怕，精神处于高度紧张之中，通过神经内分泌机制的调节，肾脏会分泌大量肾上腺素。体内肾上腺素堆积过多，会直接影响到胎儿的生长发育。因此，有恐惧心理的孕妈咪应依靠科学手段，分析症结，及时解决，解除这种心理。

## ●孕妈咪忌暴躁心理

有些女性怀孕后，有时好发脾气，易动怒，这是由强烈的刺激引起的一种紧张情绪，不仅有害于自身的健康，而且还会殃及胎儿。因为孕妈咪发怒时，血液中的激素和有害物质浓度会剧增，并通过“胎盘屏障”进入羊膜，使胎儿直接受害。发怒还会导致孕妈咪体内血液中的白细胞减少，从而降低机体的免疫能力，使后代的抗病能力减弱。如果在胎儿口腔顶和上颌骨形成的第7～10周时，孕妈咪经常发怒，会造成胎儿腭裂和唇裂。因此，孕妈咪发怒，贻害无穷。

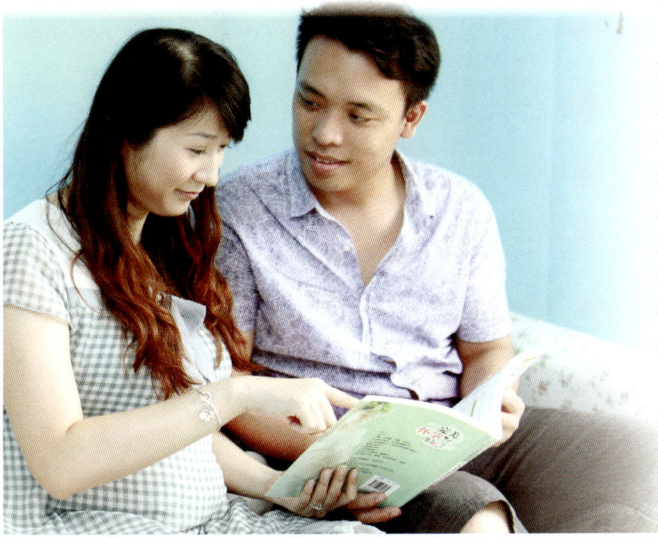

## ●孕妈咪忌热切心理

正如某些父母望子成龙、盼女成凤的心情一样，准爸妈们想把胎儿培养得更出色一些，这种心情是可以理解的，但是，任何事情都有个度，一旦过度就会适得其反。比如有的孕妈咪在进行胎教时，长时间将耳机放在腹部，造成胎儿烦躁，胎儿生下来后变得十分神经质，以致对语言有一种反感和敌视态度。因此孕妈咪对宝宝进行胎教时，不能热情过度，也不要过于心急，应该准确掌握胎教的正确方法，在实施胎教的过程中，严格按照胎教的方法去做，这样才能使胎儿领会其中的含义，并积极地去响应。

## ●孕妈咪忌怀疑心理

有些孕妈咪因不能看到胎儿一点一滴的变化，也就开始怀疑自己所做的一切对胎儿是否有用处。于是，胎教做过一段时间后便没有了热情，就半途而废了，这样，胎教就不会成功了。胎教过程也是孕妈咪自身性情磨炼、修养提高的过程，若不能坚持到底，则对胎儿的成长发育不会起到很大的作用，孕妈咪不应持有怀疑态度。若孕妈咪是一个没有耐心的人，则准爸爸应该鼓励妻子适时地进行胎教，激发妻子胎教的热情，同时还要积极地参与胎教，用持之以恒的精神带动妻子将胎教进行到底。

## ●孕妈咪忌羞怯心理

孕中期以后，孕妈咪的妊娠反应已消失，孕期的身体处于最佳时期，腹部也在逐渐隆起，别人已经能很明显看出你怀孕了。这时，有些孕妈咪会感到很害羞，见到熟人后会感到很难为情，有的则为自己的腰宽体胖和脸上的黄褐斑而烦恼，不愿被别人看到。其实，孕妈咪不必有这种心理，应该积极地参加朋友的聚会，得到朋友的关心，你会发现自己变得很重要，而且，你的胎儿处于这种浓浓的友爱之中，还能够得到更好的发育。

## ●孕妈咪忌忧郁心理

有的女性怀孕后总是感到烦闷，神情沮丧，显得无精打采。如果这种忧郁情绪持续一段时间，就会造成孕妈咪失眠、厌食和自主神经紊乱，而且还会使孕妈咪体内血液中调节情绪和大脑各种功能的物质含量偏低，直接影响到胎儿的正常发育。受孕妈咪这种心理的影响，胎宝宝出生后喜欢啼哭，长大后又会表现得感情脆弱、郁郁寡欢。因此有了忧郁心理的孕妈咪一定要积极调整自己的心态，多与乐观开朗的人接触，与之进行思想交流，这样有助于消除忧郁的情结。

## ●孕妈咪忌焦急心理

随着妊娠天数慢慢增加，孕妈咪盼望宝宝降生的心情也越来越急切，越到妊娠后期孕妈咪的这种心理就越是强烈。虽然这种心情可以理解，但是不可取。要知道，新生儿所具有的一切功能，产前的胎宝宝已经完全具备，孕妈咪的这种焦急心理无论是在情感上，还是在品性上，都会影响胎宝宝心智的发育，也会影响胎宝宝在最后一段时间里生活不宁。分娩是迟早的事，所以，孕妈咪应以平和的态度、愉悦的心理静待宝宝的降临。

## ●孕妈咪忌备物心理

到了妊娠中期，有些孕妈咪盼着宝宝快点出生，于是就开始为宝宝积极地准备东西了，虽然这样能使孕妈咪打发时间、陶冶情操，但是，备物也要有计划。比如，孕妈咪在给宝宝编织毛织品时总是长时间地坐着，会压迫胎儿，使血液流动不畅，影响到胎儿供氧，整日忙个不停，自己也不能得到充分休息。而且在为宝宝买东西时，经常要到商场，那里人多拥挤，空气污染严重，病源多，很容易使孕妈咪被碰着或被感染病毒。因此，孕妈咪为胎宝宝准备东西的心情不要过于急切，一些事情也可以让准爸爸来代劳，应该有计划地准备婴儿物品，不要太操劳。

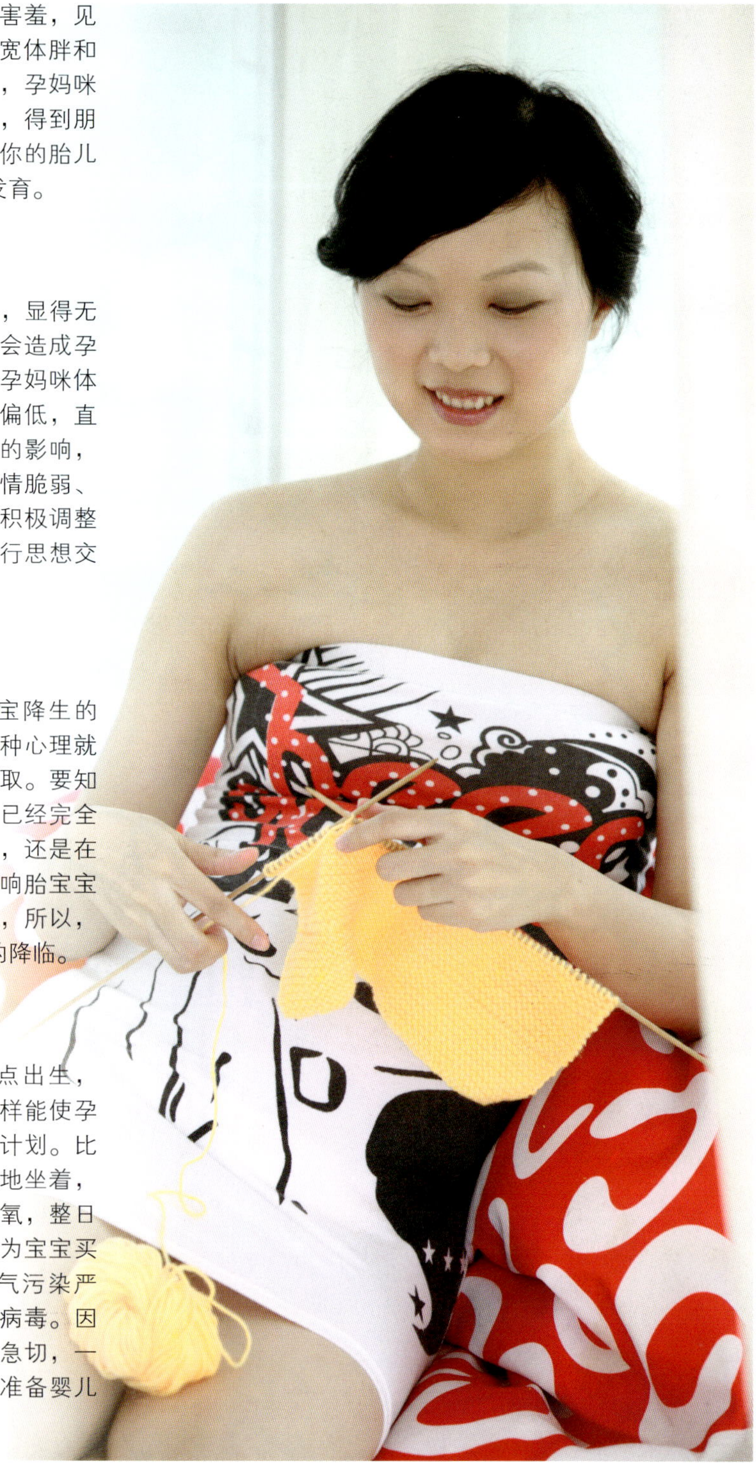

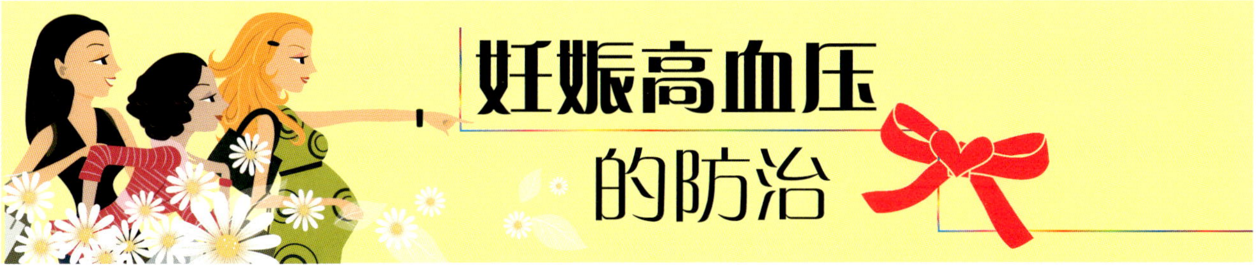

# 妊娠高血压的防治

## ●什么是妊娠高血压疾病

妊娠高血压疾病简称“妊高征”，是妊娠期妇女特有又常见的疾病，一般在妊娠中、晚期出现。该病的病理变化主要为全身小动脉痉挛，病变可累及多个器官，严重时可导致心、肝、肾、脑等主要器官缺氧、水肿、坏死，甚至功能衰竭，部分患者还会有慢性高血压及肾病等后遗症。

妊娠高血压疾病的临床表现为高血压、蛋白尿、水肿、血小板减少、凝血功能障碍，严重者有头疼、头晕、眼花、上腹部疼痛等自觉症状，甚至出现抽搐、昏迷以及母婴死亡。

## ●哪些人易患妊娠高血压疾病

引起妊娠高血压疾病的病因尚不清楚，医学界众说纷纭。经调查和统计，认为该病也有以下一些好发人群：

1. 年轻初产妇或高龄产妇。

2. 有慢性高血压、慢性肾炎、糖尿病等病史的孕妈咪。

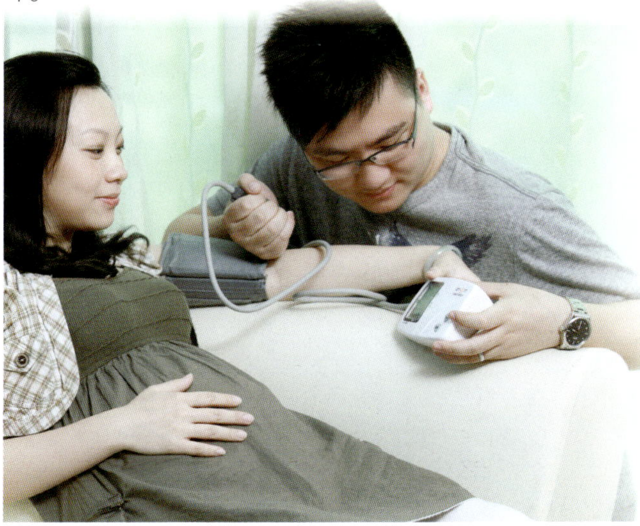

3. 精神过分紧张或受刺激致使中枢神经功能紊乱者，营养不良、贫血、低蛋白血症者。

4. 子宫张力过高（如羊水过多、双胎妊娠、糖尿病、巨大儿及葡萄胎等）者。

5. 有家族高血压史，尤其是孕妈咪的母亲有重度妊娠高血压疾病者。

## ●如何预防妊娠高血压疾病

避免孕妈咪患妊娠高血压疾病，重在预防。首先，孕妈咪在孕期一定要按时定期检查，每次检查包括测血压和称体重，并定期进行尿液化验检查，以便观察血压、尿蛋白及水肿情况。其次，加强孕期营养及休息，注意多吃一些富含蛋白质、维生素、叶酸及微量元素的食物，适当限制食盐的摄入。此外，如有妊娠高血压疾病易发因素者，应积极注意孕期检查和监护，有异常情况时能做到早发现、早治疗。

## ●如何治疗妊娠高血压疾病

一旦发现孕妈咪患有血压高，则应马上与医生配合，注意休息，并采取左侧卧位减少子宫对下腔静脉的压迫，使下肢及腹部血流充分回到心脏，保证肾脏及胎盘的血流量，必要时按医嘱服些降压或镇静药物。

及早发现并治疗轻度妊娠高血压疾病使之痊愈。如患中、高度妊娠高血压疾病，一经确诊，应立即住院治疗。主要给予解痉、降压、镇静、合理扩容和必要时利尿、适时终止妊娠的治疗。重症患者住院治疗24～48小时，病情不见好转应考虑终止妊娠。部分患者会遗留产后高血压及肾病后遗症，故应做好产后监测，观察血压及肾功能状况，如有异常应及时治疗。

此外，控制妊娠高血压在饮食上要限制水分和食盐的摄入。每天摄入水不超过1200毫升，重度高血压可按头一天尿量加上500毫升，食盐每天不得超过7毫克。另外，小苏打、发酵粉、味精也含钠，注意限量食用。

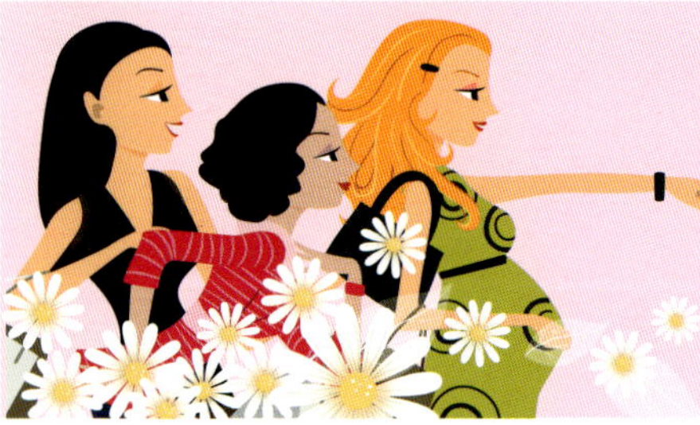

# 不适合运动的孕妈咪

“生命在于运动”，说明了运动对于人的重要性。女子怀孕以后，其运动习惯都有一定的改变，但孕妈咪不论怀孕前有无运动习惯，在初诊时都要向医生请教有关运动的问题。如果想晚些时候开始运动或改变运动计划，行动之前也要先听取医生的意见。如果孕妈咪出现以下情况，则不能参加运动。

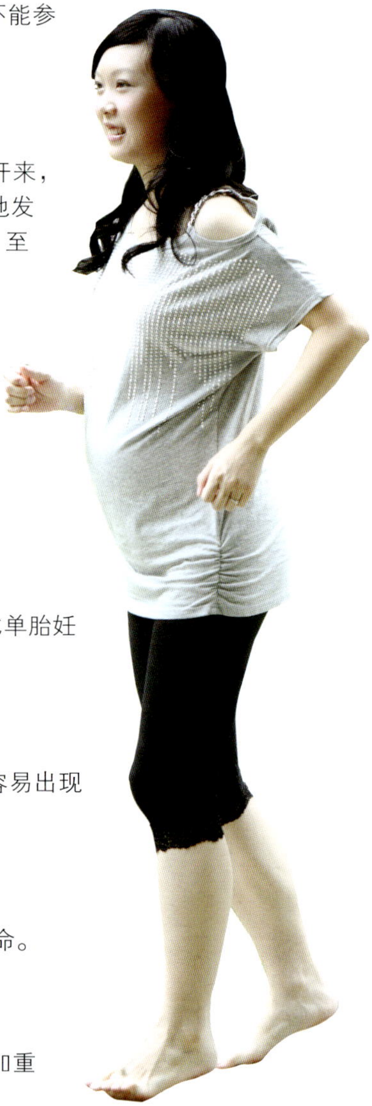

## ●有子宫颈无力症病史，或有早产、反复流产史

子宫颈无力症即子宫颈在子宫日益膨胀与胎儿的压力下，不到成熟期便扩张开来，造成流产、早产。因该症不会自动痊愈，怀孕后流产、早产的现象会一次又一次地发生，所以在确诊之后（妊娠4个月以后），可运用各种手术方法将子宫颈缝合起来，至孕足月拆除缝线使胎儿自然分娩。有该病史的孕妈咪不宜运动，以避免流产、早产。

## ●妊娠初期高血压

如果孕妈咪的血压与基础血压（通常以第一次产前检查为准）相比，收缩压高出4千帕，舒张压高出2千帕，就必须加以重视，注意休息，及时治疗，也要避免运动，因为运动可以使血压升高。初期的妊娠高血压如果不及时控制，很容易发展为严重的妊娠高血压疾病、先兆子痫，危及母子生命。

## ●多胎妊娠

因为多胎妊娠的孕妈咪负担重，而且罹患高血压、贫血等妊娠并发症的风险比单胎妊娠更大，因而不宜参加运动。

## ●已经确诊的心脏病

这类孕妈咪更不宜参加运动，运动避免不了增加“带病工作”的心脏负担，容易出现心力衰竭的情况。

## ●先兆子痫

既然出现子痫预兆，再盲目参加运动，势必容易发展成子痫，进而威胁胎儿生命。

## ●阴道出血

在流产、早产症状出现时，卧床静养是唯一明智的选择，不适当的运动只能加重出血。

# 第26周

## 孕妈咪正确的姿势

妊娠早期，孕妈咪身体没有明显的变化，随着妊娠周数增加，腹部逐渐向前凸出，身体重心位置发生变化，骨盆韧带出现生理性松弛，容易形成腰椎前倾，给背部肌肉增加了负担，易引起疲劳或发生腰痛。孕妈咪若于坐、站立、行走时保持正确的姿势，可以减少这些不舒服症状的发生。

### ●坐的姿势

孕妈咪坐椅子时要先稍靠椅子前边，然后移动臀部至椅背，深坐椅中，股和膝关节成直角，大腿呈水平状，这样坐不易发生腰背痛。

### ●站立姿势

站立时，两腿平行，两脚稍微分开，这样站立，重心落在两脚之中，不易疲劳。但若站立时间较长，可将两脚一前一后站立，并隔几分钟换一下位置，使体重落在伸出的前腿上，减少疲劳。

### ●行走姿势

行走时背要直，不弯腰，不驼背，不过分挺胸，不用脚尖走路。抬头，紧收臀部，保持全身平衡，稳步行走，可能时利用扶手或栏杆走路。

### ●上下楼梯的姿势

上下楼梯时不要猫着腰或过于挺胸腆肚，只要挺直脊背就行。要看清楼梯，一步一步地慢慢上下。只用脚尖是很危险的，特别是怀孕晚期，隆起的肚子遮住视线，看不见脚下，要注意千万不要踩偏，脚踩稳了再移动身体。如有扶手，一定要扶着走。

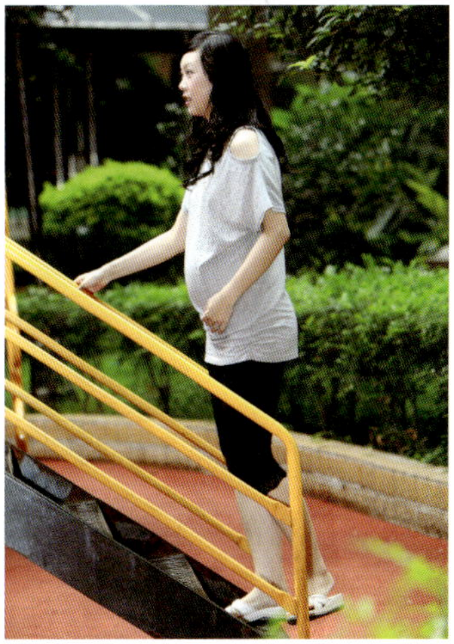

### ●起床的姿势

从仰卧的姿势起来时，先采取侧卧位，再到半坐位，然后起来。禁止使用腹肌以仰卧的姿势直接起身。

### ●躺下的姿势

要侧身躺下，大腿和手臂向上弯曲，另一只手臂放在体侧。如果在膝部和大腿下面垫上一个或几个枕头，那么，孕妈咪会觉得这种姿势更为舒适。

### ●斜靠的姿势

孕妈咪如果侧身躺着不能休息的话，那么可以用一种向后斜的姿势，需要多少枕头就用多少。把一些枕头放在膝部下面，这样有助于孕妈咪双膝能柔和屈曲。

# 饮食指南ABC

## 孕7月的饮食原则

这个时期胎儿需要大量的蛋白质，以使皮肤充满脂肪，孕妈咪则需要各种营养，特别是含铁丰富的食物来增加血容量和血红细胞，减轻贫血的症状。此时，孕妈咪应注意保持良好的胃口。饮食最好选择富含植物纤维和有润肠作用的食物，这样可以缓解由于子宫压迫直肠而引起的便秘，如各种蔬菜、香蕉、地瓜等。进入妊娠晚期后，应该控制饮水量，每天保持在1升以内为好。如果不太喜欢饮水，可以选择一些含水量多的水果。吃水果的时候注意用水冲洗干净，最好生吃，去皮后立即食用。同时需要一些含碘丰富的食物，如各种海产品，其他营养如胡萝卜素、核黄素、锰、锌、铜、镁、硒等微量元素也不可忽视。

### 一日营养食谱

| | 早餐 | 午餐 | 晚餐 |
|---|---|---|---|
| 主食 | 营养菜粥2小碗，芹菜馅包子3～4个（量约150g）。 | 米饭2小碗，或金银卷2～3个（玉米面、白面相掺，量约150g）。 | 米饭2小碗，或蔬菜肉丝挂面1碗（量约150g）。 |
| 副食 | 肉片百合、西芹。香蕉2个（约200g）。 | 肉末烧茄子（茄子250g、瘦肉150g），麻酱菠菜（菠菜250g），鲜鱼汤2小碗。可根据条件选择水果（量约200g）。 | 黄瓜炒鸡蛋（黄瓜250g、鸡蛋3个），醋熘白菜（白菜250g），骨汤或粥2小碗。石榴1个。 |

## 孕妈咪不可缺膳食纤维

膳食纤维是食物中不被人体胃肠消化酶所分解的、不可消化成分的总和。膳食纤维按其溶解度可分为两类：可溶性膳食纤维和不溶性膳食纤维。可溶性膳食纤维包括树胶、果胶、藻胶、豆胶等。不溶性膳食纤维包括纤维素、木质素等。

膳食纤维可起膨胀作用，能保持水分、使胶体形成、改善胃肠微生物菌落，且产热低。这样就可增加排泄物的体积，缩短食物在肠内的通过时间，可降低血胆固醇水平，减少动脉粥样硬化，还可减少胆石症的发生、治疗糖尿病。

含膳食纤维的有谷类（特别是一些粗粮）、豆类及一些蔬菜、水果、薯类等。

## 孕妈妈不宜用饮料代替白开水

孕妈妈不宜用饮料代替白开水，因为白开水是补充人体体液的最好物质，它最有利于人体吸收，而又极少有副作用。而各种果汁、饮料都含有较多的糖及其他添加剂，还含有大量的电解质，这些物质能较长时间停留在胃里，对胃产生许多不良刺激，不仅直接影响消化和食欲，而且会增加肾脏过滤的负担，影响肾功能，摄入过多糖分还容易引起肥胖。因此，孕妈妈不宜大量饮用饮料，也不要用饮料来代替白开水。

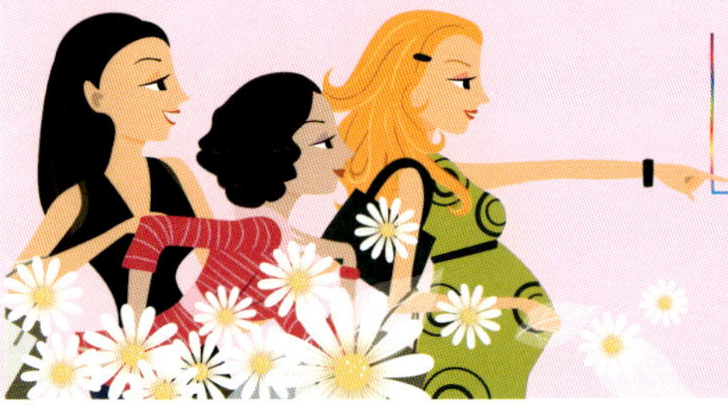

# 准爸爸必修课

越到妊娠后期，丈夫更加需要关心照顾妻子，要帮助孕妈咪做好孕期监护，有一些事情是准爸爸必须亲力亲为的。

## ●准爸爸记事

孕妈咪快要进入妊娠晚期了，肚子越来越大，负担也越来越重，部分孕妈咪还会出现静脉曲张、脚肿、腿肿等现象。因此，准爸爸应该更加体贴妻子，同时也要做好以下事情：

与妻子一起商量决定分娩的医院。

妻子可能出现妊娠纹，帮助她按摩，揉揉肩部、后背，以减轻她的不适。

可以陪孕妈咪去买孕妈咪服装，若孕妈咪的脚出现水肿、变大，则应该给她换一双稍大一点的鞋，还要经常帮她按摩腿和脚。

和妻子一起给宝宝取名字。

陪同妻子参加产前课程。

多与其他父母交流，了解有关分娩和育儿的正确知识。

## ●帮助妻子进行乳房护理

准爸爸应该同妻子一起对乳房进行护理，为了将来给宝宝提供一个好的哺乳条件，此期间应该加强对乳房和乳头的护理，虽然妻子可以自行护理，但准爸爸护理会更好，因为妻子能够感觉到丈夫浓浓的爱意。

护理时，准爸爸首先应该把手洗干净，然后用温热的毛巾轻轻擦拭妻子乳头的周围，再用冷霜或橄榄油进行按摩。

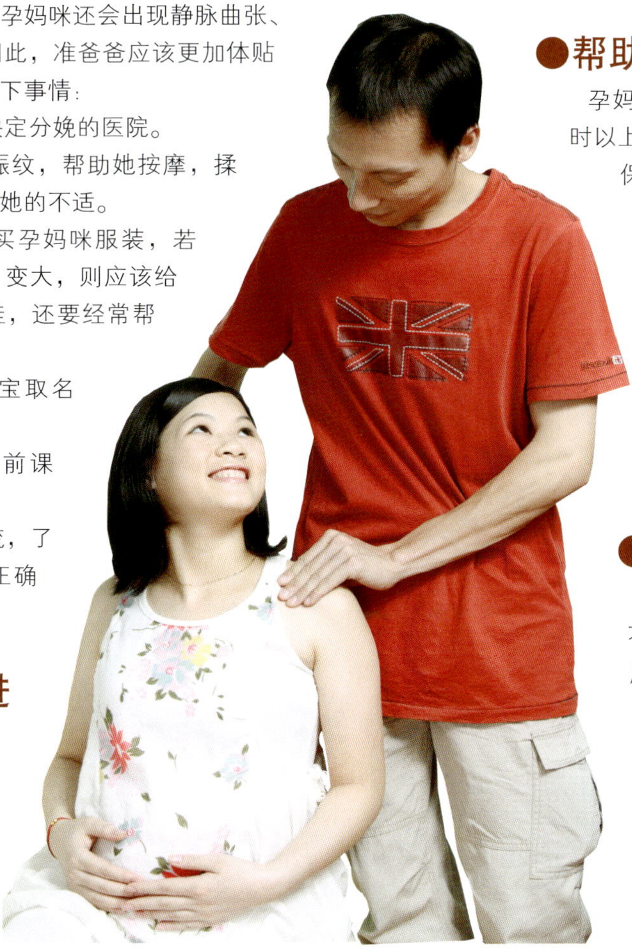

## ●帮助妻子提高睡眠质量

孕妈咪每天的睡眠时间应该保持在8小时以上，并且还要注意睡眠的质量。为了保证孕妈咪睡得更沉、睡得更香，准爸爸应该做到如下几点：

1. 保持室内安静、整洁、舒适，而且空气也要新鲜。

2. 提醒妻子睡觉前2个小时之内不要大吃大喝，也不要饮用刺激性的饮料。

3. 用温水帮助妻子泡泡脚。

## ●帮妻子解除失眠的方法

若妻子夜间难以入眠，准爸爸不能独自入睡，应该给她做一些按摩，具体方法是准爸爸用双手的食指推抹孕妈咪的前额，或用拇指推擦太阳穴，反复进行30次左右。还可以陪她聊聊天，增进彼此的感情。这样可以让她解除烦恼，从而保证睡眠，促进健康。

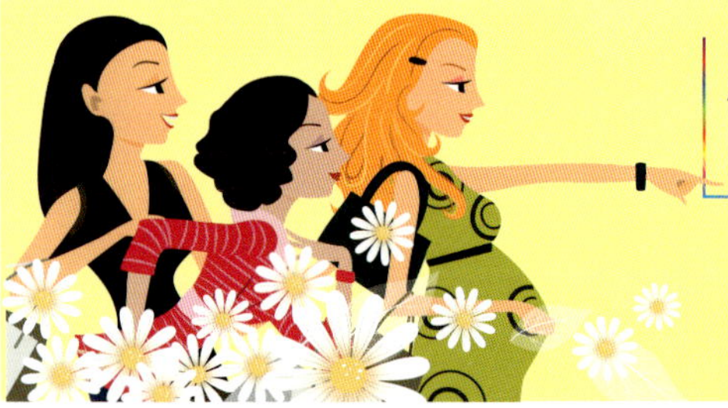

# 做一个漂亮的孕妈咪

## ●孕妈咪的容貌为什么会变丑

很多孕妈咪在怀孕后容貌会发生一些改变，像脸上会出现斑块，身上会出现色素和妊娠纹等。这是因为怀孕后，为了满足胎儿生长发育的需要，孕妈咪肾上激腺的分泌功能会增强，从而使肾上腺皮质素增多，这就导致了孕妈咪脸上出现斑块和身上出现色素沉淀。

## ●孕妈咪不宜穿着邋遢

有些女子怀孕后，因为妊娠反应或其他原因，变得很懒散，常常衣冠不整，再加上脸色也变得苍白无华，整个人就显得邋里邋遢，这是非常不好的。在妊娠期更应该注意修饰打扮，因为这样不仅可以掩饰怀孕后体形的变化，还有利于身体健康和精神抖擞，有助于维持孕妈咪的良好心境，这对于孕妈咪及胎儿身心健康都是十分有利的。

孕妈咪的穿着窍门是把重点摆在胸部与领口部分，服装可以选择那些穿在身上能够体现出胸部线条美，使隆起的腹部显得不太突出的样式，也可以适当地佩戴一些花饰装饰一下，或戴短而鲜明的项链等。服装的立体轮廓最好呈上小下大的A字形，在颜色的选择上，应以清爽、明快为原则，大红、大绿或花哨的图案会增加孕妈咪的臃肿感，此外，应选择方便穿脱的衣服。

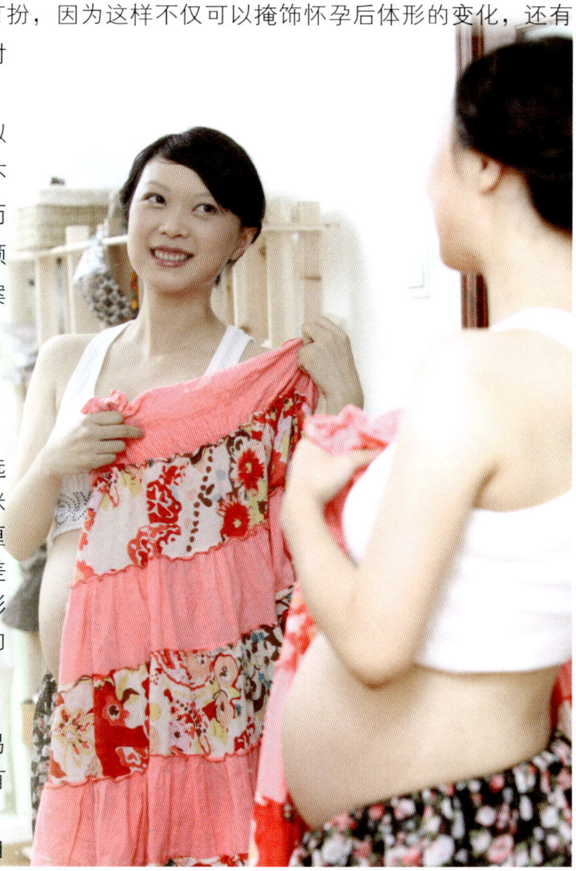

## ●孕妈咪着装要宽松

现在，一些青年女子在怀孕后仍然穿着紧身的衣服，不愿选择宽松舒适的衣服，生怕破坏了形体美，这是不正确的。孕妈咪的体态会因怀孕而改变的是胸围、腰围和臀围，胸部会增加10厘米左右的幅度，腰身也会变粗，臀部怀孕前与怀孕后期大约相差10～20厘米。如果再穿原来的衣服，特别是紧身的衣服，就会影响呼吸和血液循环，甚至会引起下肢静脉曲张并且会限制胎儿的活动。

一般来说，孕妈咪在冬天需要注意保暖，要穿厚实、保暖、宽松的衣服，如羽绒服或棉织的衣服，既防寒又轻便。夏季容易出汗，宜穿肥大不贴身的衣服，如穿不束腰的连衣裙，或胸部有褶和下摆宽大的短衣服，裤子的腰部要肥大，也可穿背带裤。

现在市场上有很多孕妈咪服出售，怀孕的女子可选择适合自己的孕妇服。职业女子的孕妇装应挑选容易穿着、舒适、不妨碍工作、设计良好的服装。孕妈咪偶尔需要穿着正式的服装，但因机会不多，最好以产后也能穿的款式为宜。越简单越好，最好能遮饰腹部，袖子以宽松的较佳。

## ●孕妈咪要选择合适的鞋子

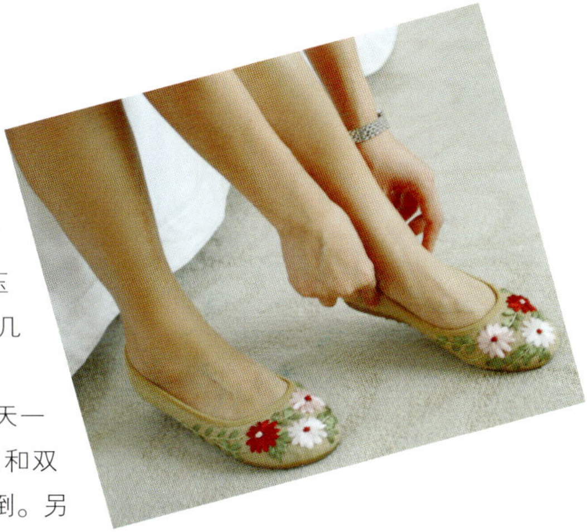

怀孕期间穿什么样的鞋对维持孕妈咪的身体健康尤为重要，这是由孕妈咪的生理特点所决定的。大多数孕妈咪怀孕3个月后，大脚趾下面会出现水肿；6个月后，整个脚水肿得如同平脚；妊娠后期更严重，有些孕妈咪腿脚水肿得难以维持走路时的平衡。孕妈咪体重的不断增加使血液循环不畅，脚底会产生压迫感，从而还会加剧腰痛。因此，准妈妈选择鞋子时应注意以下几点：

1. 孕期不能穿高跟鞋。妇女怀孕后，身体有了变化，肚子一天一天增大，体重增加，身体的重心前移，站立或行走时腰背部肌肉和双脚的负担加重，如果再穿高跟鞋，就会使身体站立不稳，容易摔倒。另外，因孕妈咪的下肢静脉回流常常受到一定影响，站立过久或行走较远时，双脚常有不同程度的水肿。此时穿高跟鞋由于鞋底、鞋帮较硬，不利于下肢血液循环。因此，孕妈咪所穿鞋鞋跟的高度应该在2～3厘米，以选择柔软而有弹性的坡跟鞋最为理想。

2. 鞋要松软、透气性好。孕妈咪不应选用合成革、牛皮、尼龙等材料做的鞋，最好是羊皮鞋或布鞋，鞋底应带有防滑纹。

3. 能正确保持脚底的弓形部位。可用2～3厘米厚的棉花团垫在脚心部位作为支撑。鞋子的宽窄、大小均要合适，重量较轻。孕妈咪从怀孕6个月后，应选穿比自己的脚稍大一点的鞋为宜。

4. 孕妈咪弯腰系鞋带不方便，应穿容易穿脱的轻便鞋。也不要穿易脱落的凉鞋和拖鞋，以免引起摔倒。

## ●孕妈咪宜进行面部保健按摩

有些妇女在怀孕以后，面色变得晦暗无光。如果在孕期能经常进行面部按摩，则能够促进面部血液循环，刺激神经系统，使面部疲劳的神经得到休息和恢复，就能使脸色红润有光泽。按摩前应将脸洗净，在面部涂上一些按摩膏。

◎用两手的拇指用力按下腭部进行按摩。

◎对齐食指和中指，从下腭到耳朵下方进行滑动性按摩。

◎中指稍用力按在耳朵后面的凹陷处进行按摩。

◎食指和中指并拢，从嘴角两侧到耳朵前方进行滑动性按摩。

◎食指和中指并拢按在鼻翼两侧进行按摩。

◎食指从鼻翼两侧到耳朵上方进行按摩。

◎两手指和无名指从眉心沿眉毛滑向太阳穴。

◎两手食指、中指、无名指并拢，用指面或指肚从额头正中滑向太阳穴。

◎食指和中指从眼内侧轻轻敲向眼角。

以上每节动作按摩30秒钟或按摩10次，每天1次，有助于改善孕妈咪的面部疲劳。

# 第27周

## 身体疼痛知多少

### ●胸痛

孕妈咪在孕期有时会发生胸痛，这种胸痛一般发生于肋骨之间，就像神经痛。这种情况可能是由于膈肌抬高所致，也可能是孕妈咪缺钙所致。此时，孕妈咪不要慌张，可以适当地补充一些高钙食物。

### ●臂痛

到了妊娠晚期，由于怀孕压迫了脊柱神经，当孕妈咪把胳膊抬高时，手臂就会感到一种异样的疼痛，这种疼痛感觉有时就像蚂蚁在手臂上爬行一样，但分娩后这种症状就会消失。孕妈咪应注意避免过度劳动，也要禁止做牵拉肩膀的运动。

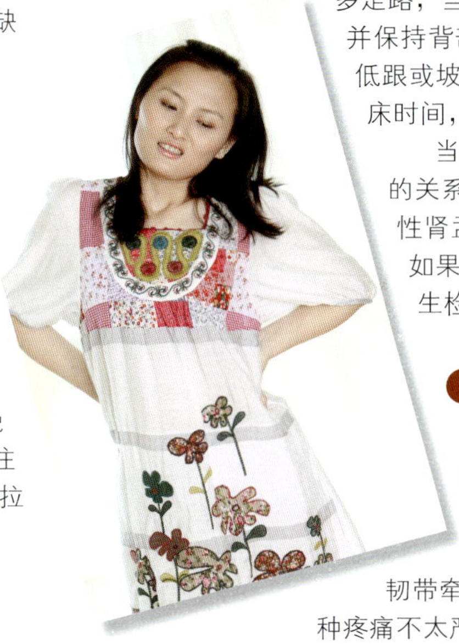

### ●腰背痛

妊娠后期，随着胎儿不断发育长大，孕妈咪为了使重心前移的身体保持平衡，不得不使头部和肩部向后倾斜、腰向前挺，使背部肌肉处于一种不自然的紧张状态，这样就增加了腰部的负担。如果孕妈咪平时缺少锻炼，腰肌张力差，就容易感到腰胀背痛。通过以下方法可以避免或改善腰背痛。

孕妈咪要经常洗热水澡，可改善腰部血液循环，减轻腰部疼痛。轻轻按摩腰部，对减轻腰部疼痛也有很好的作用，不要长时间保持一种姿势，不要久站，不要过多走路，当要从地上捡或提东西时，要弯曲膝盖蹲下，并保持背部挺直，下腹部要使用腹带，穿柔软合适的低跟或坡跟鞋，防止下肢水肿，保证充足的休息和卧床时间，这对减轻腰肌紧张和负担都是有益的。

当然，背部和腰部的疼痛也不完全是由于妊娠的关系，有时在患有阑尾炎、脱肛、内脏扭转、急性肾盂肾炎或尿管结石的时候也会发生。因此，如果觉得腰疼比较严重的话，就应该找妇产科医生检查一下。

### ●骨盆区韧带牵拉痛

妊娠中期以后，有些孕妈咪会发生骨盆区韧带牵拉痛，这是因为随着子宫的增大，子宫周围的韧带也随着由原来的松弛状态变成紧张状态，如果过度牵拉，就会造成韧带牵拉痛，特别是位于子宫前侧一对圆韧带。这种疼痛不太严重，孕妈咪只需要注意休息即可。

### ●子宫无规则无痛性收缩

从妊娠4个月开始，孕妈咪的子宫就会出现无规则收缩，这种收缩不带疼痛感，孕妈咪只是感觉腹部一阵阵发硬，在做腹部检查时就会发现这种情况。此时孕妈咪不必担心，适当休息即可。

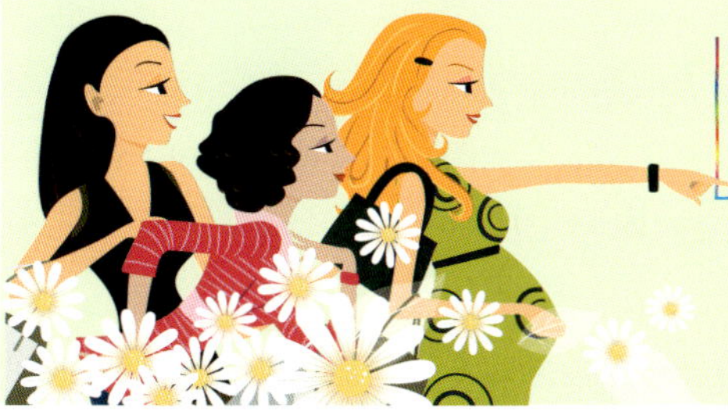

# 乘坐交通工具须注意

## ●孕妈咪能坐飞机吗

乘坐飞机旅行的优点是快，适宜长途旅行，几个小时的旅程不会使孕妈咪感到不便，对胎儿也没有影响。但有人乘飞机容易晕吐，所以怀孕早期最好避免乘坐。一般航空公司规定，孕妈咪怀孕7个月后不要乘坐飞机，以免孕妈咪早产或在机舱里分娩。此外，患有高血压、心脏病的孕妈咪也最好不要乘坐飞机。

## ●孕妈咪要少驾驶汽车

孕妈咪驾驶汽车有发生早产、流产的危险，其原因有三：

☆驾驶姿势的影响

如果驾驶时身体过于向前倾，就会使子宫受到压迫。怀孕初期，虽然子宫很小且还在骨盆内，不会直接受到压迫，但怀孕初期是最容易流产的一段时期，即使对子宫并没有什么直接的压迫，但是仍然会受到因为驾驶而产生的腹部压力的影响。所以，最好还是避免长期驾驶为佳。怀孕七八个月以后，若采取前倾驾驶姿势的话，就会直接压迫到子宫而发生早产的情形。到了怀孕末期，为了给生产做准备，子宫口会稍微地张开一些。如果由于驾驶姿势过分向前倾而使腹部压力不断地增加，便有早期破水的危险。

☆车身震动引起的不良影响

驾驶时难免会因为道路不平而引起强烈的震动，这不但会直接影响到妊娠子宫，同时也会刺激自主神经，使血压升高，心脏的跳动增加，氧气的消耗量增加等。因此，母体的新陈代谢会受到阻碍而影响到胎儿，使胎儿流产或是婴儿期的死亡率增加。

☆驾驶汽车会令人精神紧张

妊娠中神经比平常要敏锐得多，因此很容易疲倦、情绪不稳，且容易入睡。驾驶汽车如果精神过分地专注，上述这些情形就会加强，而且会令人觉得疲倦不堪，食欲不振。

基于以上的几点理由，孕妈咪最好还是不要驾驶汽车。

## ●乘车时如何避免呕吐症状

乘车时，由于汽油味很浓，会给孕妈咪带来不适感。这时孕妈咪可以准备一部随身听，一边乘车一边欣赏一些轻松的音乐，转移自己的注意力。也可以事先准备一些可以立即食用的食物，不舒服时食用一些食物也可以减轻不适感。最好随身携带上小毛巾和塑料袋，关键时刻能派上用场。在车上如果实在感到不舒服，就不要勉强忍耐，应该下车休息一下。

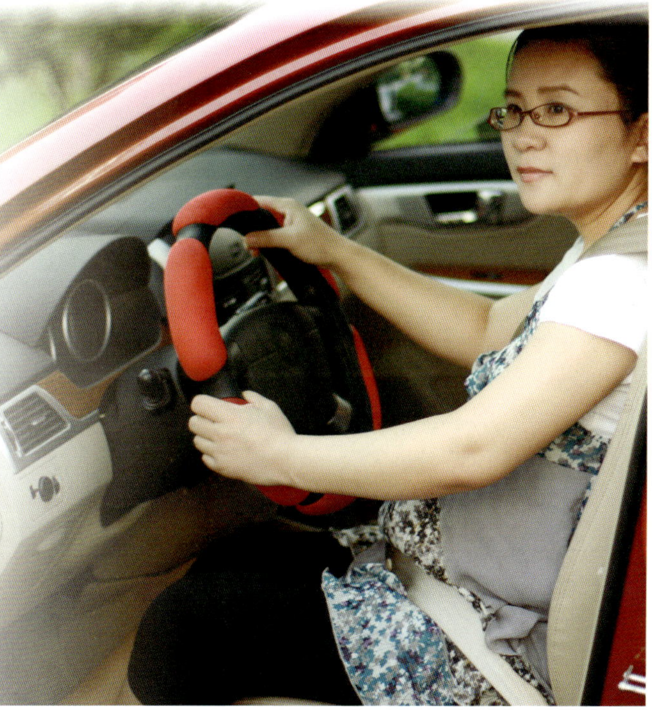

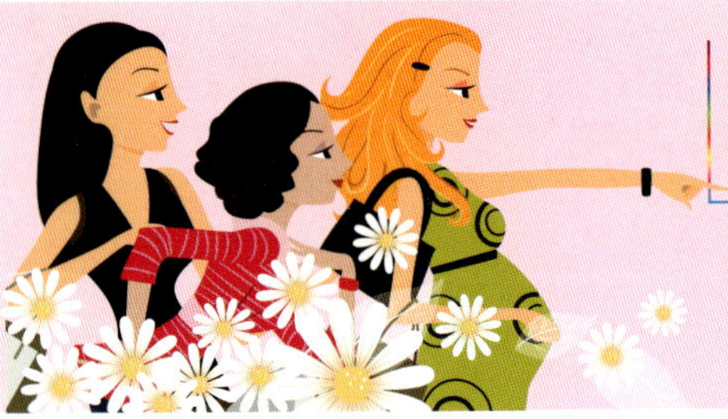

# 胎教讲堂

## ●语言胎教

此时的语言胎教不仅是同胎儿讲话，还要在此基础上给胎儿讲故事，教胎儿学习语言和文字。母亲可以制作一些卡片，把数字和一些笔画简单、容易记忆的字制成颜色鲜艳的卡片，卡片的底色与卡片上的字分别采用对比度鲜明的不同颜色，如黑和白、红和绿等。总之，应鲜艳醒目，使人一目了然。训练时母亲应精力集中，全神贯注，两眼平视卡片上的文字，一边念，一边用手沿着字的轮廓反复描画。每天抽出一定的时间定时进行，不断重复，反复强化。久而久之，将有助于条件反射的形成，对胎儿有益。

## ●视觉胎教

到妊娠7个月时，胎儿的视网膜才具有感光的功能，对光开始有了反应。

这个时候，孕妈咪可以每天定时用手电筒微光紧贴腹壁一闪一灭照射胎头部位，每次持续5分钟。具体做法是每天选择固定时间，用4节1号电池的手电筒通过准妈妈腹壁照射胎儿头部。这种训练有利于胎儿的视觉功能健康地发育成长，同时还有助于胎儿强化昼夜周期的分辨，并可促进其动作行为的发育，这对他日后视觉敏锐、协调、专注、阅读都将会产生良好的影响。注意切忌用强光照射，每次照射时间也不宜过长。

## ●环境胎教

优美的环境不仅能使孕妈咪身心舒畅，而且还能促进胎儿的生长发育。

首先，孕妈咪要将自己的居室布置得整洁美观，可以在居室的墙壁上悬挂一些活泼可爱的婴幼儿画片或照片，他们可爱的形象有助于孕妈咪形成良好的心理状态。悬挂一些景象壮观的油画也是有益的，它不仅能增加居室的自然色彩，而且能使人的视野开阔，除此之外，还可以在居室悬挂一些隽永的书法作品，时时欣赏，以陶冶性情。

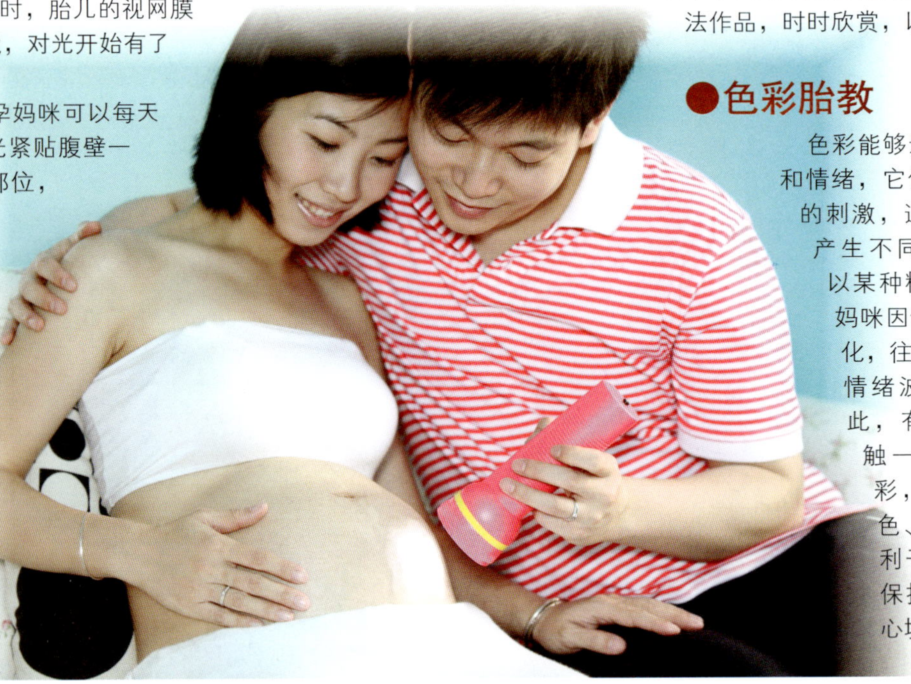

## ●色彩胎教

色彩能够影响人的精神和情绪，它作为一种外在的刺激，通过人的视觉产生不同感受，给人以某种精神作用。孕妈咪因体内激素的变化，往往性情急躁，情绪波动较大。因此，有意识地多接触一些偏冷的色彩，如绿色、蓝色、白色等，有利于情绪稳定，保持淡泊宁静的心境。

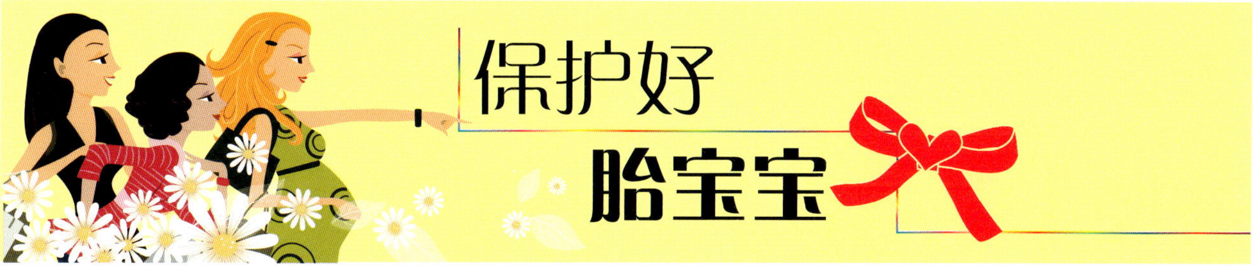


## ●孕妈咪的衣服防虫蛀不能用萘丸

很多家庭为了防止衣服被虫蛀，都喜欢使用萘丸，但是孕妈咪的衣服却不能这样。因为萘丸是从煤焦油中提炼出的一种叫做“萘”的结晶物，然后向其中加入少量的苯而制成的，萘是极强的致癌物质，而且萘丸是一种极易挥发的有机溶剂，如果孕妈咪长期接触这种物质，就会导致喉癌、结肠癌以及胃癌，对胎宝宝也会造成较大的影响。因此，为了孕妈咪和胎宝宝的健康，孕妈咪的衣服不要使用萘丸来防止虫蛀。

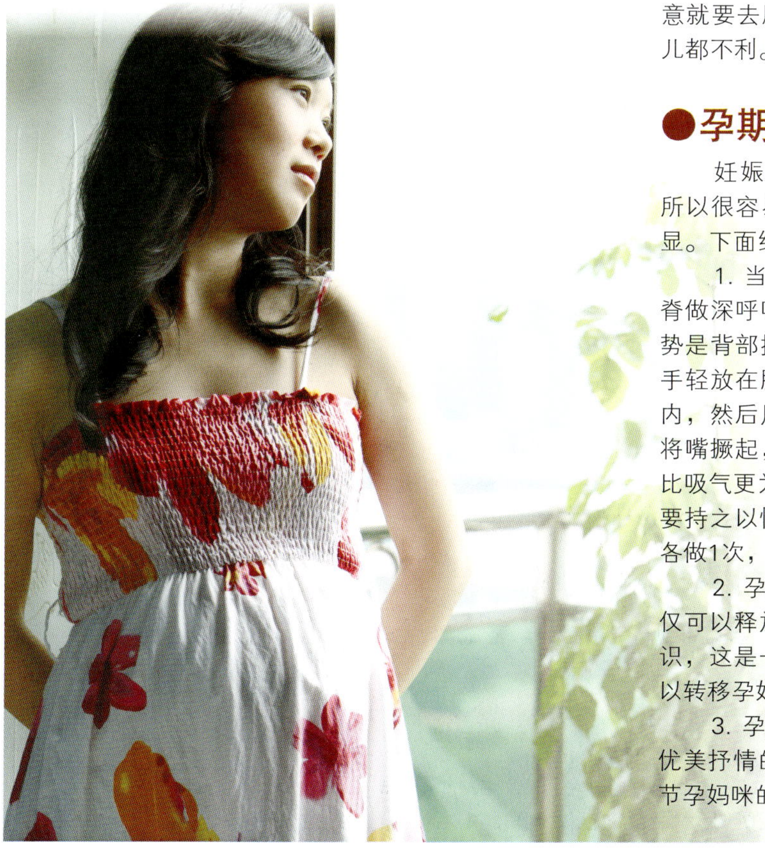

## ●孕妈咪尿频应注意的事项

怀孕初期，随着子宫的增大，会渐渐压迫位于子宫前方的膀胱。在这种情形下，只要膀胱里稍微存一点尿液，就会立刻想上厕所。到了怀孕后期，由于胎儿的头部又压迫膀胱，所以又会有尿频的感觉。此种尿频现象不伴有尿急和尿痛，尿液检查也无异常，属于妊娠期的生理现象，不必担心，也不需要治疗。但是睡前最好不要喝太多的水，因为这会增加夜间入厕的次数而影响睡眠。同时孕妈咪感到有尿时，不管排尿多少，只要有尿意就要去厕所排尿，千万不可憋尿，憋尿对孕妈咪和胎儿都不利。

## ●孕期如何缓解疲劳

妊娠后，由于孕妈咪的身体承受着额外的负担，所以很容易疲劳，这种疲倦感在孕早期和孕晚期尤为明显。下面给孕妈咪介绍几种减轻疲劳的方法：

1. 当孕妈咪觉得疲劳时，可以坐在椅子上，挺直背脊做深呼吸，这样可以恢复平静。腹式呼吸法的正确姿势是背部挺直紧贴在椅背上，膝盖立起，全身放松，双手轻放在腹上，想象胎儿目前正居住在一个宽广的空间内，然后用鼻子吸气，直到腹部鼓起为止。吐气时稍微将嘴撅起，慢慢地用力将体内空气全部吐出，吐气时要比吸气更为缓慢且用力。可以经常练习，每天3次以上，要持之以恒。早上起床前、中午休息时间、晚上睡觉前各做1次，尽量放松全身。

2. 孕妈咪可以和家人朋友聊聊天、说说话。聊天不仅可以释放和减轻心中的种种忧虑，还可以获得一些知识，这是一种排解烦恼、有益身心健康的好方法，它可以转移孕妈咪的注意力，让孕妈咪忘却身体的不适。

3. 孕妈咪还可以到室外散散步，甚至一边欣赏一些优美抒情的音乐，一边感受大自然的美妙，这样可以调节孕妈咪的情绪，从而达到缓解疲劳的效果。

# 第28周

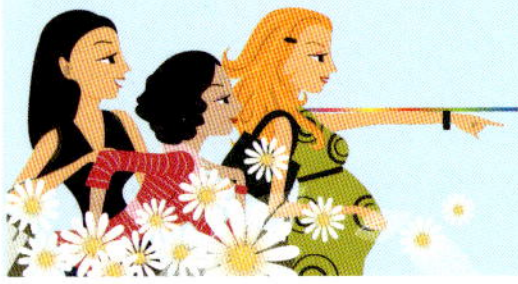

## 孕妈咪补水的学问

### 孕期要重视水的饮用

水是体内重要的溶剂，身体吸收各类营养素都离不开水。孕期内，孕妈咪体内的血液总容量将增加40%～50%，所以更要保证充足的供水量。孕期缺水可能导致体内代谢失调，甚至代谢紊乱，引发疾病。但是饮水也应适当，妊娠后期饮水过多，则会加重水肿。一般情况下孕妈咪应每天喝6～8杯水，再加上食物中含的水共计2000毫升左右。

### 养成良好的饮水习惯

孕妈咪要养成良好的饮水习惯。清晨起床后喝一杯新鲜的凉开水。白开水对人体有“内洗涤”的作用，早晨空腹饮水能很快被胃肠道吸收，进入血液，使血液稀释，血管扩张，从而加快血液循环，为细胞补充在夜间丢失的水分。饭前30分钟喝200毫升25～30℃的新鲜开水，可以温润胃肠，分泌足够的消化液，以促进食欲，刺激肠蠕动，利于防止痔疮、便秘。

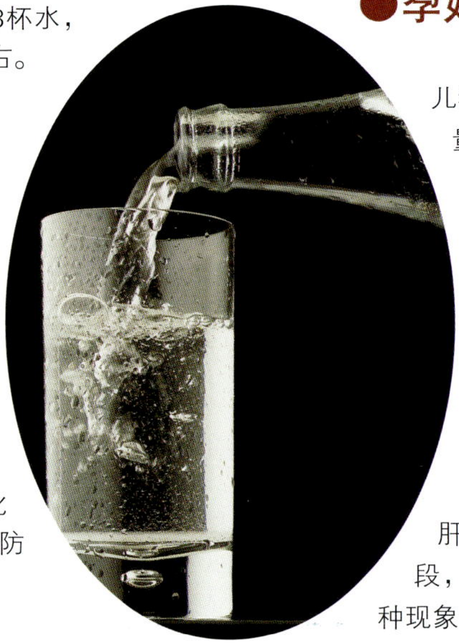

### 孕妈咪切忌口渴才饮水

孕妈咪应每隔2小时饮一次水，每日6～8次，约1600毫升，忌口渴才饮水。同时孕妈咪要注意不要喝久沸或反复煮沸的开水以及没有烧开的自来水，也不能喝浓茶和咖啡。建议孕妈咪为自己买台榨汁机，可以在孕期自己制作新鲜的富有营养的果汁和蔬菜汁，而且将来宝宝也用得着。选购榨汁机时，除了要注意它的功能，另外还要注意它使用后是否易于清洗。

### 孕妈咪饮水不宜过多

水是人体必需的营养物质，孕妈咪和胎儿都需要水分，因此，孕妈咪比孕前的饮水量明显增加。

但是，孕妈咪饮水量也应有一定限度，以不超过2000毫升为宜，并不是多多益善。如果孕妈咪水分摄入过多，就无法及时排出，多余的水分就会滞留在体内，引起或加重水肿。

### 孕妈咪水肿不应限饮水量

胎儿满5个月后，母体的心、肺、肝、肾功能都逐渐进入“满负荷”运行阶段，脚踝和腿部出现水肿现象是正常的，这种现象一般在怀孕后期都会好转。这时不必减少饮水。相反，由于胎儿发育产生的废物也要靠母体排出，足量喝白开水可以缩短代谢废物在体内停留的时间。

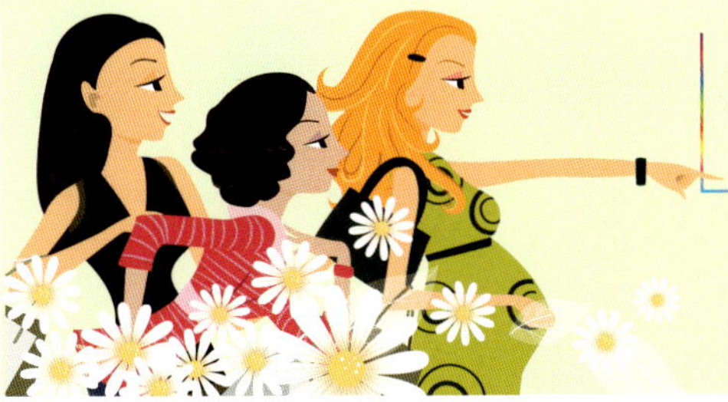

# 孕期皮肤保养有方法

孕妈咪皮肤的清洁卫生很重要。妊娠期间因为激素的关系，皮肤容易失去光泽，或者皮肤的类型有所改变，这是由于新陈代谢旺盛，汗和皮脂都增多了的结果。虽说是在妊娠期，也不要疏于保养皮肤，应以一个漂亮的、有魅力的孕妈咪的面貌度过妊娠期。收拾得干干净净，自己会感到心情愉快，对产后恢复皮肤功能也有好处。

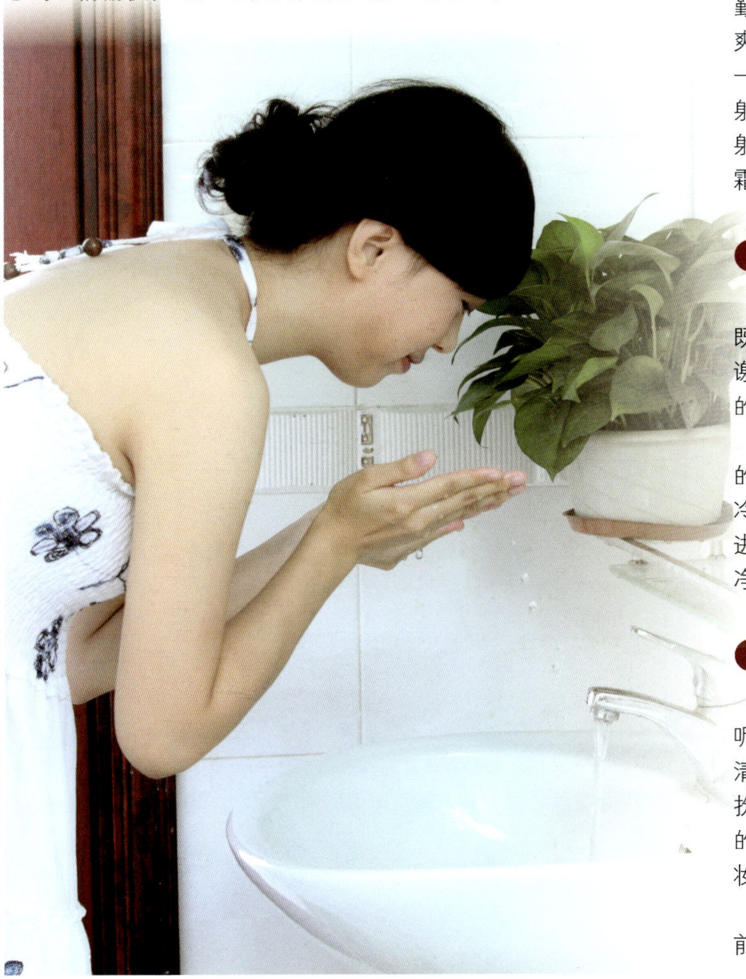

## ●孕妈咪如何洗脸

妊娠期洗净脸很重要，早晚两次，使用平时常用的洁面用品，擦出泡沫来，仔细地洗，洗干净以后，再抹上护肤品。

夏天是容易出汗的季节，要增加洗脸次数。勤洗脸，不光是为了去掉油垢，也可使心里感到爽快。由于激素的作用，孕妇脸上容易长雀斑，一般在产后就好了，不必十分介意。受紫外线照射也容易长雀斑，所以不要受到强烈阳光的照射，散步或外出时，要戴帽子，在脸上抹些防晒霜，以保护皮肤。

## ●孕妈咪如何进行面部按摩

妊娠期每天进行脸部按摩也是非常重要的，既能加快皮肤的血液流通，促进皮肤的新陈代谢，又能预防皮肤病，保持皮肤的细嫩，使皮肤的机能在产后早日恢复。

面部按摩的要领如下：用洁面膏洗掉脸上的污垢，再用毛巾将水擦干，在脸上均匀地搽上冷霜膏，然后用中指和无名指从脸的中部向外侧进行螺旋式按摩，按摩完后，拧一条热毛巾擦拭净。

## ●孕妈咪如何化妆

怀孕期间，如果要化妆的话需要遵循什么原则呢？孕妈咪脸部没有光泽，化妆时就要强调明快、清爽的感觉。选用粉红系列的粉底，并注意整体妆扮上的协调，眼影宜采用浅色系，腮红则选用明亮的色彩，口红以红色系列为佳。孕妈咪千万不要浓妆艳抹，以免刺激皮肤，产生过敏现象。

脸部的状态可以判断孕妈咪是否健康，因此前往医院作产前检查时，最好不要化浓妆。

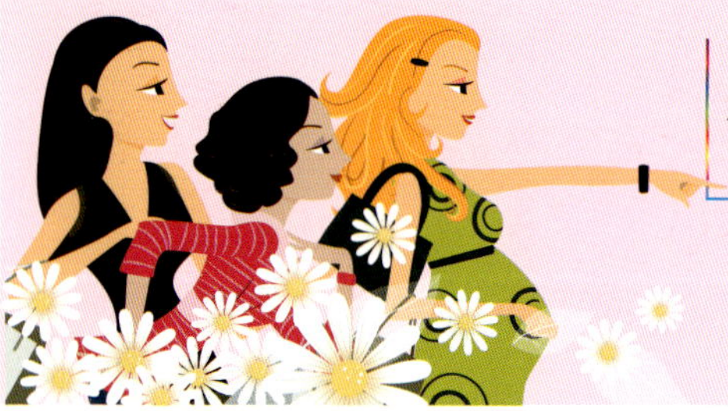

# 做好口腔保健

## ●重视孕期口腔卫生

怀孕后，在体内大量雌激素的影响下，从妊娠第8～12周起口腔就开始出现一些变化，如牙龈充血、水肿以及牙龈乳头肥大增生，触之极易出血，医学上称为妊娠性牙龈炎。由于这些变化，口腔对一些致病细菌以及有害物质的抵抗力下降，使得孕妈咪很容易患牙龈炎和口腔炎。所以，孕妈咪在孕期一定要注意保持口腔卫生，以防牙龈炎症的产生。

## ●口腔保健的方法

为了保证口腔卫生，孕妈咪要掌握口腔保健的方法。首先，孕妈咪要坚持早、晚刷牙，可以适当地使用一些含氟牙膏，每次进餐或吃水果后都要漱口，及时清除口腔内的食物残渣，防止细菌在口腔内繁殖。其次要保证营养平衡，补充充足的蛋白质、维生素和一些矿物质，多吃鸡蛋、肉类、豆制品和富含维生素的水果和蔬菜等，这样不仅可以防止牙病的发生，而且对胎儿牙齿和骨骼的发育也有好处。还有，当牙龈出血时，可局部外涂1%的碘甘油，或用2%的食盐水、1∶5000呋喃西林溶液漱口，并可口服维生素C，以提高组织的再生能力。

## ●口腔治疗的最佳时间

妇女有牙病应在孕前就治疗好。如果是轻微牙病，则应维持到产后再处置。在孕期只要坚持经常漱口、刷牙就可以了。若在妊娠期必须拔牙，则拔牙的时间要选择在妊娠中期，因为妊娠早期治疗有可能引起流产，晚期胎宝宝的发育进入了关键时期，很多药物以及麻醉剂不能使用。拔牙时用麻醉剂中不可加入肾上腺素。麻醉要安全，以防因疼痛而反射性引起子宫收缩导致流产或早产。

## ●使用口香糖清洁牙齿

孕妈咪可以适当地使用口香糖来清洁牙齿，但要注意口香糖里不要含有蔗糖。如果孕妈咪在餐后和睡觉前能咀嚼一片口香糖，而且每次咀嚼的时间不少于5分钟，蛀牙的发生率会大大减小。这是因为，不含蔗糖的口香糖具有促进唾液分泌、抑制细菌生长和减轻口腔酸化的作用。

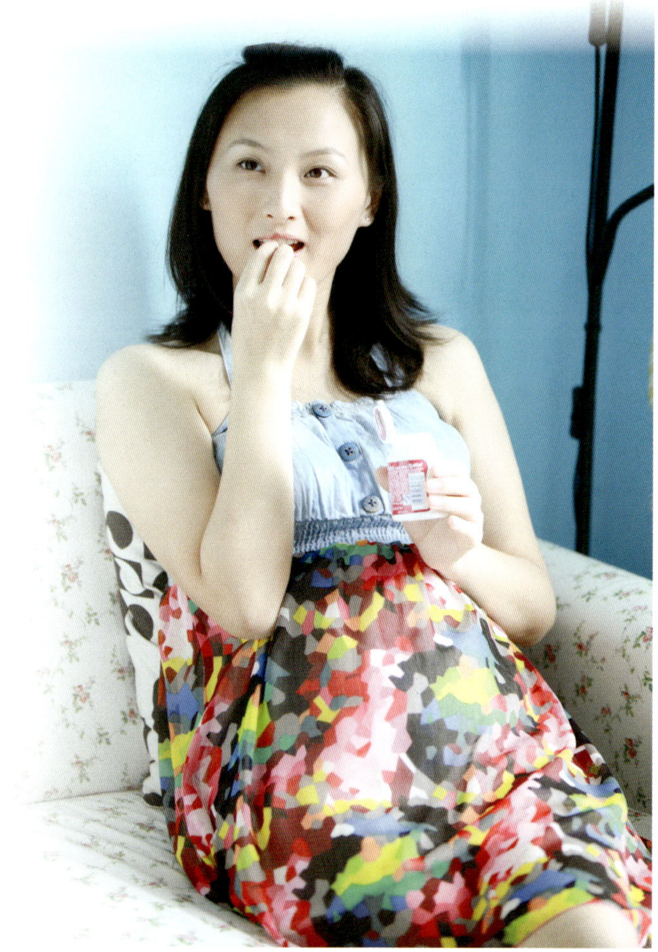

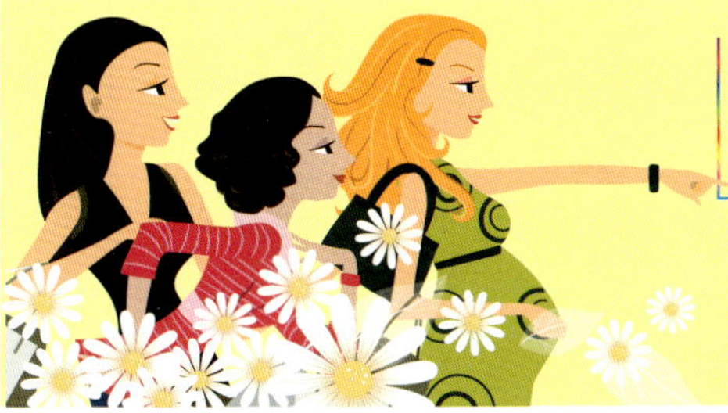

# 皮肤痒疹莫忽视

## ●皮肤痒疹的原因

有些孕妈咪在妊娠最后3个月，会出现皮肤痒疹的现象，在分娩后即可自行消退。孕妈咪发生皮肤痒疹的原因多为肝内胆汁淤积，这在医学上称为妊娠期肝内胆汁淤积症。主要是由于妊娠后对体内增多的甾体激素异常敏感所致，也有些孕妈咪是因为胆汁代谢异常引起皮肤瘙痒和皮疹。

## ●皮肤痒疹的症状

通常情况下，孕妈咪怀孕中期或晚期身体开始出现痒疹，最先是胸部、腹部、足部及外阴部出现红色小皮疹，伴有痒感，从轻度的瘙痒直至严重的全身瘙痒。但皮肤没有病变，一般夜间比白天要严重。也有些病例在皮肤瘙痒数日内或数周后出现黄疸，表现为皮肤和巩膜发黄，并常伴有轻度恶心、乏力、腹泻及腹胀等症状。一旦孕妈咪分娩后，瘙痒和黄疸就会在一两天内消失，但是如果孕妈咪再次怀孕，这种现象将可能又会发生。

## ●肝内胆汁淤积症的危害

专家研究表明：妊娠期，在孕妈咪出现皮肤瘙痒症中，有4.2%～5%是患了妊娠期肝内胆汁淤积症。患有肝内胆汁淤积症的孕妈咪容易发生胎盘功能不全、胎儿宫内窒息、早产及产后出血等并发症。因此孕妈咪对皮肤瘙痒应给予重视，特别是在临产前，应尽快去妇产科检查。

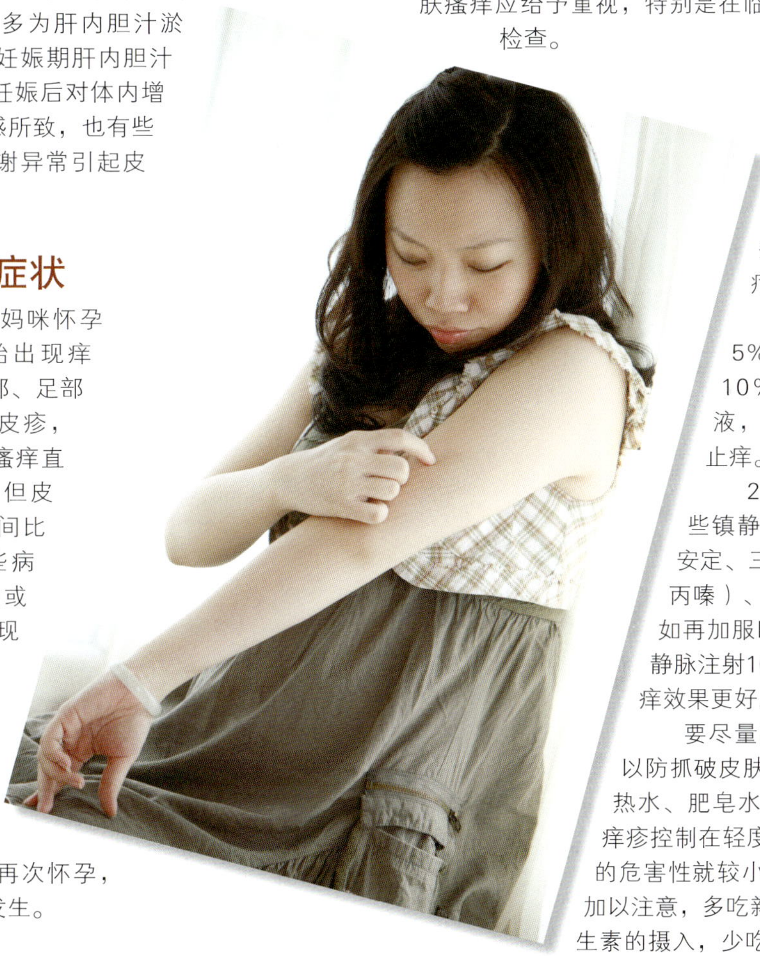

## ●皮肤痒疹的治疗方法

孕妈咪发生皮肤痒疹可采用以下方法治疗：

1. 用炉甘石洗液，或5%～20%黑豆馏油，或用10%～20%中药蛇床子溶液，或用75%酒精涂擦局部止痒。

2. 在医生指导下可适当用些镇静药和抗过敏药，如口服安定、三溴合剂、非那根（即异丙嗪）、扑尔敏、赛庚定等。假如再加服B族维生素、维生素C和静脉注射10%葡萄糖酸钙等，则止痒效果更好。

要尽量避免用手去搔抓痒处，以防抓破皮肤后引起细菌感染。忌用热水、肥皂水擦洗。若孕妈咪把皮肤痒疹控制在轻度，尽快治愈，则对胎儿的危害性就较小。同时，在饮食上也要加以注意，多吃新鲜蔬菜和水果，增加维生素的摄入，少吃辛辣如辣椒、大蒜、韭菜等刺激性食物，以利于血液流通，减少肝脏胆汁淤积。

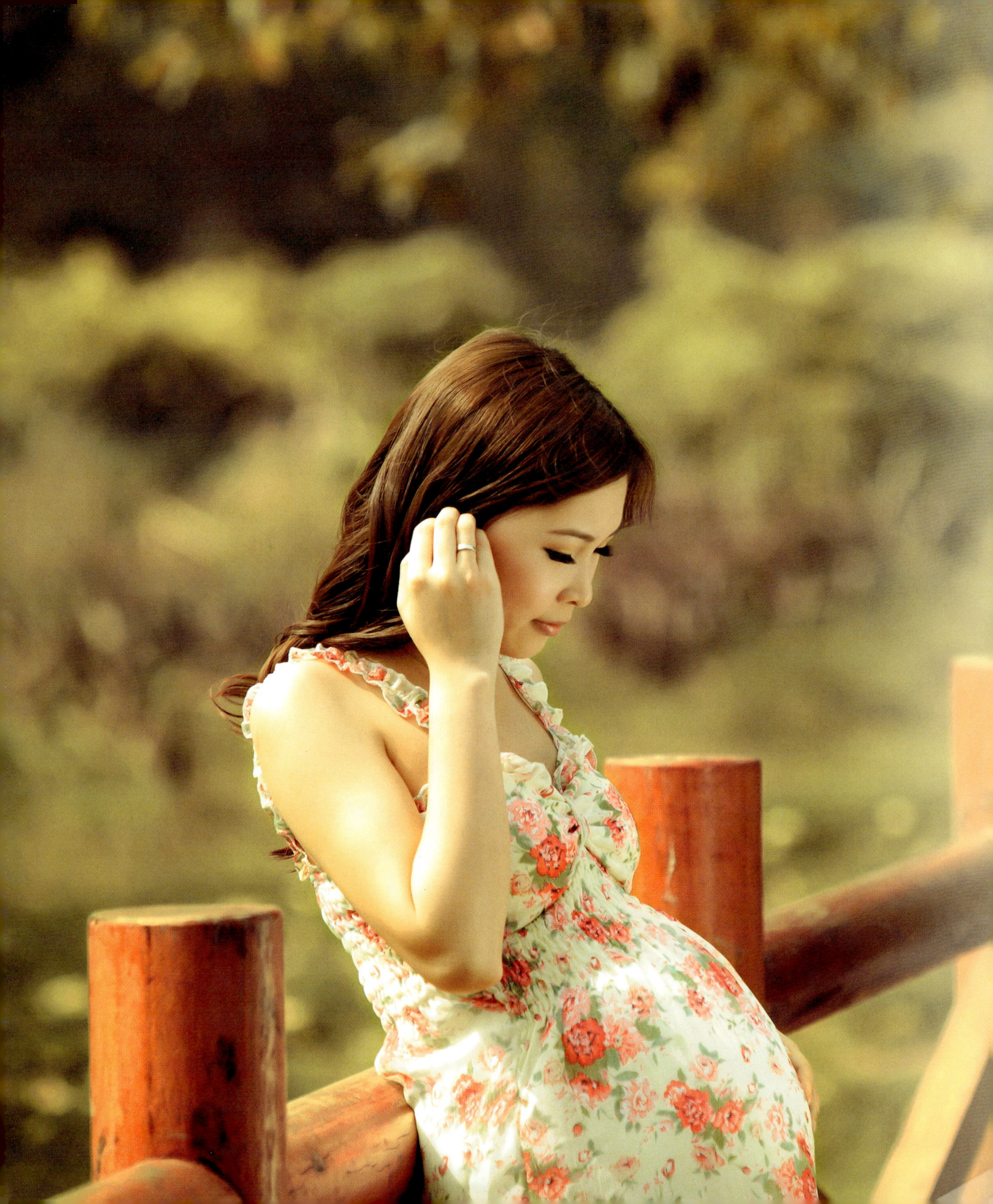

# 第八章

# 妊娠第8个月

## ——与不适对抗到底

### □胎宝宝的成长

此时，小宝宝的身长为41～44厘米，体重1600～1800克。胎儿身体发育已算完成，肌肉发达，皮肤红润，皮下脂肪增厚。体形浑圆，脸部仍然布满皱纹。神经系统变得发达，对体外声音有反应。胎儿动作更活泼，力量更大，有时会用脚踢子宫壁。

从这时起，羊水量不再像以前那样增加了。迅速成长的胎儿身体，紧靠着子宫。一直自由转动的胎儿到这个时期，位置也固定了。由于头重，一般头部自然朝下。

### □孕妈咪身体的变化

此时孕妈咪子宫底高27～29厘米，上升到心窝部的下面一点，因此向后压迫心脏和胃，引起心跳加快、气喘或感觉胃胀，没有食欲。孕妈咪还会感到身体沉重，行走不便，经常感到腰背及下肢酸痛。在仰卧时，会因子宫的压迫而感到不舒服。

孕妈咪腹部皮肤紧绷，皮下组织出现断裂现象，从而产生紫红色的妊娠斑。下腹部、乳头四周及外阴部等处的皮肤有黑色素沉淀，妊娠褐斑也会非常明显。部分人的腹部还会长出妊娠纹，呈淡红色或紫色不规则平行的裂纹。

# 第29周

## 孕妈咪生活保健常识

### 孕妈咪远行注意事项

孕妈咪到妊娠晚期不宜远行，主要是因为行程劳累，再加上车船远行，一路颠簸和晕船、晕车等，很容易引发早产。在车船上分娩困难多，也很危险，如果必须远行，比如回家去生孩子，一定要注意以下问题：

1. 不要临近预产期时才开始动身，最好提前1～2个月动身，以防途中早产。

2. 出发前最好随身带一些临产用的东西，如纱布、酒精、止血药品等，若有医护人员护送最为理想。

3. 应考虑目的地的气候条件，带好必要的衣物，以防受凉受寒。

4. 选好交通工具，尽量防止晕车、晕船，因为恶心、呕吐易诱发子宫收缩，导致早产。

5. 途中出现腹部阵痛、阴道出血等分娩先兆时，应立即报告车船上的工作人员，以采取紧急措施。

### 孕妈咪使用公用电话时应注意卫生

办公室里传播感冒和腹泻的主要途径就是使用公用电话，如果办公室一个患有感冒的人使用过电话后，电话听筒上2/3的细菌就会传染给下一个使用电话的人，还有入厕后没有将双手洗干净的人使用电话后，疾病就会通过触摸电话蔓延开来，孕妈咪使用后就有可能使自己和胎宝宝受到危害。因此，孕妈咪应尽量减少使用公用电话的次数，不得已要使用时，可以先用酒精擦拭听筒和按键，如有条件，孕妈咪在办公时可以单独使用一部电话。

### 孕妈咪应尽量少乘坐电梯

乘坐电梯时，在电梯启动或停止时，很多人都会感觉到头晕，孕妈咪的感觉则更为强烈，有些体质敏感的孕妈咪还会出现出汗、心慌等不适症状，甚至有孕妈咪因为乘坐高速电梯而导致流产的例子。这是因为电梯在启动或停止的瞬间，供应到头部的血液突然减少，神经细胞的活动就会随着受到影响，而且乘坐电梯时，人体内的血液在垂直方向会和电梯产生反方向的加速度，脑压也随之下降，所以乘坐电梯的人的头部就会出现暂时性缺氧、脑贫血，从而产生了头晕的现象。

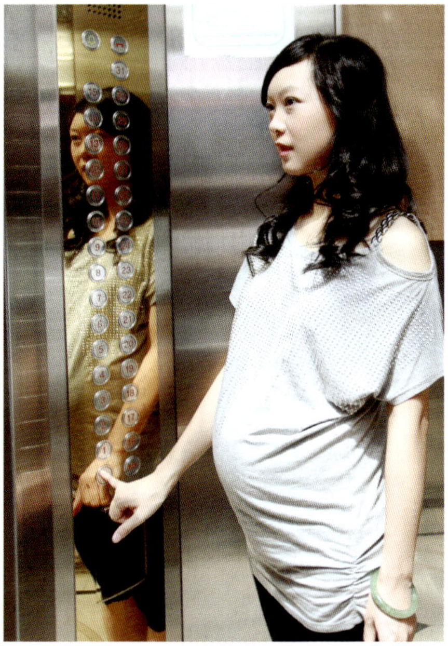

因此，孕妈咪应少乘坐电梯，特别是高速电梯，多走走楼梯，这样还有利于锻炼身体。

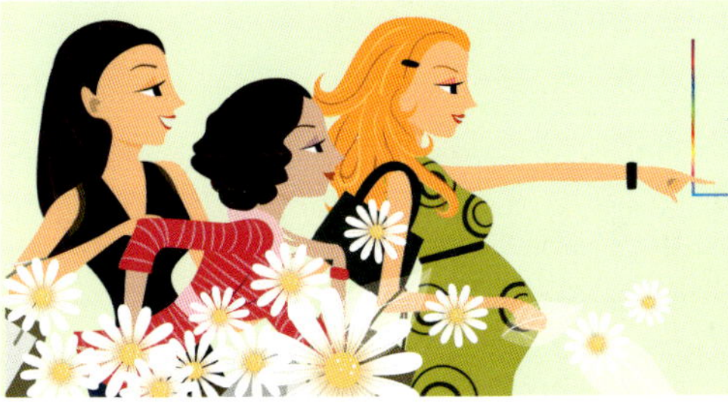

# 孕妈咪不宜吃什么

## 孕妈咪不宜滥服鱼肝油

鱼肝油含有丰富的维生素A和维生素D，是治疗维生素缺乏症的药物。许多妊娠女子认为鱼肝油含维生素丰富，对胎儿有益，便大量服用，殊不知过多服用鱼肝油，会导致胎儿畸形。

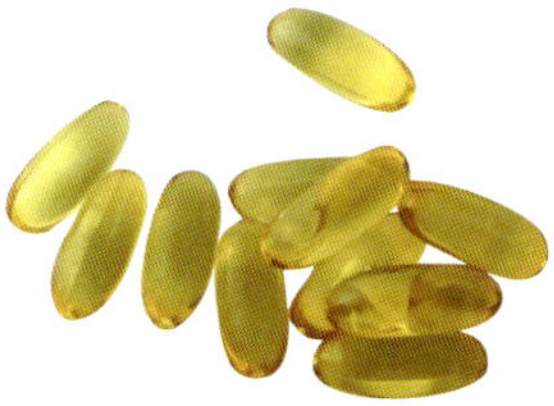

国外遗传和生理学专家在研究和调查中发现，那些用维生素A、维生素D治疗皮肤病的妊娠女子，生下了很多畸形婴儿。因为大量食用鱼肝油后，孕妈咪体内的维生素D会过量，会引起胎儿主动脉硬化，不仅会影响其智力的发育，还会导致肾损伤及骨骼发育异常。为使后代健康成长，妊娠女子在服用鱼肝油时一定要慎重。

## 孕妈咪忌食甲鱼和螃蟹

甲鱼又称鳖，具有滋阴益肾功效，属于高档补品，甲鱼做成的菜肴味道非常鲜美，但是甲鱼性味咸寒，有着较强的通血络、散淤块作用，因而有一定堕胎之弊，尤其是鳖甲的堕胎之力比鳖肉更强。

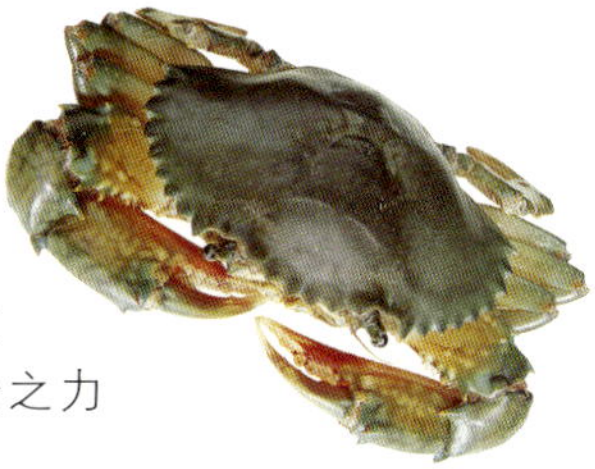

螃蟹也因其味道鲜美而深受很多人的青睐。但其性也属寒凉，有活血祛淤之功效，尤其是蟹爪，有明显的堕胎作用。倘若孕妈咪在怀孕早期食用则容易造成出血、流产。

## 孕妈咪不宜食用过多的马铃薯

马铃薯是世界上公认的营养丰富的食物。然而，马铃薯中含有一种叫做龙葵素的毒素，孕妈咪如果长期大量食用马铃薯，体内就会蓄积过多的龙葵素，会导致胎儿畸形。有人推算，有一定遗传倾向并对生物碱敏感的孕妈咪，摄入44.2～252克的马铃薯，即可能生出畸形儿。

## 孕妈咪不宜直接食用新鲜的黄花菜

集市上的鲜黄花菜虽然新鲜，但孕妈咪不宜直接食用。因为新鲜的黄花菜含有秋水仙碱，进入人体后，经氧化作用可使人出现一系列中毒症状，如腹痛、腹泻、呕吐等。食用时如果将新鲜黄花菜摘除花蕊，放入水中充分浸泡，至少20分钟以上，即可使水仙碱最大限度地溶于水，便不会产生上述症状了。

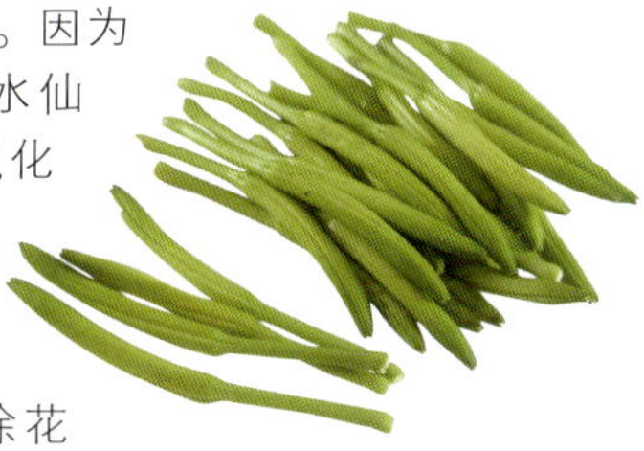

## 孕妈咪要少食上火的食物

孕中期孕妈咪易燥热上火，所以要少食致热的食物，可吃些养血清热凉补的食品，如菊花茶、新鲜果汁及富含铁质与高钙的食物。偶尔也可进食一些养胎食物，可根据孕妈咪的不同体质选一些不同的食疗方。

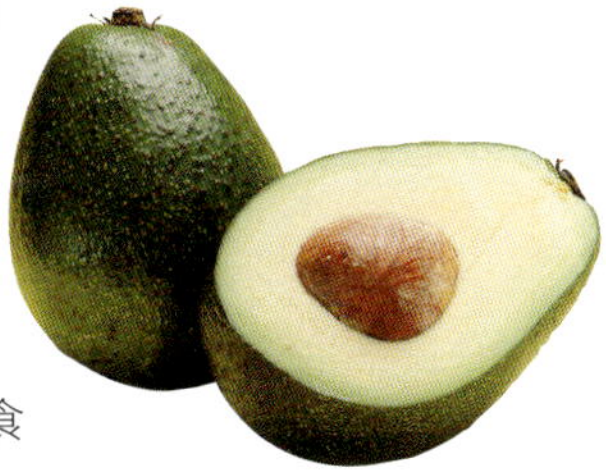

体虚的准妈妈，夏季可以吃一些非凉性的蔬果，如樱桃、莲雾、酪梨、木瓜。在盛夏中午，可食用西瓜、哈密瓜、水梨、竹笋等凉性食物，但是到了晚上就不宜吃这些了，以免引起腹泻或痰多易咳。不要过度贪吃冰品或凉性食物，以免造成胎儿虚寒的体质。

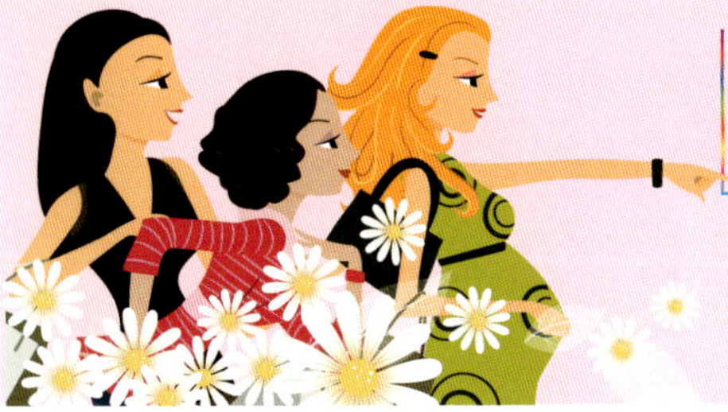

# 按摩好处多

## ●按摩注意事项

1. 要根据妊娠月份、胎孕情况选择适宜的按摩体位，千万不能挤压胎腹、阻碍气机，以免引起胎腹不适感或损伤，要自主呼吸，不可屏气。

2. 按摩者要注意手的光滑、润泽性，还要注意手的清洁卫生，勤修指甲。孕妈咪不要佩戴首饰，以免损伤皮肤。

3. 按摩手法应轻柔适宜、先慢后快、先轻后重，要达到轻而不浮、重而不滞。

4. 按摩完毕后，应略休息一下，一般需10～15分钟即可。气候炎热时，体质虚弱、晚期妊娠者可适当延长时间，以养息气机，也便于观察。

## ●手臂按摩

此方法能够帮助孕妈咪缓解臂痛麻木。

方法：孕妈咪两手掌相对着力于臂前后及内外侧，按摩者由腋下推至腕上，连续做10～20次即可。

## ●脊背按摩

此种按摩方法主要治疗背部疼痛、胸闷肋痛、腹胀气逆。

方法：从两侧肩颈部开始，用双掌分别沿着准妈妈的脊侧背肌按揉至两臀骶部，反复按摩10～20次。

## ●大腿按摩

此按摩方法可以帮助孕妈咪缓解腿部水肿。

方法：孕妈咪平躺于床上，双腿放平，按摩者双手环扣在孕妈咪膝盖以上的位置，然后从上至下推按。

## ●脚踝按摩

此按摩方法可以促进血液循环。

方法：一手握住孕妈咪脚踝，另一手握托脚底部，轻缓用力旋摇屈伸踝关节，然后用拇指和食指相对用力捏趾上、下部，分别循序捋理。

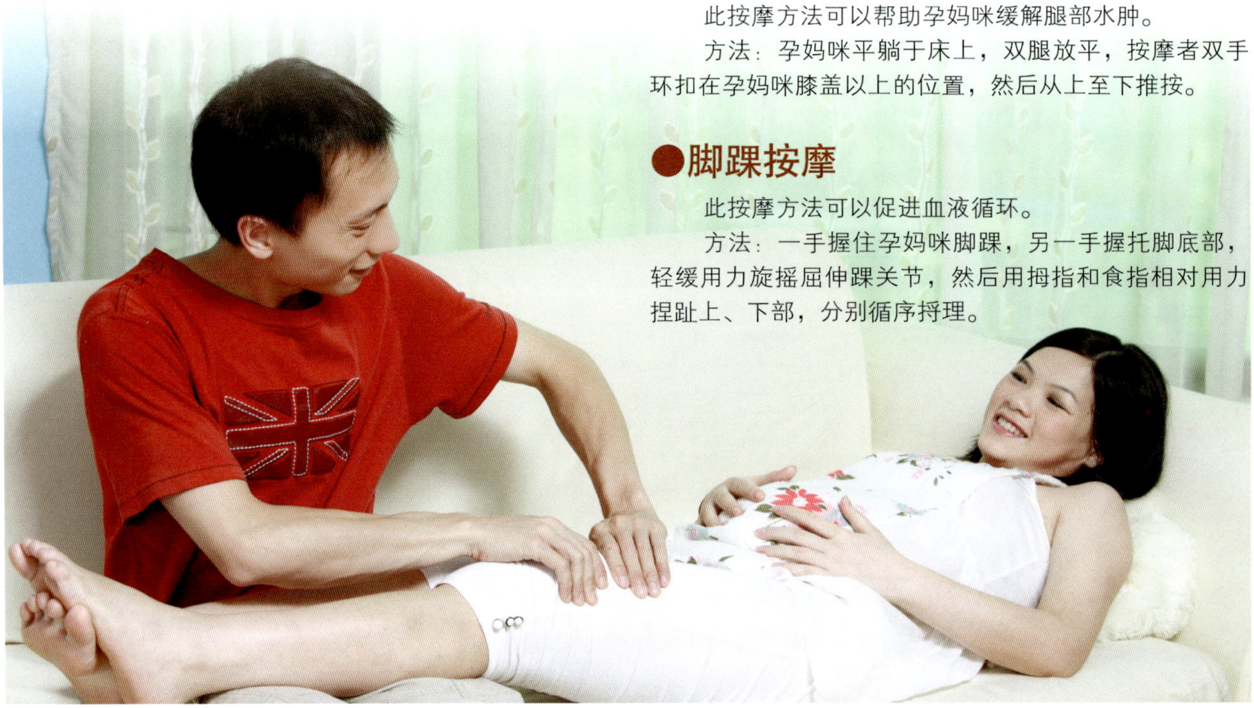

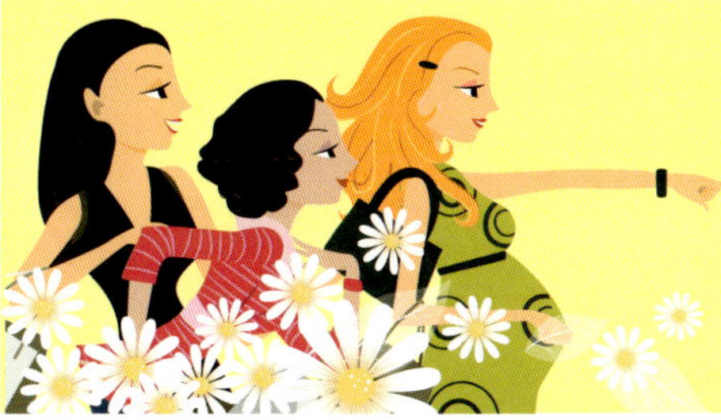

# 羊水过多和过少

## ●羊水的作用

羊膜为胎儿的附属部分，羊膜腔内的液体称为羊水。羊水是维持胎宝宝生存的要素之一，从胚胎开始形成之前，羊水就将子宫壁撑开，给宝宝提供生长发育所需的自由空间。它保护着胎儿免受挤压，防止胎体粘连，保持子宫腔内恒温恒压。我们还可以通过分析其成分来了解胎宝宝的成熟度和健康情况，而且阵痛时借着水囊传导压力也可协助扩张宫颈。

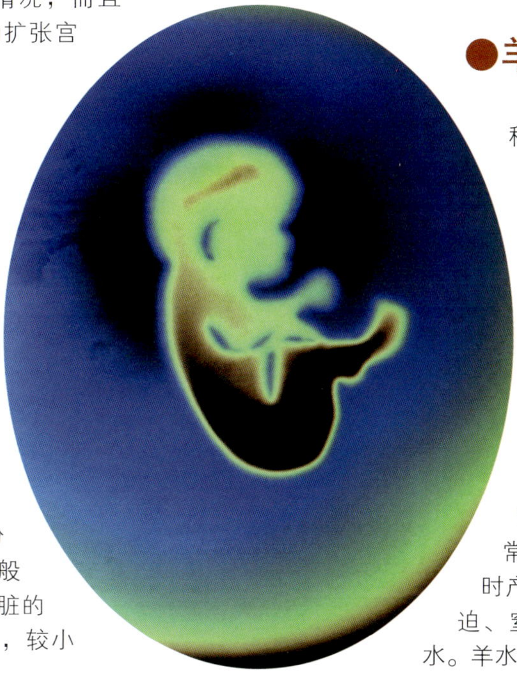

## ●羊水过多的原因

羊水过多症产生的原因有时源自胎儿，有时源自母体。

胎儿方面的原因：

1. 由于胎儿头部畸形或脊髓破裂，致使脊髓液混入羊水中。

2. 胎儿的消化管发生障碍，对羊水的吸收力减弱。

3. 同卵性双胞胎等情况——同卵性双胞胎共用一个胎盘，而胎盘并不是被分为同样大小的二等份时，胎儿的发育就会有所差别，一般发育较大的胎儿，会导致心脏或肾脏的肥大，造成羊水过多的症状；相反，较小的胎儿则容易有羊水过少的现象。

母体方面的原因：

1. 母体患有糖尿病，造成胎儿多尿的情形。

2. 母体的心脏或肾脏有问题，致使血液循环不良。

## ●羊水过多的治疗

孕妈咪一旦发现腹部增大明显时应立即去医院检查，以明确是否为羊水过多，胎儿有无畸形，及有无其他合并症如双胎、妊娠高血压疾病等。如症状不重，胎儿无畸形可继续妊娠，但应注意休息，服低盐饮品，或在医生指导下用药，即可顺利分娩。如症状严重，可从腹部做羊膜腔穿刺，放出一部分羊水，以暂时缓解症状，并应预防感染。如有胎儿畸形，应终止妊娠，经阴道做高位破膜。

## ●羊水过少的症状

妊娠晚期羊水量少于300毫升者称为羊水过少，孕妈咪一般无自觉症状，妊娠早、中期羊水过少时多以流产而告终。羊水过少时，羊水黏稠浑浊，呈暗绿色。羊水过少的原因现在还不清楚，一般可见于胎儿发育不良、胎盘缺血，或并发妊娠高血压疾病，或合并心血管疾病，也有人认为过期妊娠者或胎膜本身病变可导致羊水过少。

羊水过少主要表现为孕妈咪常在胎动时感到腹痛；检查时常因轻度刺激引起子宫收缩；分娩时产程往往延长，胎儿易发生宫内窘迫、窒息；如破膜则可见少量黏稠羊水。羊水过少有时诊断较难，易忽略，做B超检查可以查出羊水明显减少。

## ●羊水过少的治疗

对足月妊娠确诊为羊水过少者，要密切观察胎儿情况，如有异常应终止妊娠，或立即破膜引产。产程中要严密观察胎儿情况，如有宫内窒息，应立即结束分娩。足月妊娠而无胎儿畸形者，可进行剖宫产。

# 第30周

## 孕妈咪的健康饮食

### ●孕8月的营养原则

从这个月开始，胎儿的身体长得特别快，细胞体积迅速增加，大脑的增长达到高峰。肺部迅速发育，体重每月增加700～1000克，营养对于胎儿的影响较前两个月更为重要。但若孕妈咪营养摄入不合理，将直接影响胎儿的发育以及分娩，如营养摄入过多，就会使胎儿长得过大，出生时就会造成难产。由于胎儿的推挤，孕妈咪内脏全部上移，胃部也有受压感，所以易感到食欲不振。这段时间极易患上妊娠高血压疾病，因此尽量少吃含盐多的食品。除此之外，这个月的饮食安排还应以含钙质丰富的食物为主，同时多吃含纤维素多的蔬菜、水果，少吃辛辣食物，以减轻便秘和痔疮的症状。

**一日营养食谱**

| | 早餐 | 午餐 | 晚餐 |
|---|---|---|---|
| 主食 | 麦片粥1小碗，蟹黄包2个（量约150g）。 | 米饭2小碗，掺面小馒头2个（量约150g）。 | 米饭2小碗，或鸡蛋骨汤面2小碗（量均约150g）。 |
| 副食 | 各类清淡蔬菜，炒鸡蛋或瘦肉类，餐后水果可吃猕猴桃2个（约200g）。 | 竹笋炒肉（猪瘦肉50g，鲜竹笋或水发竹笋250g），清炖羊肉（羊肉250g），萝卜大骨汤2小碗，餐后水果香蕉2个（约200g）。 | 肉片西蓝花（西蓝花150g、青椒50g、瘦肉100g），清蒸海鱼（海鱼250克、姜丝少许），虾仁炒冬瓜（冬瓜200g、鲜虾仁100g），紫菜鸡汤，餐后水果可吃品种根据自己的口味选择（量约200g）。 |

### ●每天饮食的品种

专家建议，这个时期每天饮食的品种和量如下：主食（大米、面粉、小米、玉米和杂粮）370～420克，蛋类（鸡蛋、鸭蛋、鹌鹑蛋）50克，牛奶250毫升，肉类和鱼类150克，动物肝脏50克（每周1～2次），豆类60克，蔬菜500克，水果500克，烹调用油20毫升。

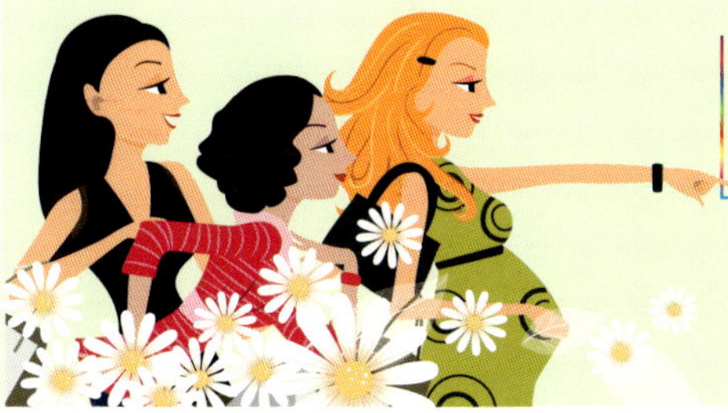

# 妊娠糖尿病的防治

## ●什么是妊娠糖尿病

妊娠糖尿病是指原来并没有糖尿病的女性，在妊娠期间却发生葡萄糖耐受性异常，其发生率为1%～5%。这主要是由于孕妈咪体内分泌的肾上腺皮质等激素能够和胰岛素对抗，胎盘也会分泌一些抗胰岛素的物质，这使得胰岛功能失调，从而导致孕妈咪患妊娠糖尿病。

## ●糖尿病对母体有哪些危害

在妊娠前就患有糖尿病的孕妈咪，妊娠后可能发生很多合并症，如肾脏病变、神经病变以及视网膜病变等。孕妈咪患有妊娠糖尿病则会使其新陈代谢异常，高血糖造成血中酮体增高，从而引起酸中毒，还可能使孕妈咪泌尿系统受到感染。

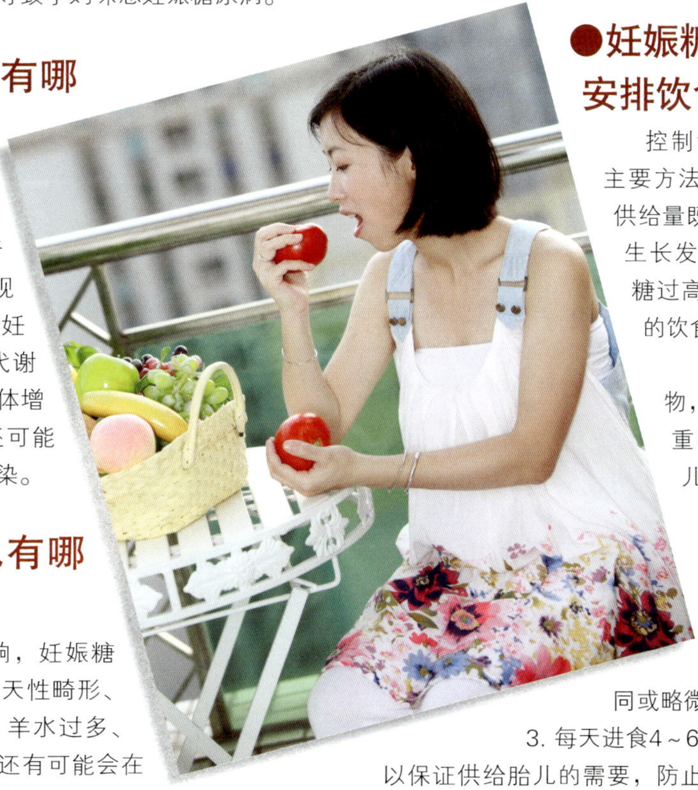

## ●糖尿病对胎儿有哪些危害

由于受孕妈咪的影响，妊娠糖尿病可能会引起胎宝宝先天性畸形、新生儿血糖过低而猝死、羊水过多、早期破水、早产等，胎儿还有可能会在子宫内因为缺氧而死在腹中。

## ●什么人容易得妊娠糖尿病

孕妈咪具有下列因素之一的可能容易患有妊娠糖尿病，应该重视妊娠期间糖尿病的筛查。

1. 孕妈咪或准爸爸有糖尿病家族史。
2. 过去有原因不详的死胎或新生儿死亡。
3. 前胎是巨大儿。
4. 孕妈咪年龄超过30岁、过于肥胖。
5. 羊水过多。

## ●妊娠糖尿病患者应如何安排饮食

控制饮食是治疗妊娠糖尿病的主要方法，其饮食原则是营养素的供给量既能满足孕妈咪和胎宝宝的生长发育需要，又不引起餐后血糖过高。因此，妊娠糖尿病患者的饮食应注意如下几点：

1.不要食用含糖量高的食物，否则会导致血糖过高，加重孕妈咪的病情或产生巨大儿。

2. 适当地增加碳水化合物的量，蛋白质的供给也要充足，要与妊娠期相同的正常孕妈咪的每日蛋白质的进食量基本相同或略微高一点。

3. 每天进食4～6次，睡觉前必须进食1次，以保证供给胎儿的需要，防止夜间发生低血糖，还要多食用一些豆制品，增加植物蛋白质。

4. 每天吃一个含糖量较少的水果，以柚子、苹果、橘子、猕猴桃为主，也可吃一些西红柿、黄瓜，吃水果的时间应安排在两餐之间。

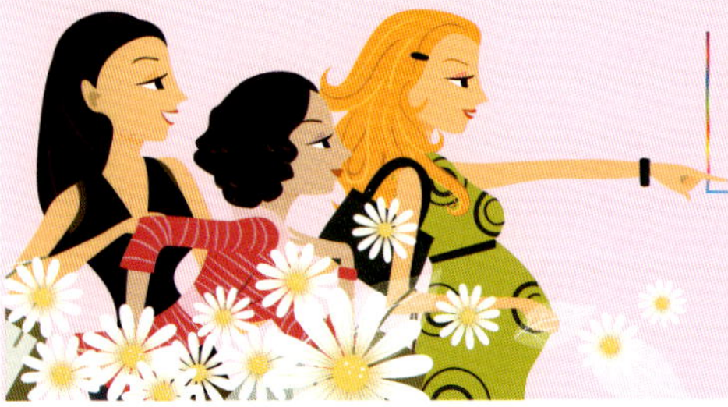

# 乳房护理小窍门

## ●护理乳头的重要性

乳房是哺乳后代的“粮库”。从妊娠5～6个月开始，要经常用中性肥皂和温水擦洗乳头，锻炼乳头皮肤。至妊娠晚期，每日要认真擦洗乳头2次，这样既可以保持乳房清洁，又可增强乳头皮肤的坚韧性，因新生儿、婴幼儿吃奶时吸吮力很大，这就为哺乳做好了准备，避免哺乳期乳头受损，引发乳腺炎。

此外，刺激乳房还具有减少过期妊娠的效应，临床观察表明：200名妊娠39周的孕妈咪平均分为两组，其中一组用手指从孕39周开始刺激自己的乳房、乳晕及乳房的其他部位，左右乳房每隔15分钟交替刺激一次，共持续1小时，每天3遍。另一组孕妈咪不做乳房刺激作为对照组。结果显示，妊娠42周时，前一组过期妊娠率为5%，对照组为17%。

## ●妊娠期如何护理乳房

为加强对乳房的保护，须做到如下几点：

1. 洗澡后，在乳头上涂上油脂，然后用拇指和食指轻轻抚摸乳头及其周围部位。不洗澡时应用干净软毛巾擦拭，也可用以上方法按摩乳头。

2. 孕妈咪的皮脂腺分泌旺盛，乳头上常有积垢和痂皮，不要生硬去掉，应先用植物油（麻油、花生油或豆油）涂敷，使之变软再清除。也可在入睡前在乳头上覆盖一块涂满油脂的纱布，次日早晨起床后擦净。

3. 对于内陷的乳头，在擦洗干净后，用双手手指置乳头根部上下或两侧同时下压，可使乳头突出。乳头短小或扁平者则可用一手压紧乳晕，另一手自乳头根部轻轻向外牵（有早产倾向者不宜使用牵法）。这些都是简便易行的纠正方法，每日可进行10～20次，甚至更多，数月后，就可见到成效。

4. 为开通乳腺管，促进乳腺发育，可用温热毛巾敷在乳房上，在毛巾上面把乳房夹住，在手掌和肋骨之间进行按摩。从怀孕的第33周起，经常用手指把乳晕周围挤压一下，使分泌物流出，以防止腺管不通，造成产后乳汁郁积。

## ●妊娠期乳房保健注意事项

众所周知，母乳是婴儿的理想食品，因此，在孕期必须对乳房进行很好的保健。

1. 睡眠时不要俯卧，俯卧会使乳房受到挤压。

2. 不宜穿过紧的衣服。因为妇女怀孕后，乳房进一步发育长大，若穿过紧的衣服或者在此时束胸，则会压迫乳房而妨碍其发育或者造成腺管的阻塞，使产后乳汁排出不畅，造成乳腺炎。

3. 如果在孕期乳房出现异样疼痛和外形改变，应及时就诊。

4. 孕期禁用丰乳霜和减肥霜。因为其中含有一定的激素或药物成分，此时使用会使乳房的正常发育受到影响。

5. 防止乳房出现一大一小的情况。怀孕期间，由于雌激素增多，乳腺导管出现增生，血量供应增加，乳房内基质增多，脂肪沉积，乳房此时的体积和重量都会增大。睡觉时尽可能不要经常性地侧向固定的一边，要均匀地两边侧睡。

6. 保持乳房结实。由于怀孕期间脂肪的沉积、乳房的增大，容易造成产后乳房下垂。为减少其松垂，在怀孕期间可每星期做一次胸膜，就是用胸膜膏涂于乳房及胸肌上，令乳房和胸肌增强收缩力。

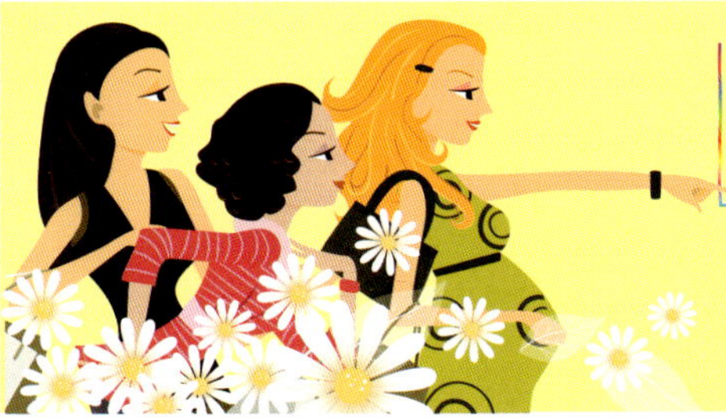

# 准爸爸必修课

## 积极参与胎教

在妊娠过程中，当妻子对胎儿进行胎教时，丈夫不能袖手旁观，应积极参与。在婴儿的感觉器官基本形成的时候，应多与婴儿进行对话，每天最好进行3次规律性的对话。在触觉也基本形成的时候应更加频繁地按摩肚子，在进行对话的时候，用手指头敲一下肚子可以感觉到胎儿的脚在动。丈夫还要做好家庭中的妊娠监护，如有异常情况，应及时帮助妻子处理，必要时送医院诊治。

此外，当发现妻子对胎教不是很热心时，要鼓励妻子适时进行胎教，同时激发妻子进行胎教的热情；当妻子有一些不良的习惯和毛病时，要帮助妻子克服和改正。

## 帮妻子称体重

从妻子怀孕28周后，每周要测量一次体重。一般孕妈咪每周体重要增加0.5千克。孕妈咪的体重过重或不增加，都是不正常的表现，应及时到医院，请医生检查诊治。

## 为分娩做准备

妊娠后期，丈夫也要为分娩做好准备。在孕晚期，妻子行动已经不方便了，丈夫应主动把家中的衣物、被褥、床单、枕巾、枕头拆洗干净，并在阳光下暴晒消毒，以便备用。还要在妻子产前把房子清扫干净布置好，要保证房间的采光和通风情况良好，让妻子愉快地度过产期，让母子能够生活在清洁、安全、舒适的环境里。

## 为宝宝准备物品

这个时期准爸爸应该和准妈妈一起为宝宝布置一个充满阳光的卧室，并且为宝宝准备一张舒适的床铺，床的四周应有至少50厘米高的床栏，两侧可以放下，栏杆之间距离不宜过大，也不可过小，以防夹住孩子的头和脚。床的四周要求为圆角，无突出部分。如果是买新床，条件允许的话，不妨尽量选择可以用到2～3岁的大型婴儿床，比较经济实惠。但是，为了节省空间，也可以购买折叠式婴儿床。

新生儿的衣服一定要选用柔软、手感好、通气性和保暖性好、易于吸水的棉织品，颜色宜浅淡，这样容易发现污物，样式可选用最常用的斜襟样式，衣服要宽大些，便于穿脱，至少准备3件以上。另外，还要购买一些婴儿用品，如童车、奶瓶、尿布、婴儿护肤品等。

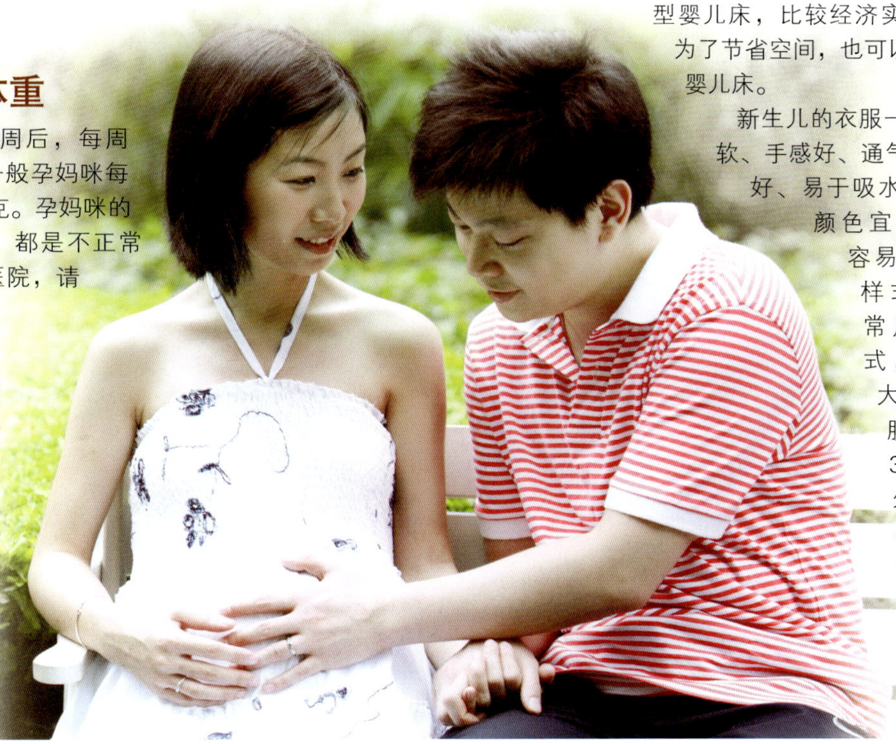

# 第31周

## 妊娠黄褐斑的防治

有研究表明黄褐斑的形成与孕期饮食有着密切关系，如果孕妈咪的饮食中缺少一种名为谷胱甘肽的物质，皮肤内的酪氨酸酶活性就会增加，从而出现黄褐斑。下面介绍一些对防治黄褐斑有很好疗效的食物。

### ●各类新鲜蔬菜

各类新鲜蔬菜含有丰富的维生素C，具有消褪色素的作用。其代表有马铃薯、卷心菜、花菜等。瓜菜中的冬瓜、丝瓜等对孕妈咪也具有一定的美白功效。

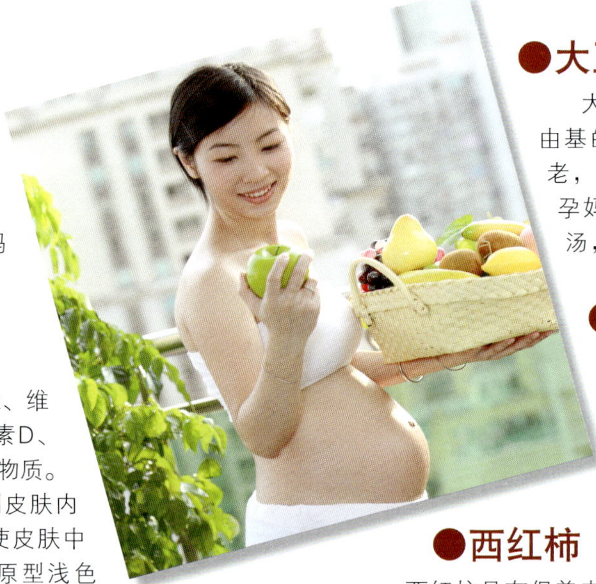

### ●猕猴桃

猕猴桃中富含食物纤维、维生素C、B族维生素、维生素D、钙、磷、钾等微量元素和矿物质。其维生素C能够有效地抑制皮肤内多巴醌发生氧化作用，能使皮肤中深色氧化型色素转化为还原型浅色素，从而干扰黑色素的形成。但要注意脾胃虚寒的孕妈咪不可多吃，否则易腹泻。

### ●柠檬

随着孕妈咪体内过氧化物的逐渐增多，极易诱发黑色素沉着，而柠檬中所含的枸橼酸则能有效防止皮肤色素沉着。孕妈咪食用柠檬或使用柠檬制成的沐浴剂洗澡，就能使皮肤滋润光滑。但柠檬味道极酸，不宜多吃，否则会损伤牙齿。

### ●大豆

大豆中所富含的维生素E能破坏自由基的化学活性，不仅能抑制皮肤衰老，而且还能防止色素沉着于皮肤。孕妈咪若经常食用用大豆熬制的甜汤，就能有效地消除黄褐斑。

### ●谷皮类食物

谷皮类食物中富含维生素E，能有效抑制过氧化物质产生，从而起到干扰黑色素沉淀的作用。

### ●西红柿

西红柿具有保养皮肤、消除雀斑的功效。它丰富的番茄红素、维生素C能抑制黑色素形成，孕妈咪可常食用。同时，还可以将面部洗干净后用西红柿来敷面，每次敷20分钟左右，能够有效地帮助孕妈咪去除黄褐斑。但需注意，西红柿性寒，孕妈咪不宜空腹食用，否则易造成腹痛。

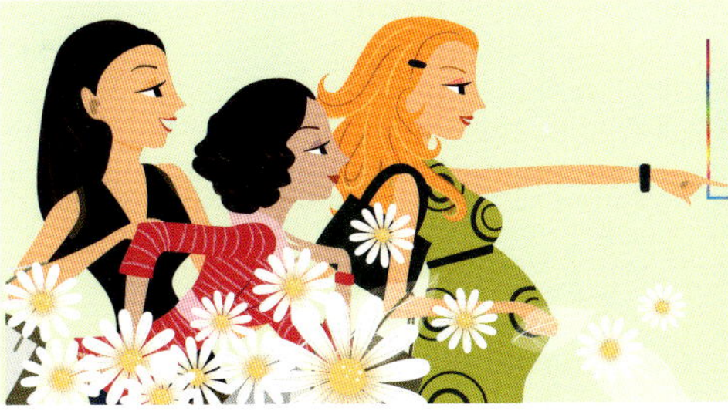

# 胎教讲堂

此时已到了妊娠晚期，胎儿的主要器官都已经发育完毕，此时的胎儿对各种外界刺激信息已有了比较灵敏的反应，对外界的接受能力也进一步增强了。

## ●音乐胎教

可以每星期举办一次“胎教音乐会”，让孕妈咪听听钢琴的演奏，每次听40分钟，然后测量胎动，观察胎动数有何变化，有些曲子会引起剧烈的胎动。

音乐的三要素为旋律、节奏、和音。胎儿虽然能听见声音，但这时只能听懂“节奏”，只有在出生3个月后，才能听懂“旋律”与“和音”。跟妈妈心脏节奏相似的莫扎特的曲子，可以让胎儿有安全感，放莫扎特的曲子或爵士乐时，有些胎儿也会跟着活动。不论是莫扎特曲或爵士乐，只要孕妈咪喜欢，又能引起胎儿共鸣，就是一种良好的胎教。

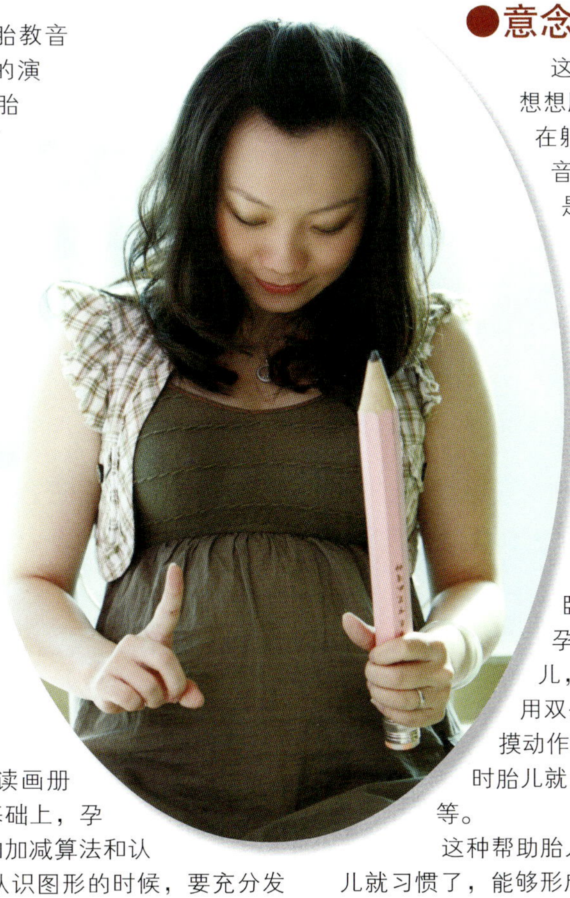

## ●数学胎教

在与胎儿讲话、给胎儿读画册和讲故事、教胎儿学文字的基础上，孕妈咪还可以教胎儿学数学，如加减算法和认识图形。在教胎儿学算术和认识图形的时候，要充分发挥想象力，将数字和图形变成立体的形象，这样会使胎儿学起来饶有兴趣。如数字“1”可以想象成竖起来的一支笔或筷子；数字“2”可以想象成一只活生生的小鸭子等。做算术也是一样，讲加减法时可以拿来两个相同的物品，加法时两个放一起“1＋1”，等于“2”；减法时再拿走其中的一个“2－1”，等于“1”，这就将具体的、有立体感的形象，导入语言刺激中去了。

## ●意念胎教

这个月的孕妈咪，在闲暇之余，应多想想腹中的胎儿。孕妈咪可以悠闲地躺在躺椅上，想象孩子在各种环境下的音容笑貌，还可以想象孩子长大后会是什么样子，个高还是个矮，是胖一些还是瘦一点，是活泼好动还是文静等，这样久而久之，母亲的意念就会无形中传递给胎儿，从而塑造出心目中完美的宝宝。

## ●抚摸胎教

8个月的胎儿活动有力，反应灵敏。这时可以温柔地抚摸或轻拍胎儿，和胎儿玩游戏。动作可较以前大一些。孕妈咪仰卧或侧卧在床上，呼吸均匀，全身放松。孕妈咪可用双手从不同的方向抚摸胎儿，右手轻轻压，左手轻轻放；或者用双手手心紧贴腹壁，轻轻地做旋转抚摸动作。可以左旋转，也可以右旋转，这时胎儿就会做出一些反应，如伸胳膊、蹬腿等。

这种帮助胎儿运动的做法坚持一段时间后，胎儿就习惯了，能够形成条件反射，只要母亲用手刺激，胎儿便很快进入运动状态。这种训练一般在晚上8点左右进行最好，每次时间不超过10分钟。训练时用音乐伴奏，效果会更好。

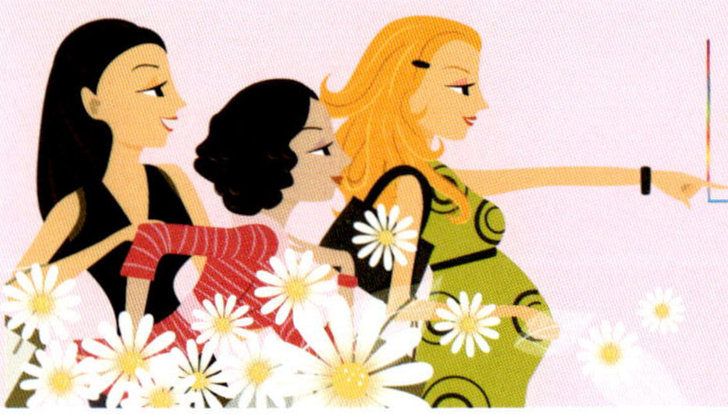

# 做做产前运动

妊娠进入第8个月，孕妈咪的运动应以散步、做些力所能及的劳动为宜，要比前几个月适当地减少运动量，如果感到累了，应马上休息。

## ●做产前运动的好处

妊娠晚期，孕妈咪应该做好分娩辅助动作的训练，学习各种分娩知识，以便在分娩时配合医护人员，使自己顺利分娩。分娩能否顺利进行，很大程度取决于产妇是否懂得用力、休息、呼吸这三方面的方法，所以孕妈咪应该从这几方面进行训练。

## ●锻炼骨盆底肌肉的方法

仰卧在床上，垫高头部，双手平放在身体的两侧，双膝弯曲，脚底平放于床面，像要控制排尿一样，分5次使盆底肌肉完全收缩，然后再分5次使盆底肌肉逐渐放松。每组重复10次，每天至少3～5组。

## ●腰椎运动

孕妈咪蹲在地上，双手支撑身体，头垂下，两肩及背部随着头部一起向下，使脊背弓起。然后头部抬起，两肩及背部又随着头部一起挺起，使脊背向下弯。重复做10次，此种运动不仅可以帮助孕妈咪减轻腰痛，还能帮助生产过程顺利。

## ●下蹲运动

进行下蹲运动，可以使骨盆关节灵活，增加背部和大腿肌肉的力量和会阴的皮肤弹性，以利于顺利分娩。

具体方法是：两脚稍分开，面对一把椅子站好，保持背部挺直，两腿向外分开并且蹲下，用手扶着椅子，在觉得舒服的前提下使这种姿势尽量保持得长久一些。如果感到双脚底完全放平有困难，可以在脚跟下面垫一些比较柔软的物品。起来时，动作要缓慢一些，扶着椅子，不要贪快，否则可能会感到头昏眼花。

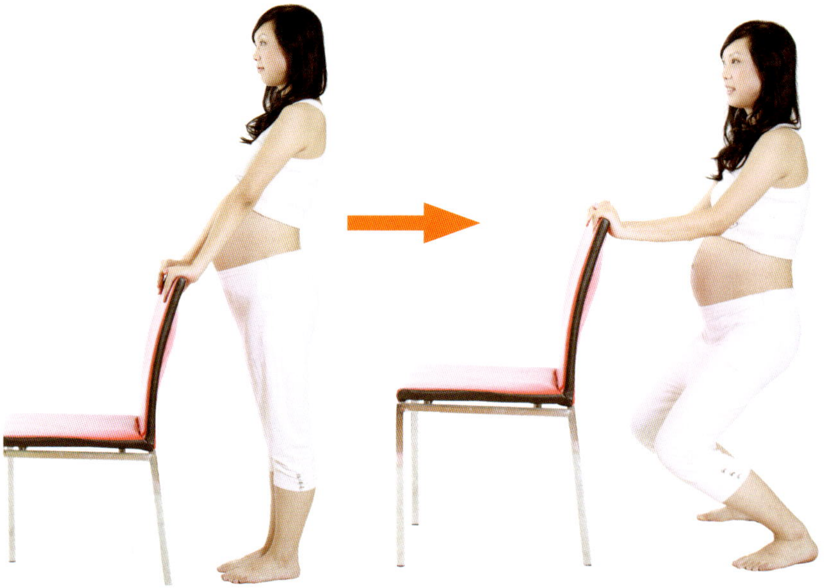

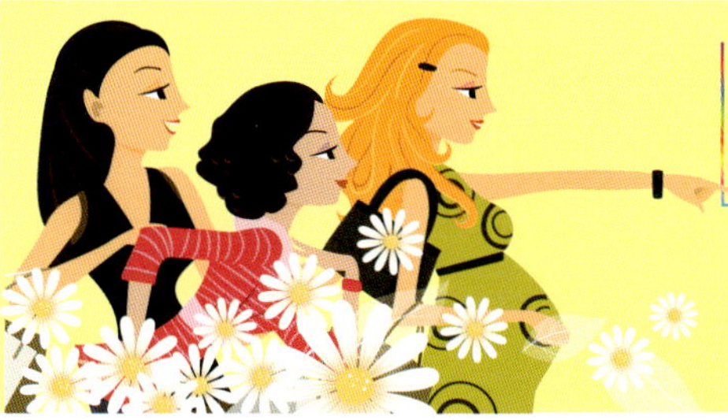

# 早产的预防

## ●早产的原因

在妊娠满28～37周之间发生分娩者，称为早产，占所有分娩的5%～15%。此时娩出的新生儿发育尚未成熟，体重多在2500克以下。一般来说，早产月份越小，新生儿体重越轻，生命力也越弱。孕妈咪早产可能有以下原因：

1. 孕妈咪年龄小于18岁或大于40岁，体重轻于45千克，有过流产、早产史。

2. 孕妈咪患有慢性疾病或急性传染病，如阑尾炎、心脏病、肾病、甲状腺机能亢进等，或者是孕妈咪生殖器官异常。

3. 孕妈咪过于劳累或营养不良，或遭受过严重的精神刺激。

4. 胎儿方面的原因有受精卵异常、双胞胎、羊水过多、羊水过少、前置胎盘、胎位不正等。

## ●早产的症状及经过

比较早期的早产主要症状为下腹胀痛、出血，与流产的情况大致相同；比较后期的早产，则接近一般的分娩。分娩时的主要征兆有子宫收缩、破水、流出带血的分泌物，这3种征兆不一定会同时出现，只要出现了其中的一种情况，就必须马上接受医生的检查。

## ●早产的预防

孕妈咪应定期进行产前检查，应对早产要从预防着手。

1. 有心、肾疾患或高血压的患者在妊娠前就应到医院检查，以决定是否可以妊娠或何时妊娠为宜。一旦怀孕，要按期进行产前检查，做好保健工作，以减少并发症的发生。

2. 要积极治疗妊娠期合并症，尤其要做好妊娠高血压疾病的防治工作，减少早产的发生。宫颈内口松弛者应于怀孕16周左右做宫颈内口缝合术。

3. 孕期要注意起居饮食，适当增加营养，不食用有刺激性的食物。平时要注意劳逸结合，既适当参加劳动，又要避免劳累过度，不使身体过于疲劳，尤其要注意避免腹部撞击。

4. 要保持良好的心态，消除心理压力，因为心理压力越大，早产的发生率就越高。特别是心理紧张、抑郁和焦虑，这些都和早产有着密切关系。

5. 一旦出现下腹坠胀、疼痛、阴道有血性分泌物等早产征兆时，应采取左侧卧床休息的方式，并根据胎儿情况，在医生指导下采取必要的保胎措施，尽可能延长妊娠期，让胎儿更趋成熟，提高早产儿的存活率。

## ●早产时应注意的事项

当有早产的情况发生时，首先孕妈咪要保持安静，尽可能趁早接受医生的检查与治疗，然后，如果孕妈咪腹部没有胀痛的现象，也无出血、分泌物而突然破水时，可垫上一层厚厚的脱脂棉，并用丁字带固定，然后立即住院治疗。

# 第32周

## 黑色食物宜多吃

当前，国内出现了一股黑色食品热，黑色米饭、黑豆、黑色面包、黑色橄榄、黑色海藻、黑芝麻色拉等，这些食品成为养生的佳肴，孕妈咪可以多吃的黑色食物有以下几种：

### ●黑芝麻

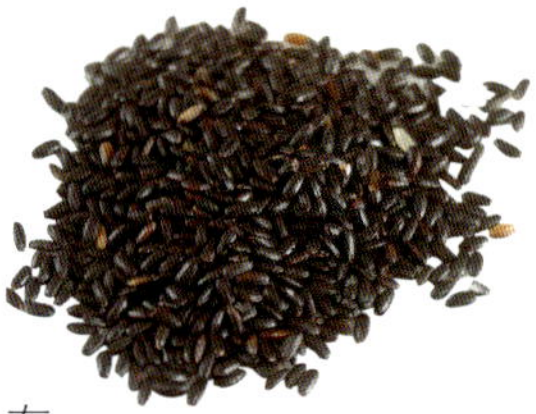

黑芝麻含有丰富的不饱和脂肪酸、蛋白质、钙、磷、铁等营养素，还含有多种维生素等。黑芝麻作为食疗品，有益肝、补肾、养血、润燥、乌发、美容作用，黑芝麻的神奇功效，还在于它含有的维生素E居植物性食品之首。

### ●黑豆

黑豆入药保健效果更强于黄豆，其突出的优点是蛋白质含量高，且质量好，每100克黑豆含有高达45～50克的蛋白质。黑豆还含有丰富的不饱和脂肪酸、钙、磷、铁及胡萝卜素、B族维生素等。常食黑豆对健康有益，不仅可补充丰富、优质的蛋白质，还有活血、利尿、祛风、解毒等功效。

### ●黑米

黑米的营养价值比一般白米高，每100克黑米含11.3克蛋白质，普通白米仅含6～8克。黑米中蛋白质含的必需氨基酸也较多，达8种，其中赖氨酸是白米的2～2.5倍。另外，还含有多种维生素和锌、铁、钼、硒等人体必需的微量元素。

黑米能滋阴补肾，补胃暖肝，明目活血，对头昏、贫血、眼疾等疾病的防治效果甚佳。

### ●黑色蘑菇

黑色的蘑菇含多种维生素、矿物质、多种氨基酸及丰富的纤维素，不仅味道鲜美，而且能防治高血压、高血脂、冠心病、肥胖、糖尿病、癌症等病症。

### ●黑色海藻、海带、紫菜

它们富含碘质，钙、镁、铁含量也很丰富，有利尿、消肿、清血热、降血压等作用。

### ●乌鸡

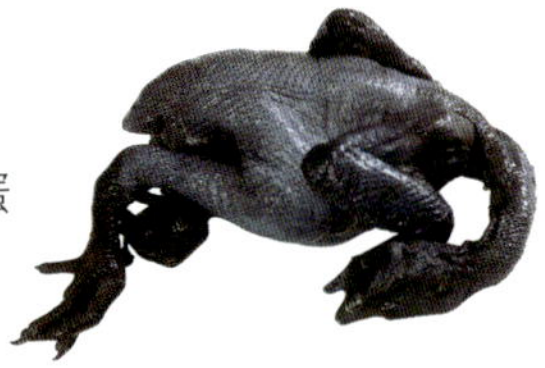

乌鸡含有丰富的优质蛋白质，脂肪中含有不饱和脂肪酸。中医认为乌鸡有养阴退热、补肝益肾等功效，适用于虚弱、瘦弱、潮热、脾虚泄等症。

### ●黑木耳

黑木耳的功能为益气、润肺、补脑。它含蛋白质、脂肪、糖类和钙、磷、铁等营养物质以及胡萝卜素、烟酸、维生素$B_1$、维生素$B_2$、磷脂等多种营养素，还含有对人体有益的植物胶质。它不但是一种天然的滋补剂，而且有排除人体肠道中的毛发、减少血液凝块、防治高血压等作用。

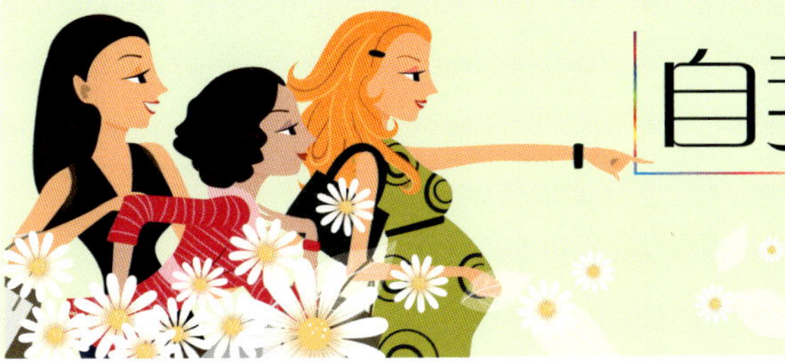

# 自我矫正 胎位异常

## 胎位不正的危害

胎儿在子宫中的正常姿势是头部朝下臀部朝上，分娩时头部先娩出，而胎位不正的分娩顺序却不同。当胎儿的腹部、胸部已经露出母体外，而头部却还滞留在产道时，新生儿就有可能呈现假死状态。因为正在分娩的胎儿已经开始呼吸，堵塞在胎儿口、鼻中的产道分泌物、羊水等会被吸入气管内，造成新生儿呼吸困难。同时，由于最硬的头部最后才出来，而初产妇在助产阶段已耗费许多体力及时间，从而又增加了假死状态的危险性。此外，医生为了及时救出胎儿，在胎儿双手尚未完全下降时，就一口气将身体往下拉，使得胎宝宝的双手在产道内呈上举的姿势，从而导致双手更难出来了。

## 胎位不正的类型

单臀位：胎儿身体在臀部好像折成两半似的，双腿高举于头部附近。分娩时，胎宝宝的臀部先出来，这种分娩方式是胎位不正中最安全的一种，一般不必担心胎宝宝的头部会被卡住。

复臀位：胎儿有呈下蹲的姿势，分娩时臀部和一只脚会先出来。这种类型的安全程度仅次于单臀位的分娩方式。

不全足位：分娩时胎宝宝只有一只脚先出来。这种类型与前两种情况不同，它容易提早破水，有时脐带会脱落到子宫口外，被压迫在胎宝宝与子宫壁之间，从而危害胎宝宝的生命。

全足位：分娩时胎宝宝的两只脚先出来。这是胎位不正中最危险的一种类型，它比不全足位更容易造成脐带脱落，使通向胎儿的血液循环情况恶化。

## 矫正胎位不正的方法

胎位不正的孕妈咪们不必惊慌，只要定期做好产前检查，尽可能弄清引起胎位不正的原因，按医生的指导去做，了解能否纠正及纠正方法，也能安全度过分娩。以下介绍一种纠正胎位的方法：

做膝胸卧位来纠正。具体方法是：最好空腹进行，先排空小便，松开腰带，在硬板床上，胸膝着床，臀部抬高，大腿和床垂直，胸部要尽量接近床面。此方法在睡前做，做完后睡觉以保证纠正的胎位不再变动，每次做15分钟，连续做1周，每周检查一次看胎位是否转正。

如果以上方法不见效，到妊娠34周后，由医生检查确定是否可行从外部进行倒转，让胎儿转180°，及约好倒转的时间。

经上述方法胎位仍然不能得到纠正，则需要在预产期前1～2周住院待产。胎位不正，医生可根据你的具体情况决定分娩方式，不一定都要施行剖宫产，医生会根据骨盆大小、胎儿大小、胎位不正的类型、产力及产次等具体情况来决定，当然剖宫产也不失为是解决胎位不正的一个常用、安全的方法。

如果你的宝宝到了妊娠28周还是臀位，医生会教你进行外部胎位倒转术，也就是在你的腹部推挪，帮宝宝转为头向下的姿势。外部胎位倒转术有60%～70%的成功率。有些宝宝还会再转回来，所以需要再实施一次倒转术。倒转术一般而言是个安全又不会太难受的程序，但是偶尔也会造成母亲疼痛或是胎儿窘迫的情形。

## 宝宝臀位的处理

大概半数左右的宝宝一开始，也就是在怀孕早期都是臀部朝下的。到了孕26～28周，才转向变成头朝下。如果宝宝到了妊娠28周还没转向，很可能就会一直保持臀位。因为某些不明因素，有3%～4%的宝宝是不会转向变成头朝下的。如果你的宝宝到了妊娠28周还没有自行转向，医生会教你采取胸膝卧位纠正，或进行外部胎位倒转术，也就是在你的腹部推挪，帮宝宝转为头向下的姿势。有些宝宝还会再转回来，所以需要再实施一次倒转术。

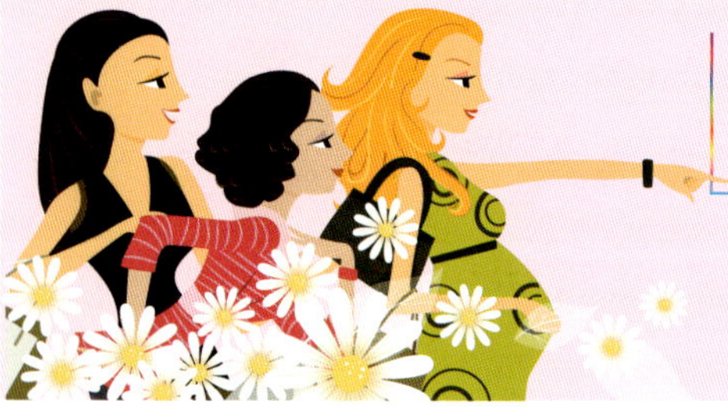

# 学会自我监护

## 鼻塞和鼻出血的原因

大约有20%的孕妈咪在妊娠期会发生鼻子不畅和鼻出血，尤以最后3个月多见。这常会使孕妈咪误认为是患了感冒，因而担心腹中的宝宝是否会受到影响。实际上，妊娠期鼻堵塞不一定是患了感冒，其中大部分是由于内分泌系统的多种激素刺激鼻黏膜，使鼻黏膜血管充血肿胀所致。此时不用担心，这种现象常在分娩后消失，不会留下后遗症。因此孕妈咪不用紧张，否则会加重鼻塞的症状。

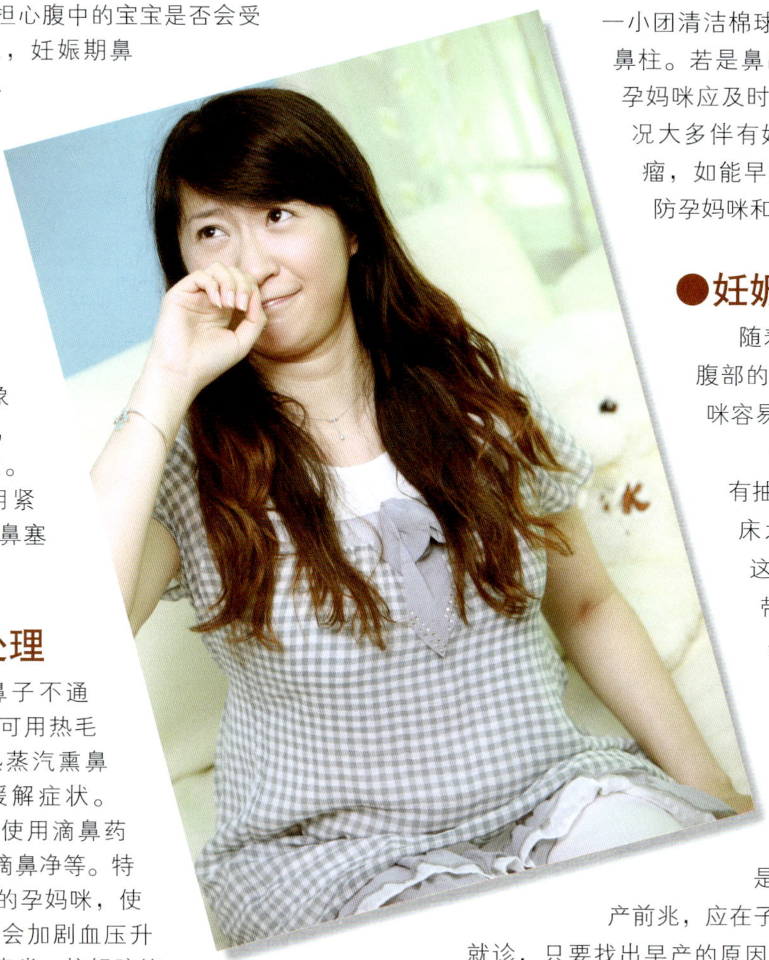

## 鼻塞的处理

孕妈咪在鼻子不通气、流鼻涕时，可用热毛巾敷鼻，或用热蒸汽熏鼻部，这样可以缓解症状。孕妈咪不要擅自使用滴鼻药物，如麻黄素、滴鼻净等。特别是患有高血压的孕妈咪，使用麻黄素类药物会加剧血压升高。即使使用激素类、抗组胺等抗过敏药也应遵医嘱，以免服用后影响胎儿的正常发育。

## 鼻出血的处理

发生鼻出血时，孕妈咪可用手捏鼻翼，便能很快止住血。如果仍未止住，可在鼻孔中塞一小团清洁棉球，紧压5～10分钟，并捂住鼻柱。若是鼻出血较多或经常反复出现，孕妈咪应及时去医院做检查，因为这种情况大多伴有妊娠高血压疾病、妊娠血管瘤，如能早期诊断和早期治疗，则可预防孕妈咪和胎儿发生严重的不良后果。

## 妊娠晚期腹痛的鉴别

随着胎儿的不断长大，孕妈咪腹部的负担也会增加，此时，孕妈咪容易出现腹痛，要注意鉴别。

一些孕妈咪下腹两侧经常会有抽痛的感觉，尤其在早晚上下床之际，总会感到一阵抽痛，这种抽痛一般是因为子宫圆韧带拉扯而引起的抽痛感，这是正常现象，并不会对怀孕过程造成危险。但是，如果下腹感觉到规则的收缩痛，就要怀疑是不是由于子宫收缩引起的，应该尽快到医院就诊，检查是否出现早产。若的确属于早产前兆，应在子宫口尚未打开前赶快到医院就诊，只要找出早产的原因，还是可以顺利安胎的。如果延误了就诊时机，等到子宫口已开了3厘米以上时，想安胎就很难了。

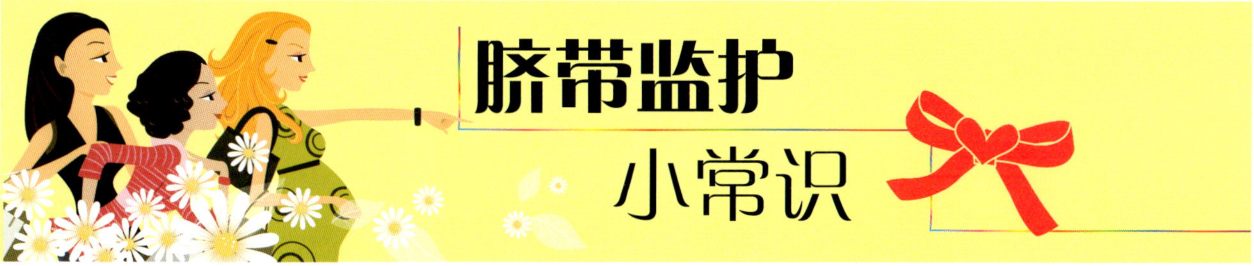


## ●脐带的重要性

胎宝宝的肚脐与子宫的胎盘之间是由脐带连接着，胎宝宝所需要的氧气是通过脐带由胎盘输送到血液内的，胎宝宝排出的代谢废物也是由脐带排出的。脐带是沟通孕妈咪与胎宝宝的桥梁，是胎宝宝维持生命的生命线。如果脐带血液一旦受到阻碍，可能导致胎宝宝出现短暂的缺氧现象，甚至可能导致胎宝宝窘迫、死亡。所以，孕妈咪应该多多了解脐带的知识，以防发生意外。

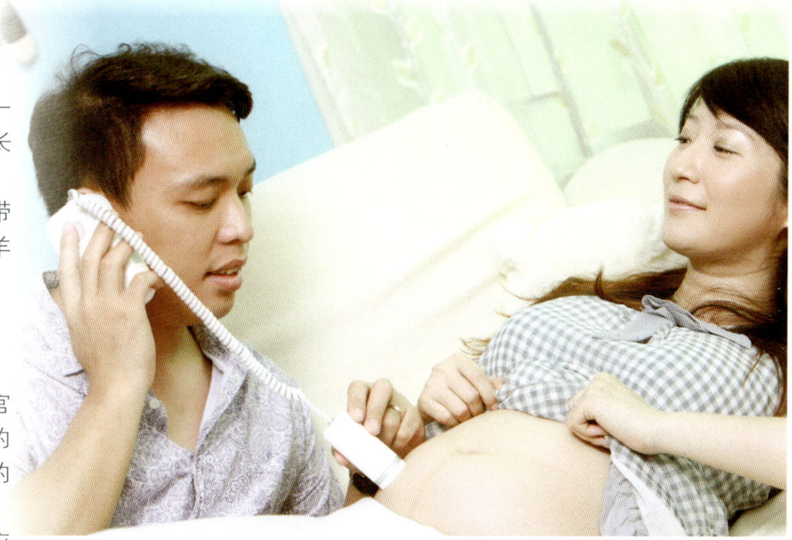

## ●脐带长短不一的原因

每个胎宝宝脐带的长度是不一样的，一般情况下介于30～70厘米之间。影响脐带长度主要有两个方面：一是胎宝宝的活动性，胎宝宝在子宫内活跃则脐带长，安静则脐带短；二是羊水的多寡，羊水多则脐带长，羊水少则脐带短。

## ●脐带扭转的危害

一般情况下，脐带会随着胎宝宝在子宫内的活动而扭转，如果扭转的程度使血液的流动受到影响，就很可能会出现胎死腹中的现象。脐带扭转属于一种突发的意外状况，导致扭转的原因尚不清楚，因此，孕妈咪应该通过科学的方法按时监测胎动、胎心率，以便及早发现异常情况，从而能采取措施挽救胎宝宝的生命。

## ●脐带过长所带来的危害

脐带过长则容易缠绕胎宝宝的身体，尤其是缠绕颈部，在分娩时看到婴儿颈部被缠绕的情况也不在少数。只要脐带没有被勒得很紧，一般情况下是不会危害胎宝宝的健康的，因为胎宝宝的活动范围很小。

但是，若发现胎宝宝的四肢被脐带缠绕了，而且缠绕的不止一个部位，则可能会发生意外，因为胎宝宝肢体的活动方向总是维持固定不变，则很容易导致脐带扭转。而且在双胞胎中，发生胎死宫中的主要原因之一就是两条脐带相互缠绕。

## ●脐带过短所带来的危害

如果胎宝宝的脐带太短，则可能因为牵扯从而导致胎位异常、脐带内出血、胎盘早期剥离或分娩后子宫外翻等危害。

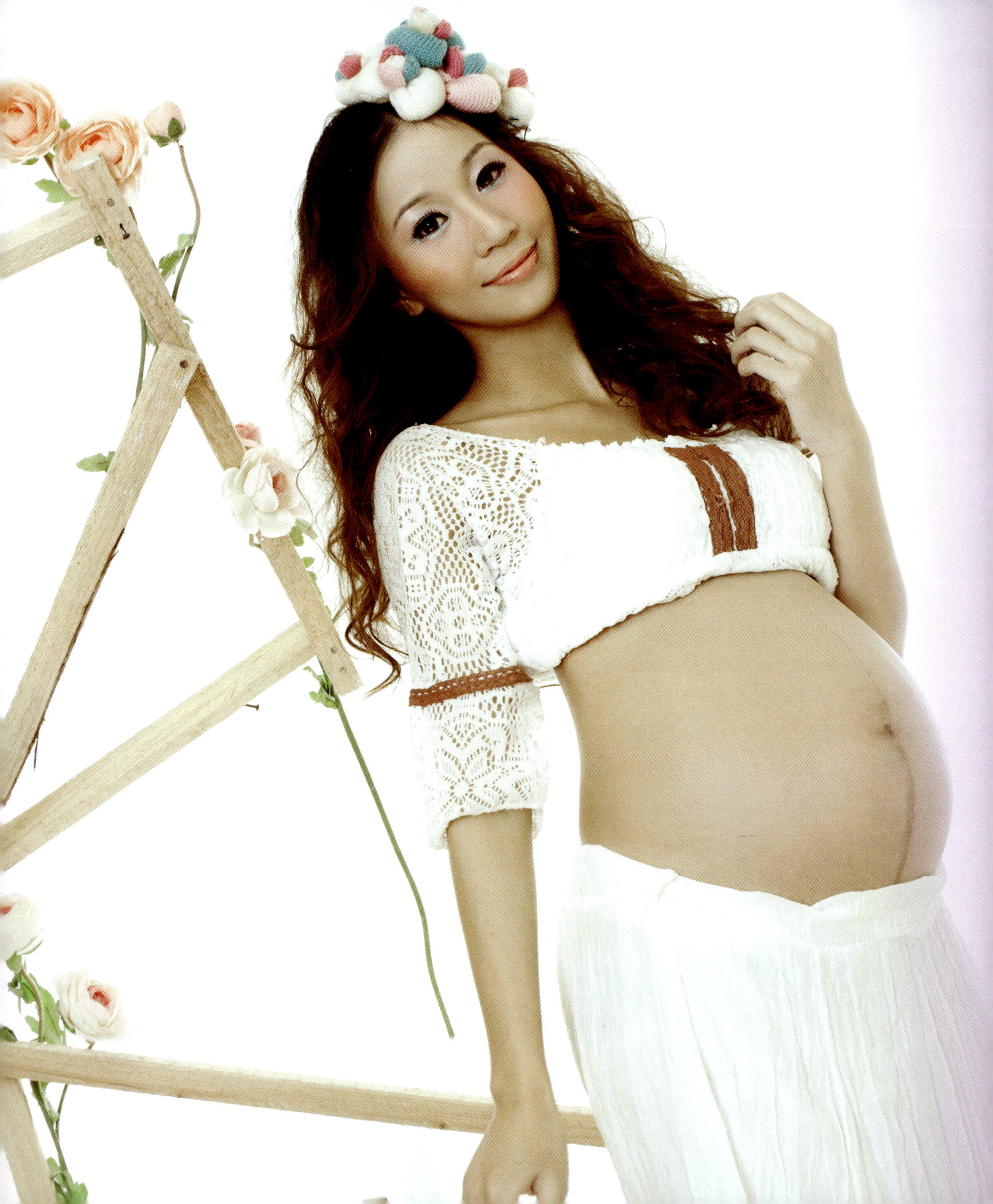

# 第九章

# 妊娠第9个月
## ——有点迫不及待了

### □胎宝宝的成长

此时，正常胎儿的身长约为47～48厘米，体重2400～2700克。可见完整的皮下脂肪，身体圆滚滚的。脸、胸、腹、手、足等处的胎毛逐渐稀疏，皮肤呈粉红色，皱纹消失，指甲也长至指尖处。男婴的睾丸下降至阴囊中，女婴的大阴唇开始发育，也就是说，生殖器几乎已完备。

到这时，胎儿肺和胃也都很发达，已具备呼吸能力，婴儿喝进羊水，能分泌少量的消化液，尿也排泄在羊水中。因此，婴儿若在这个时期娩出，有在暖箱中生长的能力。

### □孕妈咪身体的变化

至该月，孕妈咪子宫底高约30～32厘米，上升到心脏和胃，引起心跳加快、气喘，或者常感觉胃胀，没有食欲。分泌物更加增多，这时胎儿的头部迫近骨盆的入口，使得腰部备受压迫，所以排尿次数也更加频繁，而且排尿后仍会有尿意。

孕妈咪体重持续增加，容易全身倦怠，腰腿疲劳，阴道和子宫下部逐渐变软，白带增多，乳头有时泌出稀薄的乳汁。这个月是孕妈咪感到最不舒服的一段时期。

# 第33周

## 孕妈咪的健康饮食

### ●孕9月营养搭配要求

由于胎儿在腹内的占位，孕妈咪胃部的压迫感更加强烈，再加上胎儿越来越重的重量，孕妈咪会备感疲惫，胃口大减。因此，此时在饮食上应以少食多餐、清淡营养为原则。而且，为了保证胎儿最后发育的需要，这一时期内，孕妈咪的营养应以丰富的钙、磷、铁、碘、蛋白质、多种维生素（如维生素E、B族维生素类）为主，同时应进食含植物纤维素较多的蔬菜和水果，以缓解便秘和痔疮。

**一日营养食谱**

| | 早餐 | 午餐 | 晚餐 |
|---|---|---|---|
| 主食 | 米粥2小碗，豆沙包1～2个（量约100g）。 | 米饭1小碗，或馒头2个（量均约150g）。 | 白米饭2小碗，或挂面1碗（量约150g）。 |
| 副食 | 各种清淡拌菜1盘，鸡蛋1个，酱牛肉100g。上午水果以开胃为首选，如桃、梨子等。 | 粉丝煨牛肉（牛肉150g、粉丝150g），炒时蔬（时令蔬菜2～3种），骨汤类的汤羹2小碗。下午水果香蕉2个。 | 虾子豆腐（豆腐100g、瘦肉50g、虾子20g、青蒜50g），豌豆苗炒肉（瘦肉50g、豌豆苗150g），豆腐草鱼汤2小碗。晚上水果可根据自己的口味选择。 |

### ●孕妈咪宜喝蜂王浆

蜂王浆中含有大量特殊的蛋白质和氨基酸，人食用了蜂王浆，自然能给大脑组织提供神经胶质细胞合成的重要原料，同时，还能给神经胶质细胞提供营养，增加神经胶质细胞的数量，随之也提高了人的智力水平。

女子妊娠后需要从食物中摄取足够数量的优质蛋白质，供胎儿生长发育之用。特别是3～4个月的胎儿，正是脑神经细胞开始形成和增殖的时期，非常需要优质的营养素；到了孕7个月至出生后的一段时间内，又是脑神经细胞的激增期，且脑神经细胞发育具有一次完成的特点，故孕妈咪若能摄取适量蜂王浆，使该营养素通过胎盘进入胎儿体内，就可促进胎儿脑组织细胞的生长发育。

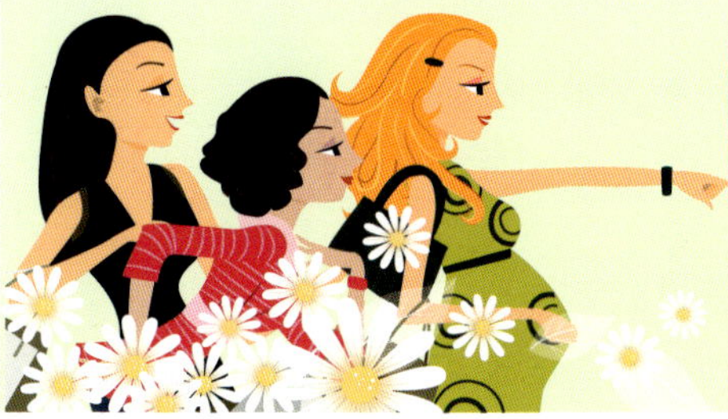

# 如何预防巨大儿

## ●什么是巨大儿

孕妈咪在妊娠8～10个月时，胎儿的身体长得特别快，胎儿的体重通常都是在这个时期增加的。大脑、骨骼、神经、肌肉都在此时完全形成，各个脏器官发育成熟，皮肤逐渐坚韧，皮下脂肪增多。一般情况下，胎儿出生后，体重在3千克左右，但是有些孕妈咪分娩时，胎儿的体重达到或超过4千克，则称为巨大儿。

## ●胎儿为什么会长得过大

孕妈咪患有糖尿病会导致胎儿长得过大，因为孕妈咪血液中糖分过多，可通过胎盘，使胎儿的血糖持续增高，刺激胰腺分泌过多的胰岛素，这就使脂肪、蛋白质和糖原在胎儿体内积蓄过多，使得胎儿长得大而肥胖，形成巨大胎儿。还有，若孕妈咪营养摄入不合理，也会使胎儿长得过大。

## ●胎儿长得过大有哪些危害

产妇分娩时，如果胎儿过大，即便宫口全开，分娩时也会有困难。而且在分娩时，胎儿的心跳也会渐渐变慢，出现窒息现象，需要进行抢救，有的甚至会发生危及孕妈咪和胎宝宝生命的严重后果——难产。巨大儿出生后也不能多动，否则有使其颅内出血的危险。

## ●如何避免胎儿长得太大

这段时间孕妈咪体重的增长每周不应超过500克。孕妈咪的饮食安排应注意以下几点：

1. 孕妈咪要少吃过咸的食物，每天饮食中的盐应控制在6克以下，不宜大量饮水。

2. 孕妈咪应适当限制食糖、甜食、油炸食品及肥肉的摄入，油脂要适量。

3. 孕妈咪应选体积小、营养价值高的食物，如动物性食品，避免吃体积大、营养价值低的食物，以减轻胃部受增大的子宫挤压所产生的胀满感。

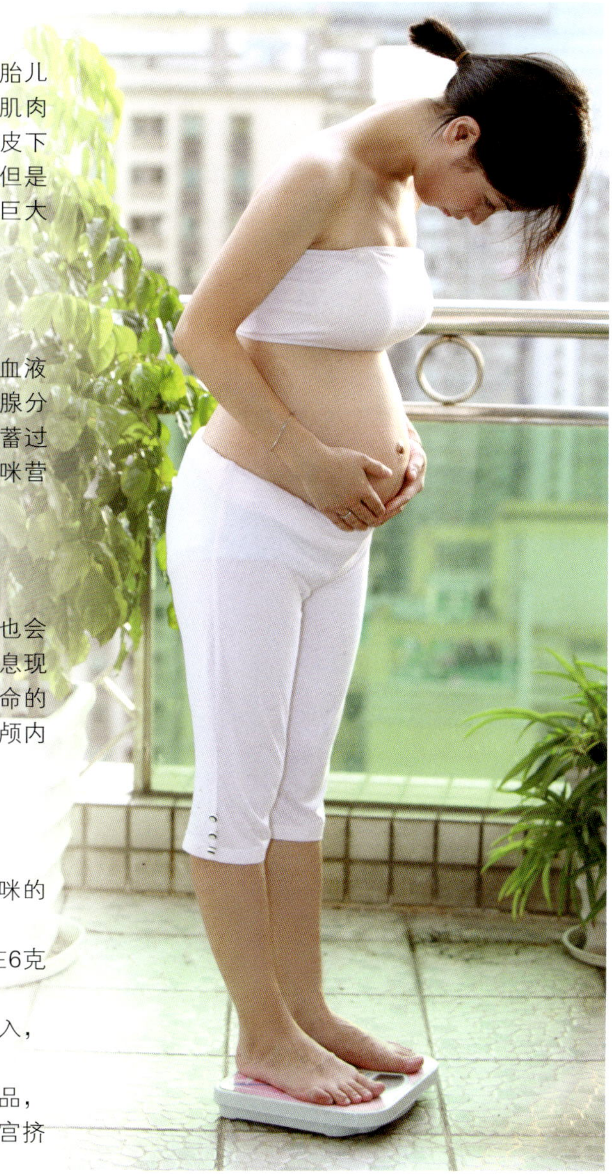

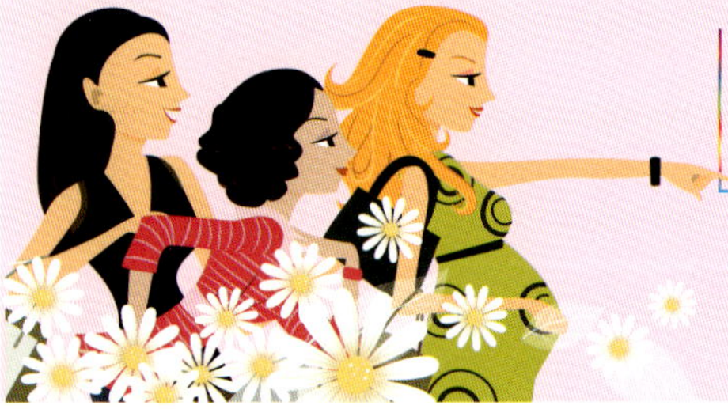

# 孕妈咪如何防治静脉曲张

## ●静脉曲张的症状

静脉曲张表现为孕妈咪小腿、大腿及外阴处静脉扩张突出，皮肤冒出蓝色或红色、宛如蚯蚓样的扭曲血管伏在皮肤上，或者像树瘤般的硬块结节。当静脉曲张发生在外阴时，孕妈咪一坐便会疼痛，而且站立的时间越长就越感到不舒服。

孕妈咪发生静脉曲张时，轻者造成腿部疼痛酸麻，重者造成静脉栓塞或血栓性静脉炎等危险情况。一般情况下，静脉曲张在产后会慢慢恢复正常，但也有一些孕妈咪虽然出现下肢血栓性静脉炎，却完全没有不适的症状。

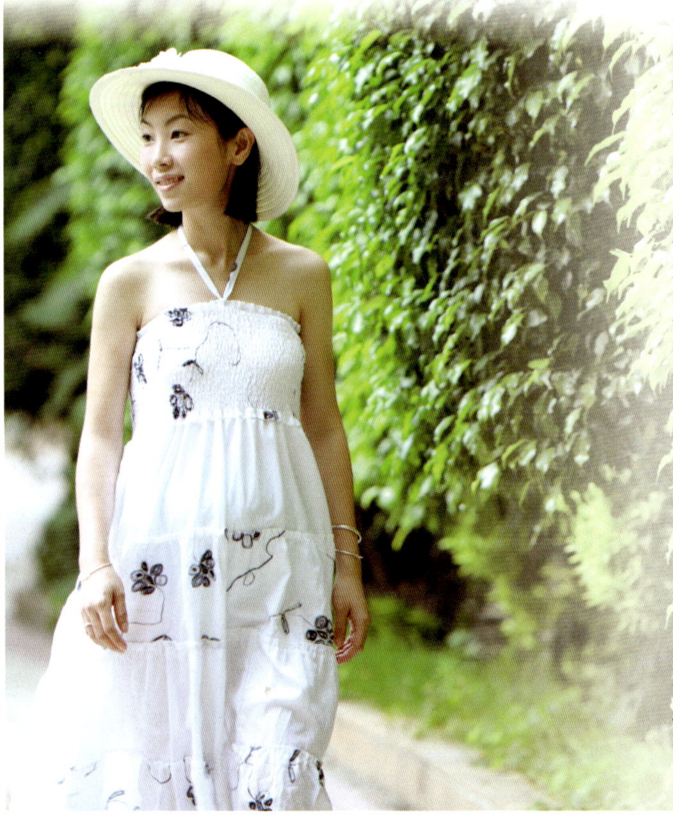

## ●静脉曲张的原因

出现静脉曲张是由于孕妈咪体内内分泌的作用，使静脉发生了变化，静脉瓣膜的功能和血管周围肌肉的保护作用受到破坏。随着子宫的增大，流向子宫的血流量也会随着增多，这时静脉压力就会升高，下腔静脉的压力也会相应的升高，从而导致静脉壁扩张而扭曲，这样就形成了静脉曲张。

## ●静脉曲张的预防措施

1. 孕妈咪要适度运动，养成每天步行半小时的习惯，这样可以帮助血液循环；不要穿高跟鞋或长筒靴，在家时可以穿拖鞋或赤脚，这样可使肌肉得到锻炼。

2. 不要提过重的物品，以免加重身体对下肢的压力。

3. 尽量减少增加腹部压力的因素，如患有咳嗽、便秘等，应该尽快治疗，而且去厕所的时间也不宜过长。

4. 将体重控制在医生建议的范围之内。如果孕妈咪超重，就会增加身体的负担，从而造成静脉曲张。

## ●静脉曲张症状的缓解

1. 妊娠早期已有静脉曲张患者，应尽量避免长时间站或坐，多休息，坐时两腿避免交叠，卧床时要抬高下肢及臀部，以促进静脉回流。

2. 下肢用弹性绷带包扎，显著的外阴部静脉曲张用泡沫橡皮垫支撑，可减轻静脉曲张程度。

在妊娠期尽量不做大隐静脉结扎术或切除术，因为易复发。在分娩时要重点防止曲张的静脉破裂，减少出血。此外，孕妈咪要注意不要碰撞静脉曲张部位，以免受伤出血。要尽可能改善静脉血回流，避免静脉血淤积的因素是处理孕妈咪静脉曲张的原则。

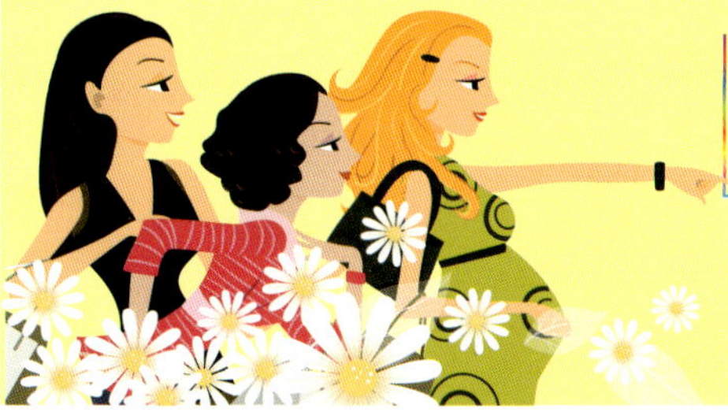

# 准爸爸必修课

随着妊娠天数一天天增加，尤其到了妊娠后期，丈夫要为妻子分娩做好充分的准备。

## ●关心体贴妻子

准爸爸还要像以前那样在情感上关心体贴妻子。分娩前，准妈妈行动不便，丈夫要给予多方照料，体贴入微。每日与准妈妈共同完成胎教的内容，这已到了胎教的最后阶段，一定要把胎教坚持到底，还需要每日陪准妈妈活动、散步，这样有利于子宫收缩，只是不能让准妈妈太疲劳了。

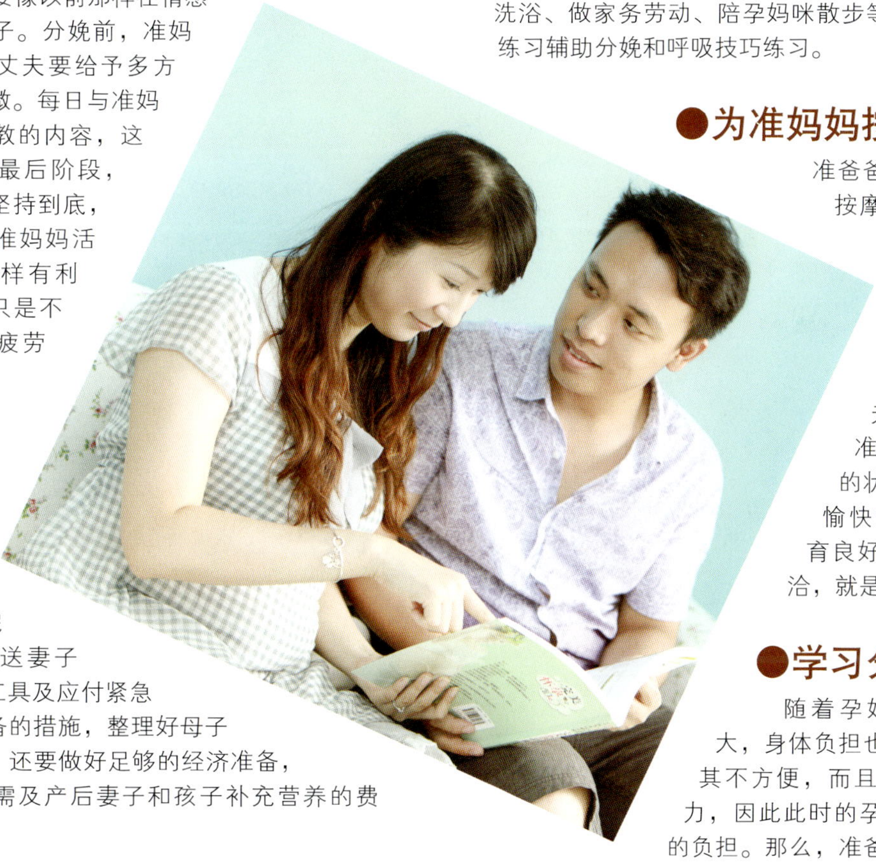

## ●为分娩做准备

准爸爸要确定好医院的住院床位，安排好送妻子去医院的交通工具及应付紧急情况发生而准备的措施，整理好母子的衣服、用具。还要做好足够的经济准备，以支付分娩所需及产后妻子和孩子补充营养的费用。

## ●去产前学习班

在妊娠晚期，孕妈咪对分娩大都怀着既期待又恐惧的矛盾心理。因为腹部膨大，压迫下肢，活动不能随心所欲，同时出现尿频、便秘等症状，这使得孕妈咪易出现激动和心烦情绪，另一方面，对丈夫的陪伴和亲人的依赖心理也会增强。此时，准爸爸可以去上产前学习班，学习一些缓解妻子精神紧张的方法，如帮助孕妈咪洗浴、做家务劳动、陪孕妈咪散步等，还可以帮助妻子练习辅助分娩和呼吸技巧练习。

## ●为准妈妈按摩

准爸爸经常为准妈妈进行按摩，这样不仅可以减轻孕妈咪的妊娠纹和赘肉，而且也是向妻子表达爱意的一种方式。通过按摩增进夫妻间的感情，使得准妈妈也常处在愉悦的状态，当准妈妈心情愉快时，胎宝宝也会发育良好。夫妻间的感情融洽，就是极好的胎教。

## ●学习分娩知识

随着孕妈咪的肚子越来越大，身体负担也越来越重，行动极其不方便，而且又要面对分娩的压力，因此此时的孕妈咪身心都有很大的负担。那么，准爸爸就要从身、心两方面来关心、照顾妻子，与妻子一起学习一些有关分娩的知识，再充分地利用学习的知识来保护孕妈咪和胎宝宝的安全。

# 第34周

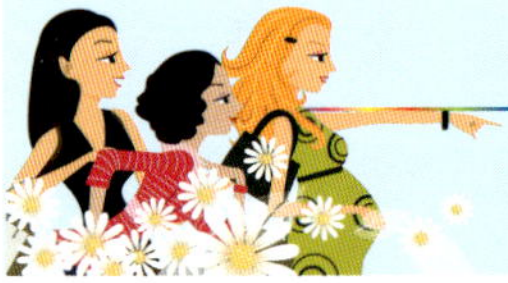

## 痔疮的预防

### ●发生痔疮的原因

痔疮是孕妈咪常见的一种合并症，在孕妈咪中的发生率高达66%。这主要是因为孕妈咪在妊娠期盆腔内的血液供应增加，子宫变大之后，就会压迫到直肠周围的静脉，使肛管和直肠的静脉回流受阻造成血液的循环不好，再加上妊娠期间盆腔组织松弛，久而久之就演变成了痔疮。排便时疼痛、出血以及肛门发痒等，都是痔疮的症状。

### ●预防痔疮方法之一——避免便秘

预防痔疮的方法之一是避免便秘。孕妈咪除了注意食物中营养成分齐全、数量充足外，还应适当多吃些纤维素较多的蔬菜，如红薯、芹菜、丝瓜、白菜、菠菜、莴苣、萝卜等，增加肠蠕动，并注意多喝水。孕妈咪还应避免久坐久站，应适当参加一些体育活动。最好养成每天早上定时排便的习惯，有排便感时不要忍着。大便干结，难以排出时，吃些蜂蜜、麻油、香蕉或口服液体石蜡等润肠药物，不可用芒硝、大黄、番泻叶等攻下的药物，以防引起流产。

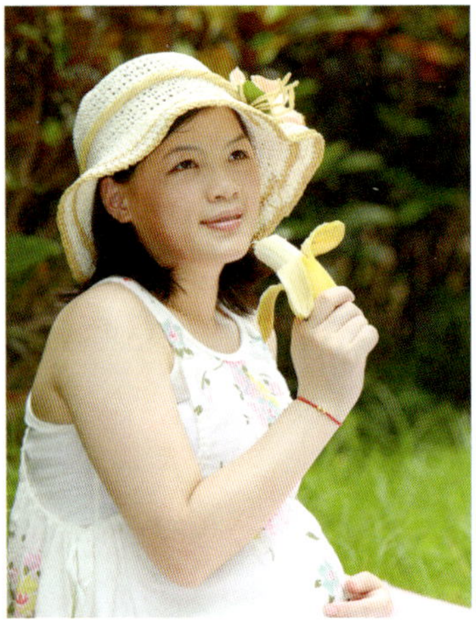

### ●预防痔疮方法之二——帮助静脉回流

预防痔疮的第二种方法是促进肛门的血液循环，帮助静脉回流。每日用温热的1：5000高锰酸钾（PP粉）溶液坐浴。并可做肛提锻炼，方法是做忍大便的动作，将肛门括约肌往上提，吸气，肚脐内收，坚持一会再放肛门括约肌，呼气，一切复原。如此反复，做30次，早晚各锻炼1次。早上最好在起床前，仰卧在床上进行，这样效果较好。

### ●预防痔疮方法之三——避免刺激

避免对直肠、肛门的不良刺激，及时治疗肠道炎症和肛门其他疾患；不要饮酒，不吃辣椒、胡椒、芥末等刺激性食物；如厕手纸宜柔软洁净；内裤常洗、常换，保持干净。

### ●痔疮的治疗

发生痔疮时，可用33%硫酸镁溶液湿热敷患处，有收敛消肿作用。局部涂上痔疮药膏，然后用洗净的手指将痔核推入肛门。痔疮疼痛出血时，可在便后经肛门放入一枚安钠素栓剂，或涂抹痔疮膏。口服中成药——槐角丸，它有止血、消炎和止痛作用。如需手术治疗，一定要到产后2个月方可施行。

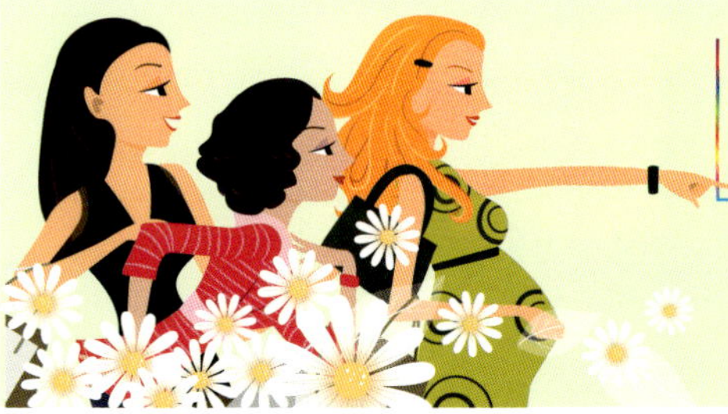

# 子宫内感染的防治

## ●发生子宫内感染的原因

由于子宫颈内有黏稠的黏液起到阻塞作用，使得细菌不能进入子宫腔。所以，正常的妊娠和分娩，孕妈咪的子宫内可保持无菌，不会发生感染。虽然子宫内感染的发生率在孕妇中只占0.5%～1%，但会对产妇和胎儿的生命造成很大的威胁。

子宫虽然有羊水的保护，但有些情况如胎膜早破、超过24小时仍未临产、产程延长以及产妇贫血体弱等，都可能会引起子宫内感染。也有少数产妇的羊水抗菌能力较差，阴道内的致病菌可乘虚突破防线进入子宫内，造成子宫内发生感染。

## ●子宫内感染的症状

产妇的子宫一旦受到感染，便会出现体温升高、白细胞增多、心率加快、子宫体有压痛等不适症状。胎膜已破者，则有混浊的羊水流出，味臭。当临产羊水流出时，可能导致胎心增快，每分钟达180次以上。

## ●子宫内感染的影响

早期感染时如果采取及时的治疗，对产妇及胎儿一般没有太大的影响，但由于感染发生在宫腔内，早期感染时产妇可能没有任何症状，往往容易造成误诊。

感染严重时，如不及时应用药物，则病菌可经过胎盘进入母体血循环，导致产妇出现败血症、中毒性休克等。同时羊水中的细菌进入胎儿体内后，胎儿可能会发生子宫内肺炎、败血症、脑膜炎等。有的新生儿看上去虽然没有任何异常，但到婴儿期时，就可能出现上述感染现象，而且有50%以上的发病的胎儿和新生儿发生死亡，即使存活，也可能会留下神经系统后遗症。

## ●如何预防子宫内感染

为了预防子宫内感染，当妊娠末期时，孕妈咪应严禁性生活，要注意适当休息、保持良好情绪和摄取足量的营养。当发现阴道有液体流出时，切不可粗心大意，应尽快到医院检查，以便采取及时的防治措施。

分娩前，孕妈咪还要注意尽量避免过多的肛门与阴道检查，因为一些不卫生的检查工具可能会造成子宫内感染，同时也可减少检查对于宫体造成的刺激。

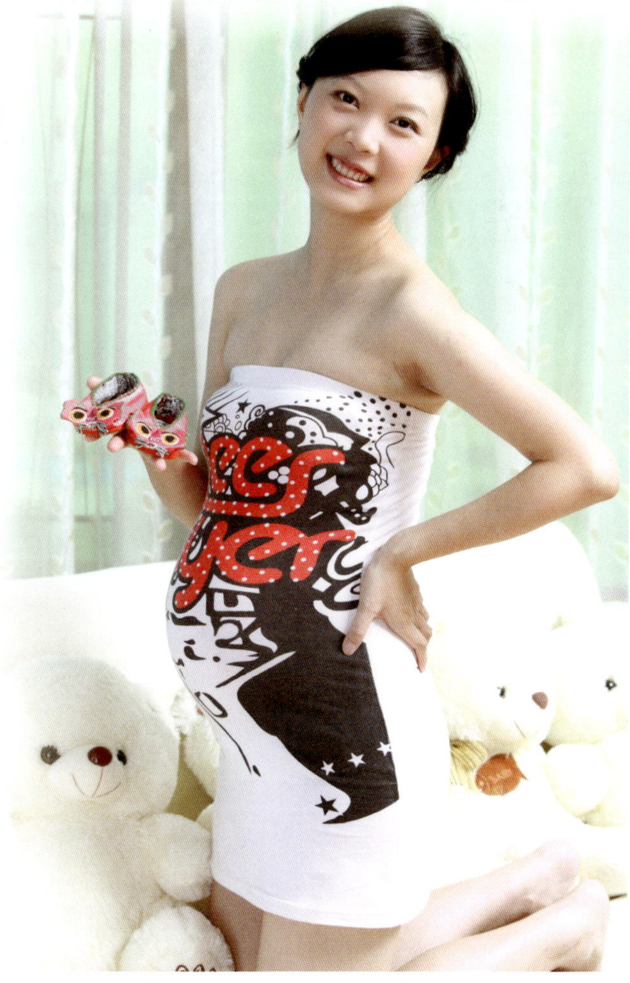

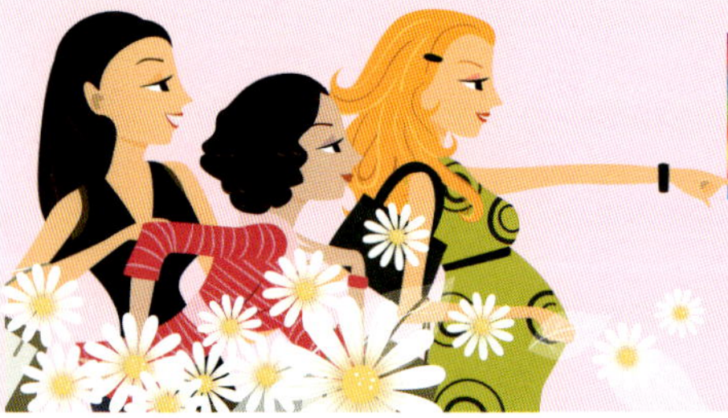

# 孕妈咪何时停止工作好

为了在家庭和事业中取得平衡，怀着宝宝上班的孕妈咪不在少数，但是在投入工作的同时，千万不要忘了量力而行。孕妈咪应在适当的时候停止工作，否则可能会引起胎儿的宫内发育迟缓。

## ●早孕反应未见好转的孕妈咪

一般情况下，早孕反应在妊娠3个月之后就会自动消失，如果过了3个月，孕妈咪的早孕反应仍然未见好转，则应该停下手头的工作，尽快到医院进行检查。以免耽误治疗的最佳时间，从而导致病情加重。

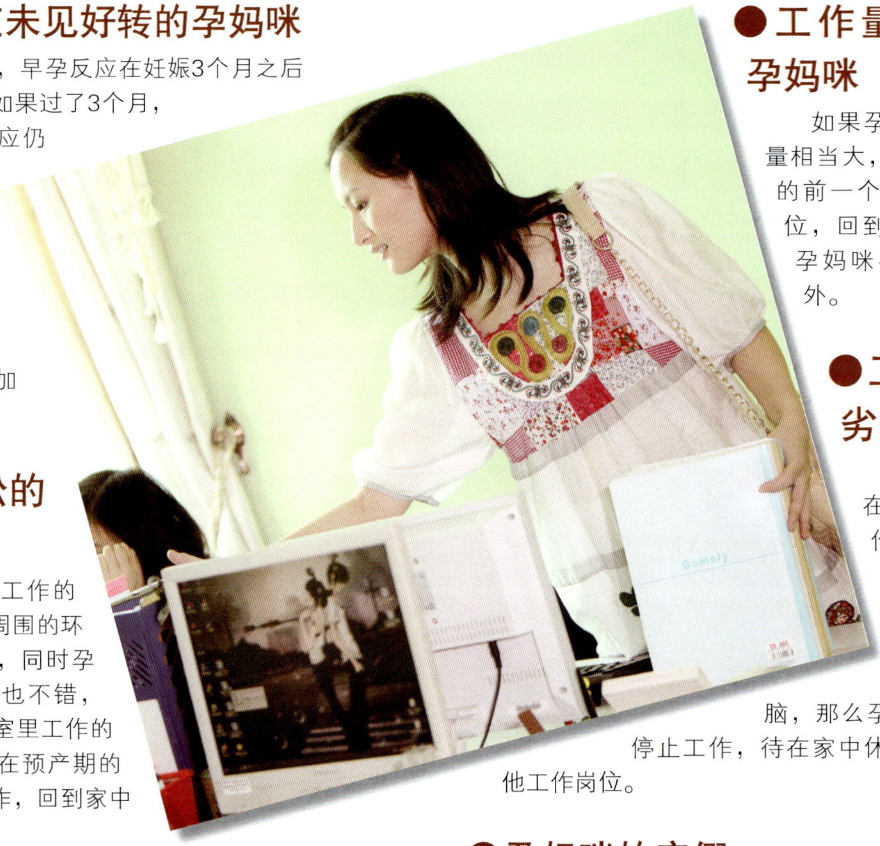

## ●工作轻松的孕妈咪

如果孕妈咪工作的危险性比较小，周围的环境很安静、清洁，同时孕妈咪的身体状况也不错，如长期坐在办公室里工作的孕妈咪，则可以在预产期的前一两周停止工作，回到家中待产。

## ●从事销售的孕妈咪

如果孕妈咪是销售人员，则建议孕妈咪在预产期的前两周半就停止工作，回到家中等待宝宝的降生。因为从事销售工作的人员每天至少需要4小时的行走时间，容易导致孕妈咪疲劳。同样，从事饭店服务工作的孕妈咪也应该如此。

## ●工作量相当大的孕妈咪

如果孕妈咪的工作运动量相当大，则需要在预产期的前一个月就离开工作岗位，回到家中待产，以免孕妈咪在工作中发生意外。

## ●工作环境恶劣的孕妈咪

如果孕妈咪是在工厂的操作间工作，或是工作场所是在暗室等潮湿阴暗的环境中，或者是在工作时需要长期使用电脑，那么孕妈咪在孕期应该停止工作，待在家中休息，或是调到其他工作岗位。

## ●孕妈咪的产假

按照有关规定，通常情况下，女性怀孕后可以享受至少3个月的产假，怀孕满38周的孕妈咪则应该暂离自己的工作岗位，好好在家中休息，为临产做准备。

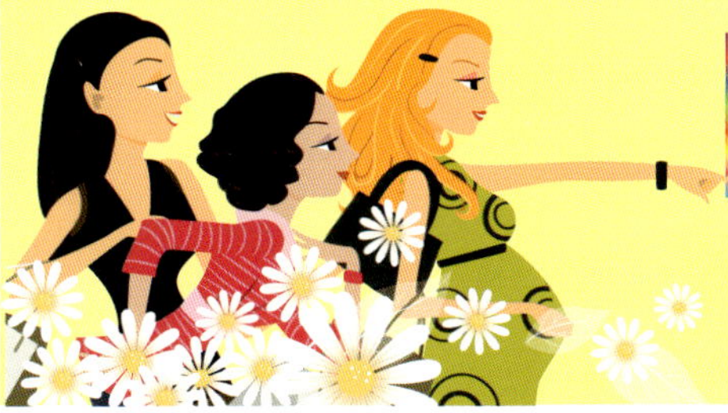

# 胎盘功能的检查

## 检查胎盘功能的好处

从妊娠36周开始，孕妈咪要定期到医院做有关胎盘功能的检查。做这项检查是为了关注胎盘功能的健康状况，如果发现了异常情况，医生就会根据孕妈咪的综合情况采取相应的措施，从而避免意外发生。

## 胎盘功能的检查方法

### ☆胎动计数

孕妈咪可以根据计算胎动的次数来判断是否存在胎盘功能不全。因为胎盘供血状态与胎动有着紧密的联系，如果胎盘功能减退，胎宝宝就会因缺氧而导致胎动减少。如果胎宝宝的活动次数突然下降超过50%，或逐日下降超过50%而不能恢复，或12小时之内少于10次，这可能是胎盘功能不全，孕妈咪应该引起高度重视。

### ☆胎心率监测

根据胎宝宝心率变化的情况也可以判断是否存在胎盘功能不全，如果胎宝宝活动时胎心率呈加速变化，即说明胎盘功能属于正常情况，一周之内不会发生因胎盘功能减退所导致的胎儿死亡现象。

### ☆化验检查

借助对胎盘分泌的孕激素、胎盘生乳激素、绒毛膜促性腺激素等激素的检查，可以判断胎盘功能是否属于正常。

### ☆B超检查

B超不仅能对早期妊娠、异位和异常妊娠做出诊断，而且对胎儿生长情况及生长速度、胎儿存活、胎儿大小、胎盘位置、胎盘成熟度、羊水多少等均可进行探查。

## 胎盘功能不全的预防

1. 妊娠期间孕妈咪要合理安排膳食，要保证每日摄取足够的蛋白质、维生素、植物纤维、钙、铁等营养物质，保持良好的胃口，多吃一些新鲜的水果和蔬菜。
2. 孕妈咪要注意劳逸结合，不要过度疲劳，也不要过于懒散。每天要坚持到室外散散步，这样可以促进全身血液的循环。
3. 在家中要按时计算胎动次数和监测胎心率，并做好记录，密切关注腹中宝宝的健康状态。
4. 严格按照医生的要求，定时做产前检查，尤其是患有心脏病、妊娠高血压或肾病的孕妈咪。

只有坚持按照上述要求来做，才能及时发现胎盘功能异常的情况，从而让医生做进一步干预措施。

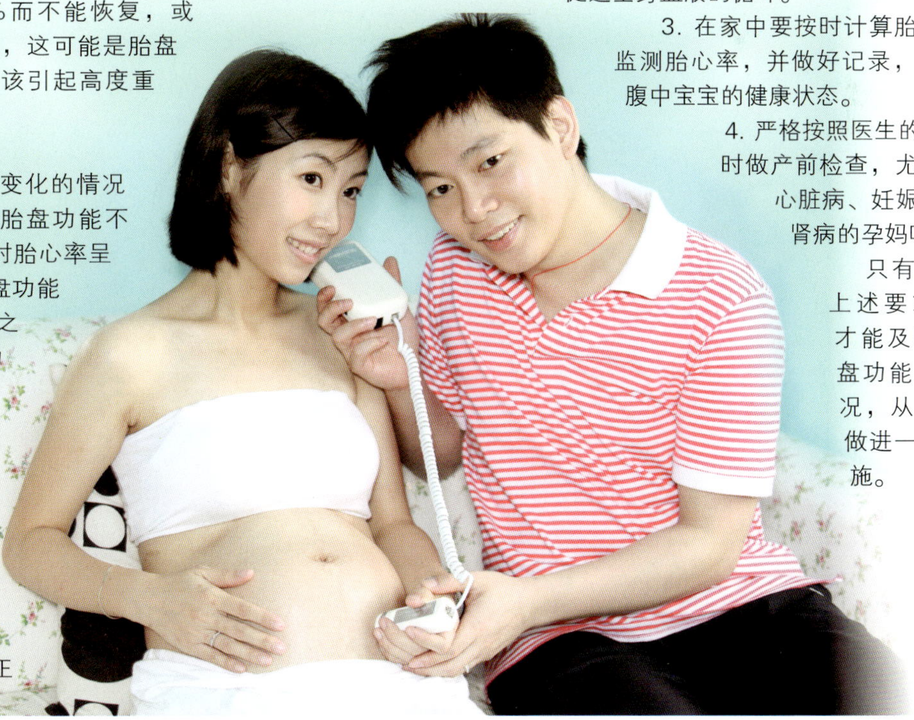

# 第35周

## 需要做产前诊断的孕妈咪

产前诊断与产前检查不同，产前检查是每个孕妈咪都要做的，产前诊断不可能也不需要每个孕妈咪都去做。如果孕妈咪有下列情况，应做产前诊断。

### ●35岁以上的高龄孕妈咪

女性年龄在35岁以上，卵子容易老化或染色体发生畸变，她们孕育先天畸形儿或先天愚型儿的危险性较高。因此，高龄孕妈咪应该进行产前诊断。另外，丈夫的年龄超过55岁，由于精子老化或染色体发生畸变，也可能发生先天畸形或先天愚型，因此，即使妻子年龄在35岁以下，也应该做产前诊断。

### ●已经生过一个先天痴呆儿的孕妈咪

先天痴呆儿一般是由于染色体异常所致，如果第一个孩子染色体异常，第二个孩子有10%的可能仍然是染色体异常，所以，已经生过一个先天痴呆儿的妈妈再次怀孕后需做产前诊断，以排除这种可能。

### ●有习惯性流产、胎儿早产、死产史的孕妈咪

习惯性流产或死产有可能是由于胎儿染色体异常。在有习惯性流产史的夫妇中进行性细胞染色体检查，往往发现一方或双方性细胞有染色体异常，使胎儿发生染色体畸变。以后再怀孕，胎儿仍有染色体畸变的可能。

### ●已经生过一个代谢病儿或畸形儿的孕妈咪

生过代谢病如苯丙酮尿症、白化病等患儿的孕妈咪，再怀孕，胎儿患同样病的几率为25%，已经生过畸形儿的孕妈咪再次怀孕，生同样畸形儿的几率为5%～10%。

### ●家族中有伴性遗传病史的孕妈咪

因为伴性遗传病有的是母亲传给儿子，女儿却平安无事；有的是父亲传给女儿，儿子却安然无恙。因此，可以测定胎儿的性别，以决定保留男胎还是女胎。

### ●妊娠前3个月服用过使胎儿致畸药物的孕妈咪

如果孕妈咪在妊娠早期长时间大剂量服用可的松、己烯雌酚等激素类药物或其他药物，如苯海拉明、扑尔敏等，大约有20%的胎儿会发生畸形，因此要做产前诊断。

### ●妊娠前3个月患病毒感染的孕妈咪

例如，妊娠前3个月感染风疹、流感、带状疱疹等病毒时，可能会传染给胎儿，使胎儿患先天性心脏畸形、耳聋、白内障、肝脾肿大等。据研究，痴呆儿中有20%是病毒感染引起的。

### ●筛查高风险的孕妇

唐氏综合征和神经管缺陷是我国发病率高、危害极大的先天缺陷性疾病。此类疾病的发生具有随机性、偶然性，多数没有家族史，每位孕妇都有分娩此类患儿的可能，发生率会随着孕妇年龄的增高而上升，患儿一旦出生则无法治愈，较好的预防方法是进行产前筛查和诊断，确诊后选择终止妊娠。为了您生育一个健康的宝宝，请每一位准妈妈重视和接受产前筛查。

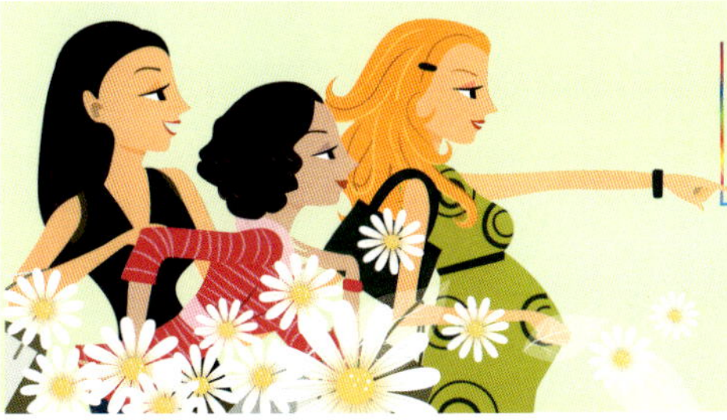

# 胎教讲堂

## ●情绪胎教

这个时期，一些孕妈咪往往担心胎儿是否健康，是否能顺利分娩。如果情绪高度紧张，容易导致心理上的不平衡，甚至使整个养胎与胎教的过程功亏一篑。因此要求孕妈咪要保持乐观的精神状态，愉悦地期盼与小宝宝见面。如果孕妈咪有焦虑、紧张等不良情绪时，试着去做些自己感兴趣的事情，转移自己的注意力。

## ●音乐胎教

此时期的音乐胎教应和以前一样，在安静的环境中，孕妈咪集中精力，应用丰富的联想，和胎儿一起听音乐。此时孕妈咪因为临近分娩，可能会产生烦躁不安、情绪紧张的心理状态，因此应尽量选择柔和、节奏舒缓、优美动听的音乐，可以是古典音乐，也可以是流行歌曲。

最好使用专用传声器，也可用耳机或外接扬声器，把传声器放置在腹部正上方，声音在60分贝左右，相当于收音机中等声音。如使用录音机放音乐，录音机可放在离孕妈咪1米左右的位置。如是扬声器，可对着腹部，腹部最好无衣服遮盖，声音稍强但不可太大，在65～75分贝。

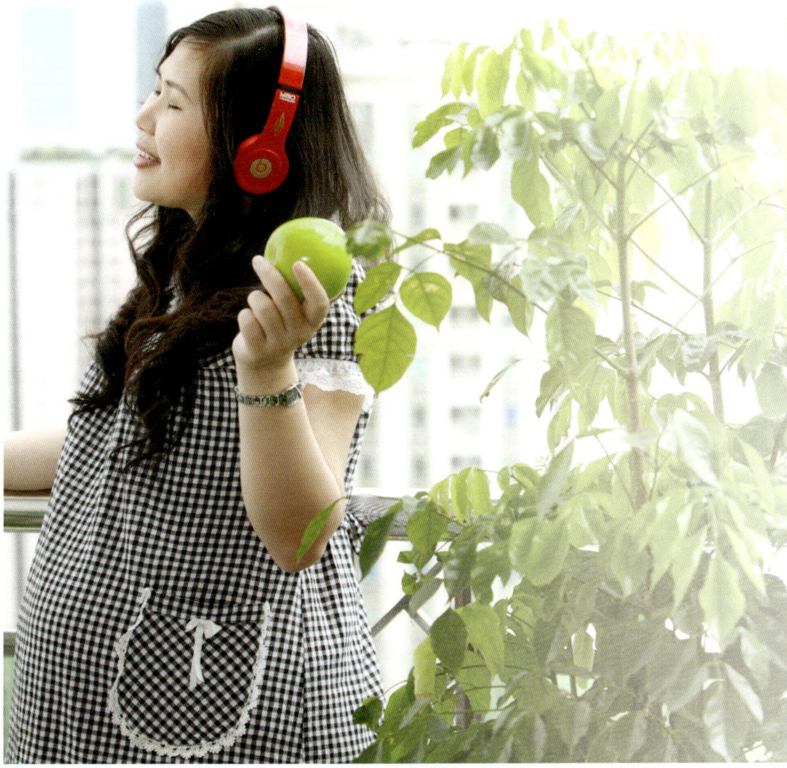

## ●语言胎教

9个月的胎儿虽说已具有了听力，但还不是通过耳朵而是通过大脑来接受语言的，此时，父母与胎儿的对话内容应以理解性和系统性语言为主。这一类词难度较大，如眼、嘴、热的、冷的、彩色、好香等一个字一个字地说，爸爸妈妈要有兴趣，耐心地教。

另外，准爸爸和准妈妈也可以选些浅显的古诗、纯真的儿歌、动人的名人经历讲述给胎儿听，这对胎儿来讲，都是有益处的。

## ●视觉胎教

这个月也要坚持对胎儿继续进行视觉胎教，当胎儿醒着（胎动）时，用手电筒的微光一闪一灭地照射孕妈咪腹部。视觉胎教可以训练胎儿昼夜节律，即夜间睡眠、白天觉醒，促进胎儿视觉功能及脑的健康发育。训练可选择在每天早晨起床前与每晚看完新闻联播及天气预报之后进行，以便日后养成孩子早起床、晚学习的好习惯。

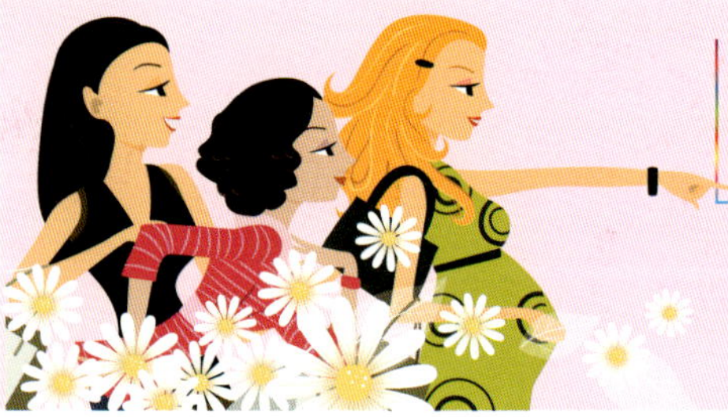

# 前置胎盘的处理

## ●前置胎盘的原因

怀孕28周后，如果胎盘附着于子宫下段，甚至胎盘下缘达到或覆盖子宫颈内口，其位置低于胎儿先露部位，称为前置胎盘。这是因为有时因卵子较慢、子宫内膜炎或过度人工流产等因素，使得子宫呈现荒废状态，不适合受精卵着床，于是受精卵就会移到子宫下部着床。前置胎盘的发病率为1/200产次，多发生于多次妊娠的经产妇和有剖宫产及子宫原发病变阻碍受精卵正常位置着床的孕妈咪。

## ●前置胎盘的分类

以胎盘边缘与子宫颈内口的关系将前置胎盘分为四种类型。一是完全性前置胎盘，即子宫颈内口全部被胎盘组织覆盖；二是部分性前置胎盘，即胎盘部分覆盖子宫颈内口；三是边缘性前置胎盘，即胎盘边缘附着于子宫下段，甚至达到子宫颈内口，但不超越子宫颈内口；四是低置性前置胎盘，即胎盘虽然没有堵住子宫口，但它比一般正常的位置要低。

## ●前置胎盘的症状

妊娠晚期或临产时反复发生无诱因、无痛性阴道流血，是前置胎盘的主要症状。出血是因为此时子宫下段逐渐伸展，异常位置的胎盘与附着处就会产生裂缝，造成部分胎盘脱落。阴道出血量大，呈鲜红色，患者状况随出血量而定，如果胎盘脱落的面积太大，出血量增多，就会导致胎儿血液循环不良，使母子均陷入危险的状态中。

## ●前置胎盘的治疗

前置胎盘的治疗原则是止血补血，如出血少，胎儿未足月，可使用期待疗法，孕妈咪应保持心态平静，绝对卧床休息，严禁性交。出血停止，可走动，就诊方便且不再出血的孕妈咪可允许出院。

孕妈咪发生前置胎盘，如果反复大量出血导致贫血甚至休克者，不论胎儿成熟与否，为了母亲的安全，都应终止妊娠。胎龄达到36周后，胎儿成熟度检查提示胎儿肺成熟者，亦应终止妊娠。如边缘性前置胎盘，胎头下降可压迫胎盘，能有效止血，这种情况可经阴道分娩，但是分娩时必须备血，其他情况下终止妊娠的方式以剖宫产为首选。

### 温馨提示

**关注子宫增长速度**

胎宝宝在子宫内的生长速度是有一定规律的，它和子宫的高度都会随着妊娠月份而变化，孕妈妈的体重也会随着增加。妊娠期，有些孕妈妈的子宫增长过大，这可能是羊水过多，应及时到医院进行检查；也有些孕妈妈的子宫增长过慢，这可能是胎宝宝发育迟缓或胎死宫内，也应该引起足够的重视。总之，孕妈妈子宫增大的速度是与妊娠月份相符合的，孕妈妈要关注子宫的增长速度。

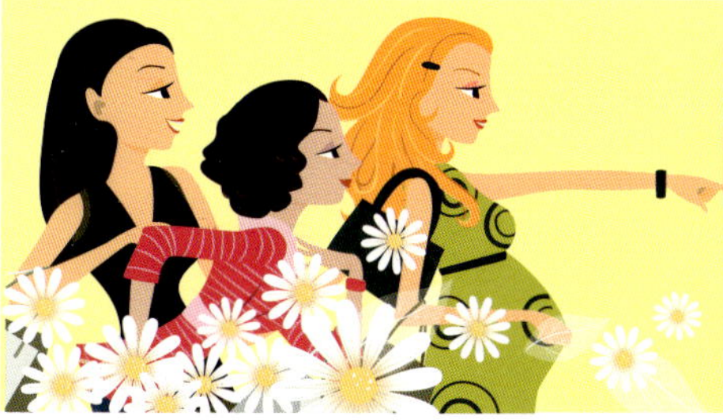


# 孕妈咪要做好自我监护

## ●怀孕晚期不宜长时间坐车

妊娠晚期，孕妈咪的生理变化很大，对环境的适应能力降低。长时间坐车会给孕妈咪带来诸多不便。

1. 长时间坐车，车里的汽油味会使孕妈咪感到恶心、呕吐，继而导致食欲降低。

2. 长时间颠簸影响孕妈咪休息，可引起疲劳和精神烦躁。

3. 长时间坐车，下肢静脉血液回流减少，会引起或加重下肢浮肿，行动更加不便。另外，乘车时多较拥挤，怀孕晚期孕妈咪腹部膨隆，受到挤压或颠簸容易导致流产、早产等。

4. 车内空气污浊，各种致病菌较多，增加了孕妈咪感染疾病的几率。万一在车上发生流产、早产等意外，将会给孕妈咪及胎儿带来生命危险。

因此，孕妈咪在怀孕晚期应尽量避免长时间坐车。

## ●孕妈咪忌熬夜

怀孕晚期的孕妈咪注意绝不可以熬夜。对于生活无规律的母亲，至少在这一时期要改变生活方式。因为人体有所谓的生物钟，白天按计划运行，到了夜晚则安静地睡觉。但是受到文明发达的影响，违反自然规律的夜猫型的人愈来愈多。不过，胎儿是依循其固有的规律成长的，所以，要尽可能配合大自然的规律，帮助胎儿树立正确的生物钟。

## ●孕妈咪不宜使用利尿剂

由于随着妊娠月份的增加，孕妈咪下肢等处会出现不同程度的浮肿，症状较轻者一般不需要处理，但对于高度浮肿并伴有大量蛋白尿的孕妈咪，可千万不要自己随便使用利尿剂。因为医学研究证明，利尿剂特别是噻嗪类药物，不但可导致低钠血症、低钾血症，还可以引起胎儿心律失常、新生儿黄疸、血小板减少症。在妊娠期间使用利尿剂，还可使产程延长、子宫无力及胎粪污染羊水等，使用噻嗪类利尿剂甚至可能使胎儿患出血性胰腺炎。所以，对于较严重的水肿，孕妈咪应该到医院进行适当的治疗。

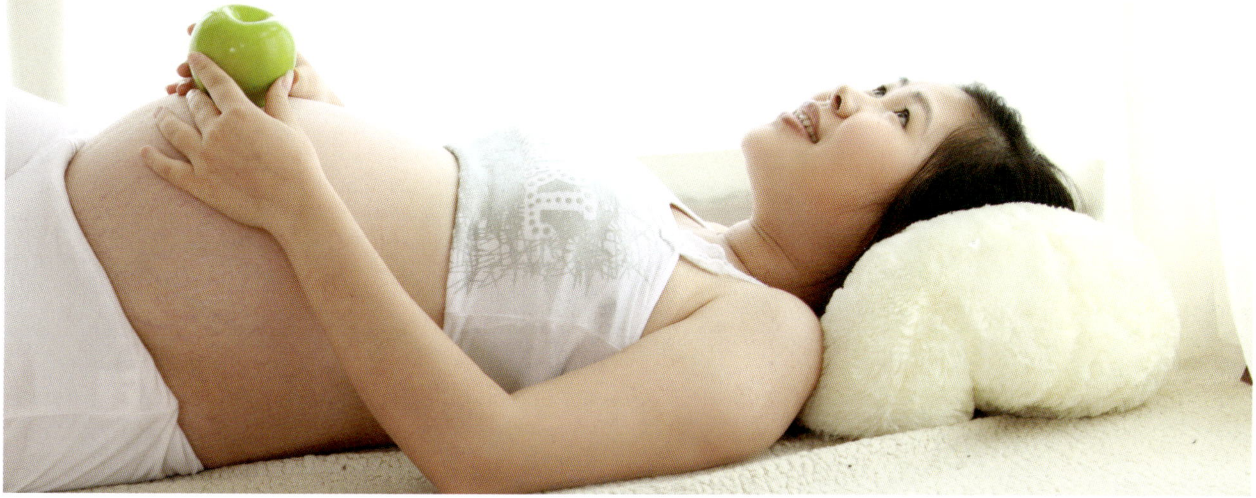

# 第36周

## 孕晚期如何护理多胎妊娠

多胎妊娠时，孕妈咪血容量的增加比单胎妊娠多，同时又要孕育多个胎儿，需要铁质更多，往往会出现贫血。多胎妊娠时又容易并发妊娠期高血压和羊水过多，同时由于子宫过度膨大，多胎妊娠一般不能维持到足月，容易发生早产。那么，如何进行孕晚期的护理呢?

### ●多胎妊娠的孕妈咪运动要小心

多胎孕妈咪与单胎孕妈咪相比有许多不同之处，最明显的是母体处于超负荷状态，而且多胎妊娠的并发症多发生在妊娠的最后3个月。所以多胎孕妈咪在运动时要格外小心，不要做剧烈运动，如果一旦感到用力过度，就立即停止。同时，也要避免过度劳累，减少早产和围产儿的死亡率。

### ●多胎妊娠在孕晚期应注意的事项

1. 定期做产前检查。

2. 加强对饮食的调节。多胎的孕妈咪需要更多的热量、蛋白质、矿物质、维生素等营养素，以保证多个胎儿的生长发育，因此，孕妈咪应多吃些营养丰富的食品，如肉禽类、豆制品和动物内脏等，适当补充钙、铁等元素和维生素以预防发生贫血和妊娠高血压疾病。

3. 早产的诱发因素主要是休息不当和房事不节制。因此，多胎妊娠的孕妈咪更要特别注意，妊娠28～30周后应多卧床休息，宜采取左侧卧位，不宜取坐位、半坐位及平卧位。左侧卧位可以增加子宫血流量，减少胎儿对宫颈的压迫和扩张。

4. 多胎妊娠的孕妈咪通常比单胎妊娠孕妈咪更频繁地感到胃灼痛。这是因为增大的子宫底部上升，压迫到胃部附近，影响了消化机能或有少量的胃酸反流进入食道，令人不适。要减轻这些不适症状，就要减少肠胃的负担，维持少吃多餐的饮食习惯，睡前不要进食，少吃酸味重及含强烈香味的食物，以免刺激肠胃。

### ●多胎孕妈咪分娩前的准备

多胎妊娠孕期平均比单胎妊娠孕期缩短约22天，约有半数胎儿的体重在2500克以下。由于多胎导致子宫过度膨大，往往难以维持到足月而会提前分娩，所以，孕妈咪应提前为胎宝宝的出生做好准备，住院待产，以保证出现意外情况时能及时处理。有的多胎妊娠可经阴道分娩，但有的由于子宫过度膨大致使宫缩乏力，或胎位异常，或存在合并症而需剖宫产。

### ●多胎妊娠分娩时的危险

多胎妊娠因为情况特殊，分娩时容易出现一些危险。多胎妊娠由于子宫过度膨大，临产后由于发生子宫收缩无力，容易导致产程延长，且因胎儿较小，而且常伴有胎位异常，破膜后易发生脐带脱垂。第一个胎儿娩出后，第二个胎儿的活动范围加大，容易形成横位，并且由于子宫骤然缩小，也容易发生胎盘早期剥离，从而威胁第二个胎儿的生命，影响产妇的健康。由于子宫收缩乏力，往往会发生产后出血，两个胎儿娩出后，由于腹内压突然下降，也可能发生产后休克。所以，多胎的孕妈咪要做好心理准备，根据情况及早住院待产。

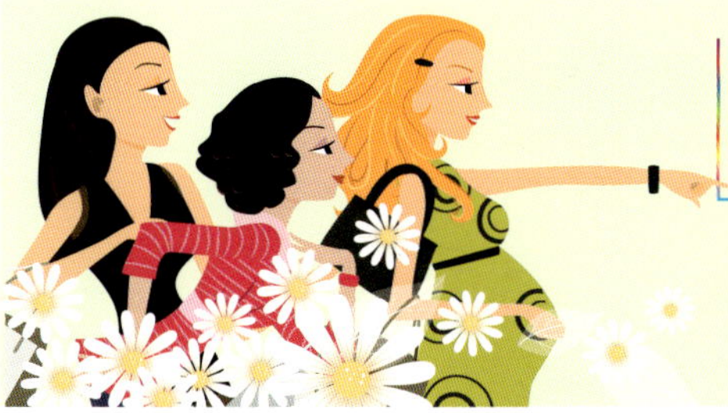

# 生活保健禁忌

## ●孕妈咪不宜用电热毯

孕妈咪最好不要使用电热毯，以免造成下一代大脑发育不良。这是因为当人们使用电热毯时，由于人体和电热毯之间存在着电容，因此即使是绝缘电阻完全合格的电热毯，也会有感应电压产生并作用于人体。人体与电热毯之间的感应电压可达到40～70伏特，且有15微安的电流强度。这个电流虽小，但由于电热毯紧贴在孕妈咪身下，对处于发育阶段的胎儿可能存在潜在的危险，最易导致各种器官的畸形，同时对胎儿大脑发育不利，使出生后的婴儿智力低下。因此，为了下一代的健康，孕妈咪还是不要使用电热毯为好。如需取暖，可以采用其他方法。

## ●孕妈咪不宜忽视午睡

妊娠妇女的睡眠时间应比平常多一些，如平常习惯睡8小时，妊娠期以睡到9小时左右为好。增加的这1个小时的睡眠时间最好加在午睡上。即使在春、秋、冬季，也要在午饭后稍过一会儿，躺下舒舒服服地睡个午觉。睡午觉主要是可以使孕妈咪神经放松，消除劳累，恢复活力。特别是孕妈咪感到消化不良、食欲不佳或血液循环不好时，更应该注意午睡。午睡时，选择适宜自己的睡姿，脱下鞋子，把双脚架在一个坐垫上，抬高双腿，然后全身放松，这样休息效果更好。

午睡时间长短可因人而异，因时而异，半个小时到一个小时，甚至再长一点均可，总之以休息好为主。平常劳累时，也可以躺下休息一会儿。

## ●孕妈咪提重物时应注意的事项

孕妈咪提拿物品时，注意不要从高处提起重物，要张开双脚、双膝，慢慢蹲下，同时尽量保持背部挺直，先把物体拿到靠近身体处，再提着慢慢站起来。如果有手提多样物品，应让两手的重量差不多，若身体一侧承重过大，不容易保持身体平衡，且容易引起腰部不适。孕妈咪也要注意不能提太重的物品。

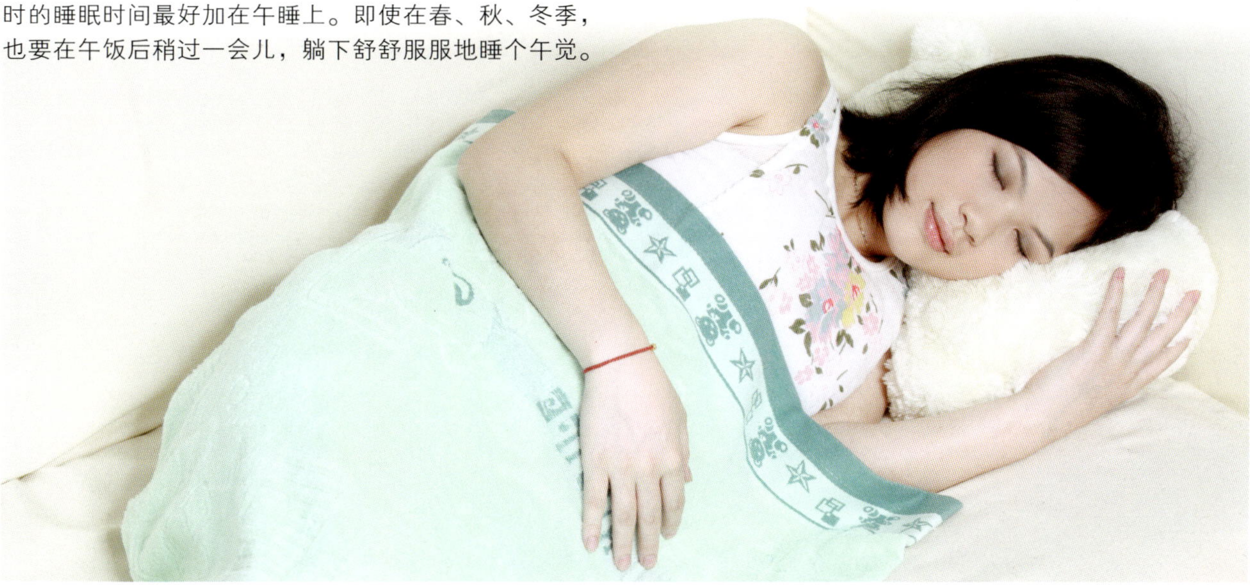

# 专家指导

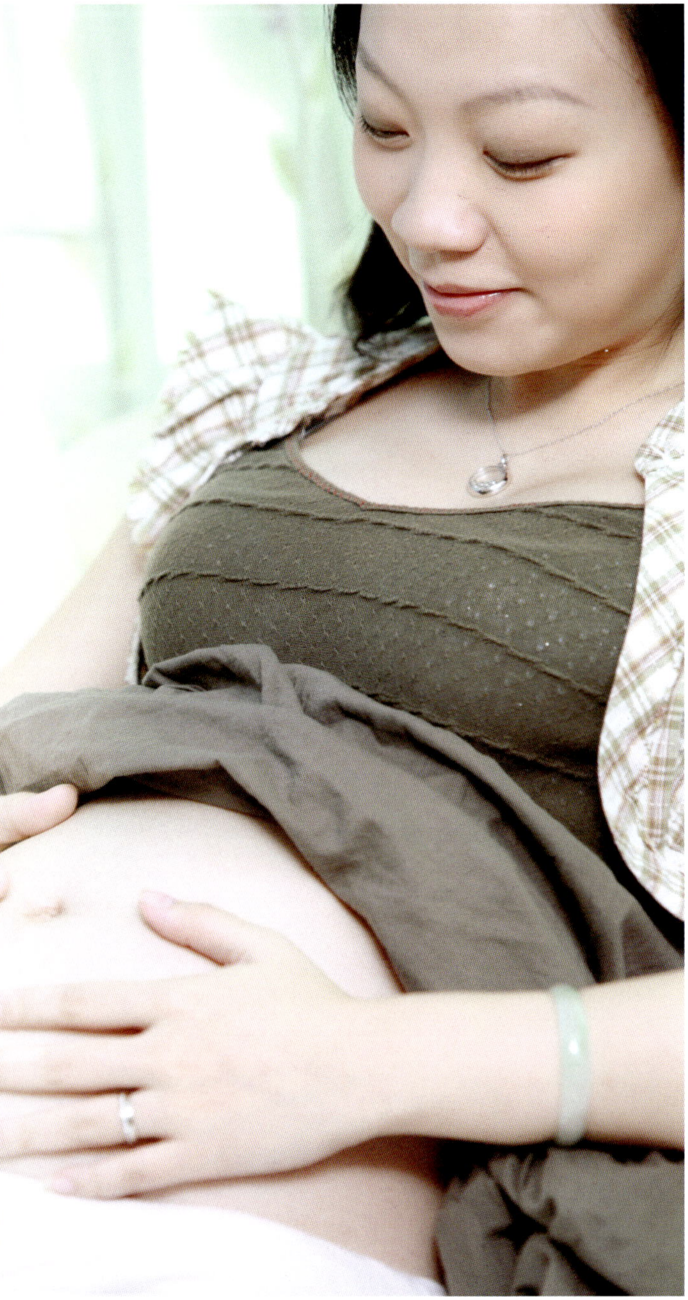

## ●触摸胎位是否正常

胎位是否正常，一般是通过检查胎头的位置来确定。因为胎头是球状，相对较硬，是胎儿全身最容易摸清的地方。在妊娠28周前，胎儿尚小，而羊水相对较多，胎儿活动空间大，并经常有胎动，所以胎位会经常发生变化，但在32周以后就比较固定了。

在正常胎位时，胎头应该在下腹部中央，即耻骨联合上方，孕妈咪可摸到圆圆的、较硬、有浮球感的就是。孕妈咪若在上腹部摸到胎头，而在下腹部摸到宽软形状的即为臀位；如果在侧腹部摸到呈横宽走向的东西则为横位，这两种都属于不正常胎位。若胎位不正常，孕妈咪每天要采取胸膝卧位，每次15～20分钟，早晚各1次。胎位纠正过来后，也还需坚持做自我检查，以防再次发生胎位不正。

## ●不要随便注射催产针

催产针是产科医生常用的催产素，它能增强子宫的收缩。很多人认为只要胎宝宝足月就可以使用催产针，让宝宝快点出生，其实这种想法是错误的。催产素虽然有催生的作用，但如果使用不恰当，就可能使子宫收缩过强或不协调，使得胎宝宝在子宫内窒息。当胎位不正或骨盆狭窄时，用了催产素后就可能引起子宫破裂，因为催产素即使能使子宫收缩很强，但胎位不正、骨盆小，胎儿就无法通过产道，最终导致子宫破裂。

因此，在打催产针之前孕妈咪一定要检查胎位情况和骨盆的大小，然后根据具体的情况来判断是否能打催产针。

## ●孕妈咪为什么会漏尿

到了妊娠晚期，由于子宫越来越大，从而压迫膀胱，加上骨盆底肌肉的无力，导致孕妈咪如果咳嗽、打喷嚏或者大笑时就会有尿液漏出。解决这种情况的最好方法就是尽量控制盐分和水分，经常排小便，防止便秘，避免提重物，还要经常进行骨盆底肌肉的锻炼。

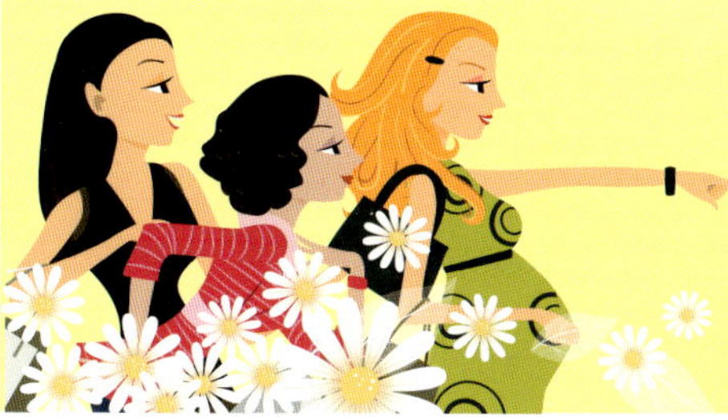

# 孕妈咪实用体操

怀孕、临产阵痛及分娩都会给孕期女性的身体增加很大的负担。如果在孕期经常做一些适应性运动和练习，就能帮助孕期女性顺利度过妊娠期。另外，这些运动和练习，对分娩过程和产后体形的恢复，都有好处。

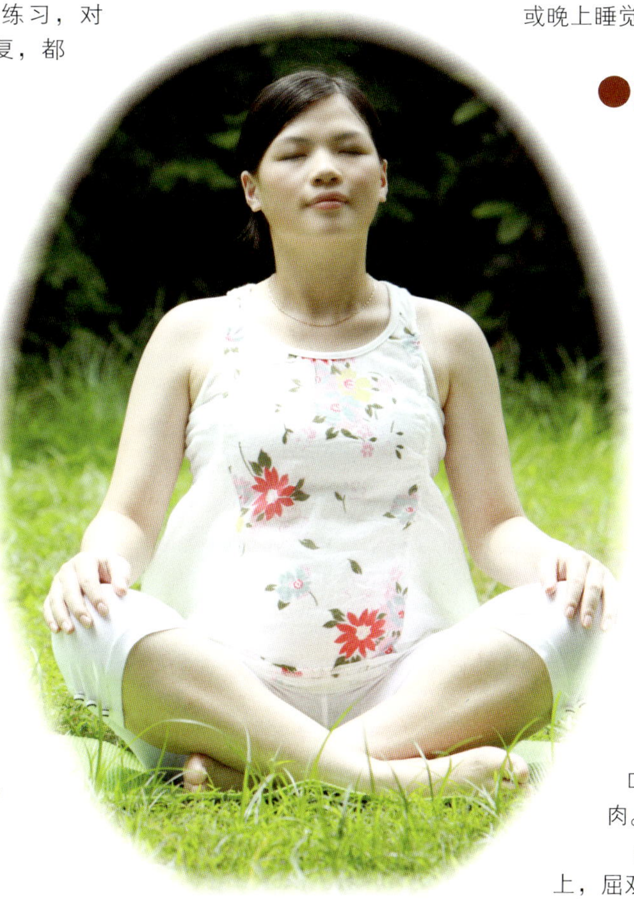

## ●脚部运动

通过脚尖和踝关节的柔软活动，增强血液循环的畅通，而且对强健脚部肌肉也是行之有效的。

坐在椅子上，腿和地面呈垂直状态，两脚并拢，脚掌平放在地面上，脚尖使劲向上跷，待呼吸1次后，再恢复原状。

把一条腿放在另一条腿上，上侧脚尖慢慢地上下活动，约2分钟后两腿位置互换，同样的要领练习2分钟。每日数次，每次4分钟左右。

## ●盘腿坐运动

这项运动可以松弛腰关节，伸展骨盆的肌肉，可使婴儿在分娩时容易通过产道，顺利生产。

盘腿坐好，精神集中，把背部挺直，收下颌，两手轻轻放在膝盖上（双手交叉按膝盖也可以），每呼吸1次，手就按压1次，反复进行。按压时要用手腕按膝盖，一点一点用力，尽量让膝盖一点点接近地面。

运动时间可选在早晨起床前、白天休息时或晚上睡觉前，每次各做5分钟左右。

## ●扭转骨盆运动

这项运动能够加强骨盆关节和腰部肌肉的柔软性。

仰卧，双肩要紧靠在床上，屈膝，双膝并拢，带动大小腿向左右摆动，要慢慢有节奏地运动。接着，左腿伸直，右膝屈起，右脚平放在床上，右腿的膝盖慢慢地向左侧倾倒。待膝盖从左侧恢复原位后，再向右侧倾倒，以后左右腿可交替进行。

最好在早晨、中午、晚上各做5～10次。

## ●振动骨盆运动

该项运动除了松弛骨盆和腰部关节外，还可使产道出口肌肉柔软，并强健下腹部肌肉。

先仰卧床上，后背紧靠床面上，屈双膝，脚掌和手掌平放在床上。腹部呈弓形向上突起，默数10下左右，再恢复原来体位。然后四肢着地，低头隆背，使背部呈圆形。抬头挺腰，背部后仰。上半身缓慢向前方移动，重心前后维持不变，一呼一吸后复原。反复多做此动作，早晚各做5～10次。

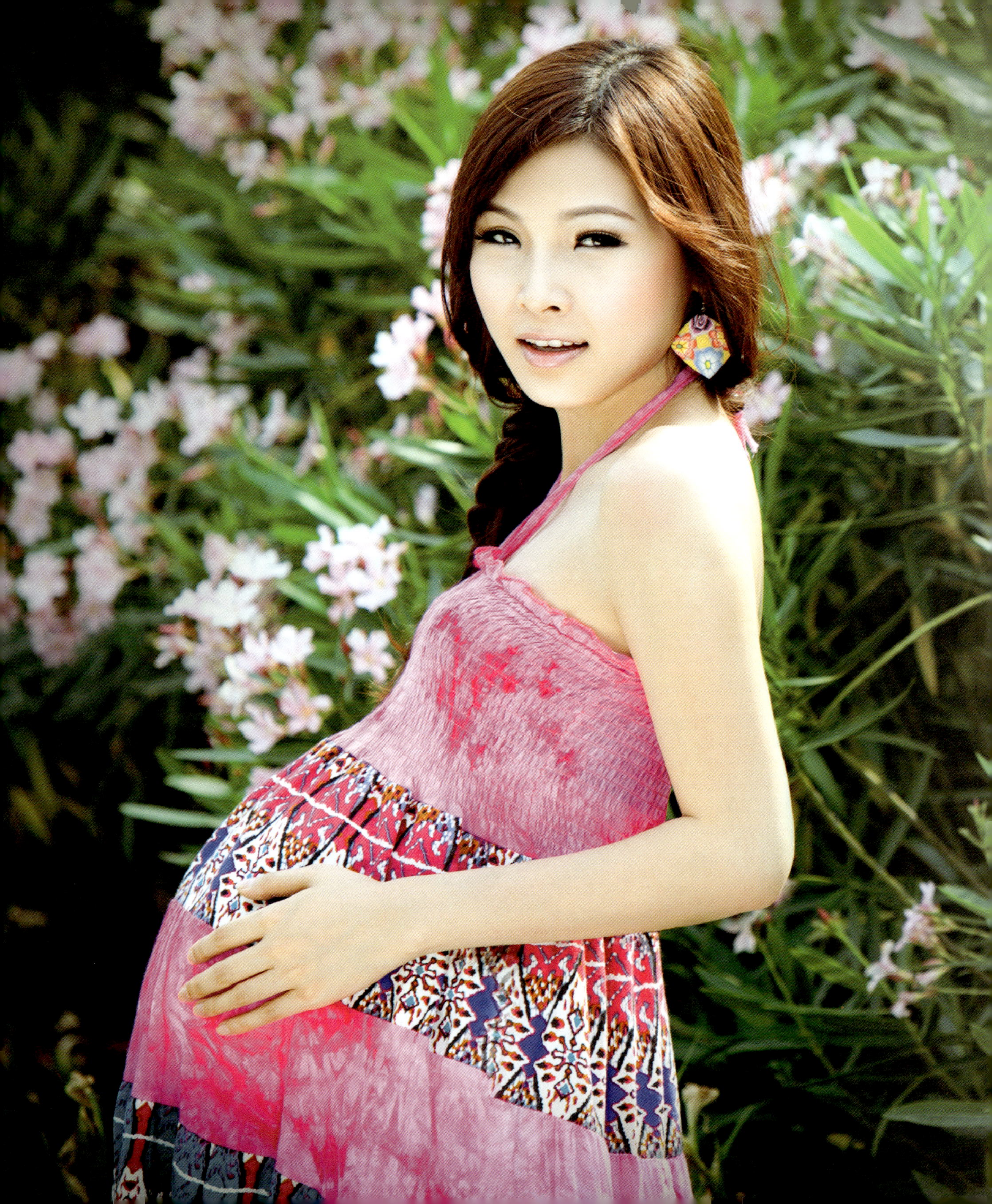

# 第十章

# 妊娠第10个月

## ——期待已久的这一天

### □胎宝宝的成长

这阶段胎儿身长约50～51厘米，体重2900～3400克。皮下脂肪继续增厚，体形圆润。皮肤没有皱纹，呈淡红色。骨骼结实，头盖骨变硬，指甲也长到超出手指尖，头发长出2～3厘米，细毛几乎看不见了，内脏、肌肉、神经等都非常发达，已完全具备生活在母体之外的条件。胎儿的身长约为头的4倍，正常情况下头部嵌于母体骨盆之内，活动力比较受限。

### □孕妈咪身体的变化

孕妈咪子宫底高30～35厘米。由于胎儿下降，腹部凸出部分有稍减的感觉，胃和心脏的压迫感减轻，呼吸也顺畅了一些，但因为下降的子宫压迫膀胱，尿频、便秘更为明显，而且阴道分泌物更加增多了，产道也变得柔软有弹性。由于肚皮胀得鼓鼓的，肚脐眼也消失了，成了平平的一片。

胎儿压迫胃的程度渐小，胃舒服了，食欲也增加了。而且常感到肚子发胀，子宫出现收缩的情况，这种情况如果每日反复出现数次，就是临产的前兆。子宫收缩时，把手放在肚子上，会感到肚子发硬。

# 第37周

## 生产难易度的判断

很多人认为根据孕妈咪的体形在一定程度上可以判断出生产的难易程度，但是，孕妈咪的体形确实能反映生产的一些特征吗?

### ●影响自然生产产程的因素

孕妈咪的年龄。年龄超过35岁的高龄初产妇，机体软组织弹性较差，宫颈及盆底组织、阴道、外阴变硬，宫口不易扩张或扩张较慢，产程则会延长。

子宫颈口与骨盆组织的松弛程度。经产妇的子宫颈和骨盆底组织较初产妇松软，其宫口开得快，产程会较短。年龄相同的初产妇的子宫颈的松软度也会不同，宫颈组织的厚硬程度也有差异，产程时间也不会完全相同。

胎儿在子宫中的位置。胎儿为枕前位，有利于胎儿下降和娩出，不会延长产程。处于其他位置的胎儿娩出较困难，会使产程延长。胎头延长不入骨盆，也会给分娩带来困难，使产程延长。

生产的次数。通常情况下，经产妇生产的速度较快，这是因为经产妇的产道经过一次的“历练”后，较能适应胎儿分娩的过程；除非有其他因素的影响，最常见是子宫收缩不良，有会减缓生产进程，否则通常比第一胎生得快。

由此可见，生产是一个高度精密的过程，用肉眼是难以判断生产的难易程度的。

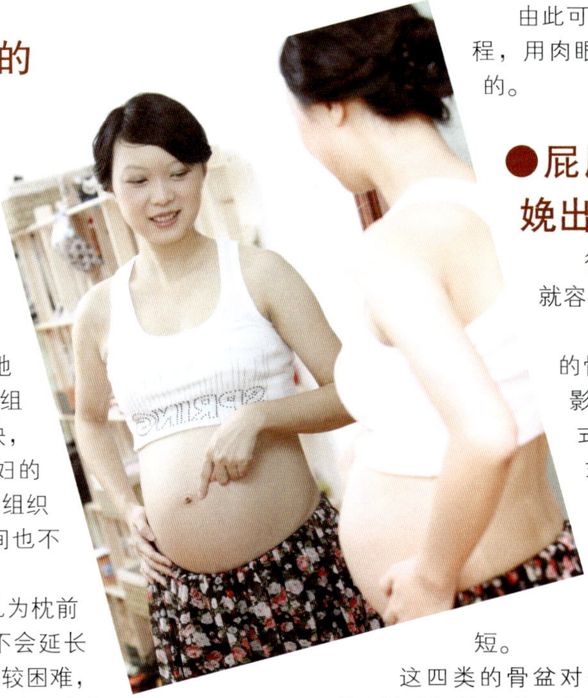

### ●屁股大的孕妈咪容易娩出宝宝吗

很多老年人认为女性屁股大，就容易生宝宝，这种说法科学吗?

女性骨盆是胎儿娩出时必经的骨性产道，其形状、大小直接影响分娩过程，骨盆可分为女式、男式、类人猿式以及扁平式四类。女式的骨盆即为横卵圆形或圆形；男式的即为心脏形或楔形；类人猿式的即为长前后卵形；扁平式的即为横卵圆形，但前后径很短。

这四类的骨盆对分娩的影响，以“女式”及“类人猿式”较有利于生产，而“男式”及“扁平式”都不利于阴道式生产。其实，临床可见多是混合型骨盆，而且人们无法通过肉眼来透视骨盆的形态，屁股大比较会生小孩的说法，也只是臆测。

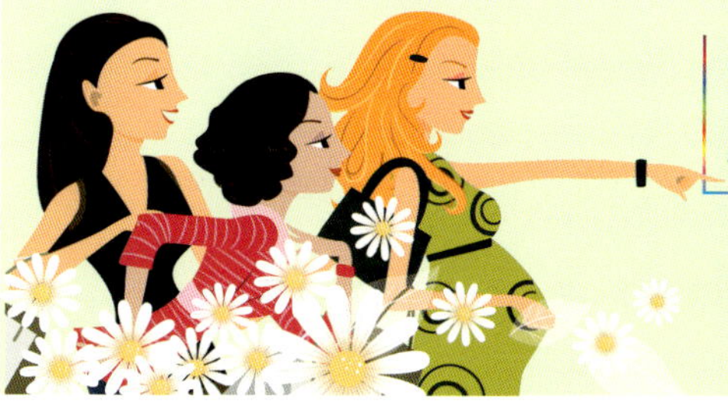

# 准爸爸必修课

## ●创造良好的气氛

越临近产期，孕妈咪越容易出现紧张、焦虑、恐惧的心情，对于妻子的这种心理，丈夫一定要想办法帮妻子消除。当妻子显得不耐烦时，挑剔、耍脾气时，丈夫可以用一些幽默或诙谐的语言，来调节妻子的情绪；也要多鼓励妻子，让她多想想腹中的胎儿，激发她的爱子之情。还可以陪同妻子一起进行生产辅助运动的练习，以加深父母与孩子的感情，不断地给胎儿以鼓励，这对胎儿有很大的意义。

生产时，也要为妻子进行触摸或轻轻揉摸背部、腰部、腹部等部位，在带给妻子柔情的同时也有助于减轻其痛楚。在妻子阵痛间隙，可以和妻子一起想象宝宝的模样，讲讲将来怎样培养他，宝宝会如何调皮，如何可爱，生活会如何精彩等，努力制造轻松气氛。

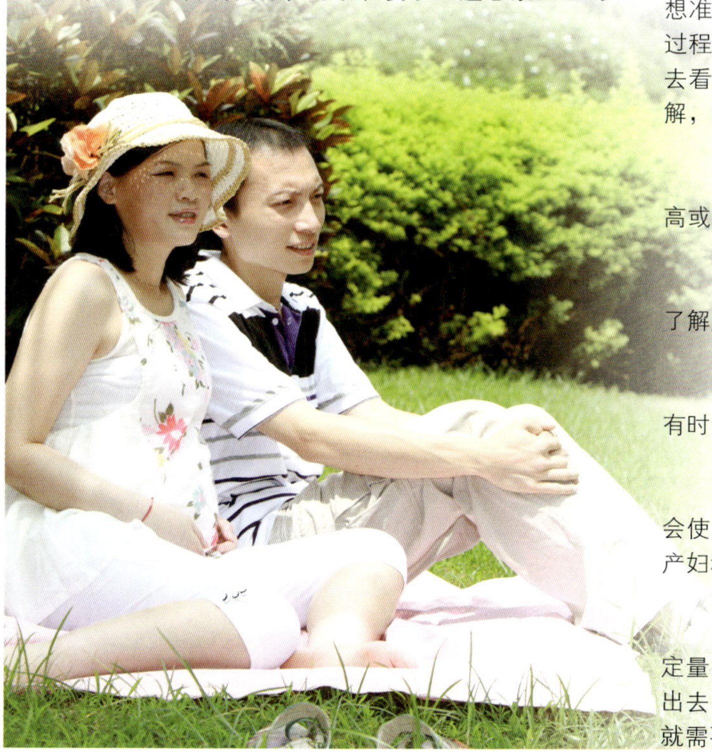

## ●准备分娩时用的物品

这个时期丈夫应该把一切都准备好，随时准备迎接临产的到来。在妻子生产前，丈夫要准备好充足的水、点心或妻子平时喜欢吃的小零食，最好再准备一些巧克力，随时补充能量。

## ●陪妻子到产房看看

随着产期的临近，孕妈咪及家属应做好分娩的思想准备，可以多阅读一些有关分娩的书刊，了解分娩的过程，做到心中有数。准爸爸还可以陪同准妈妈到产房去看一看，孕妈咪如果对自己所要待的产房环境有所了解，就不会那么紧张了。

☆产床

产床上设有利于产妇分娩的支架，有些部位可以抬高或降低，床尾可去掉。

☆胎儿监测仪

可时刻记录下宫缩和胎儿心跳，通过这种仪器可以了解胎儿情况。

☆保温箱

因新生儿的热量易于丧失，为防止体温降低过快，有时会将其放入保温箱内。

☆吸氧设备

宫缩时胎儿的血液和氧气供应都会受到影响，吸氧会使产妇的氧气储备增加，增加对宫缩的耐受能力，对产妇和胎儿都有好处。

☆吸引器

胎儿在母体内处于羊水包围之中，口腔和肺内有一定量的羊水存在，新生儿受到产道的挤压，羊水被挤压出去，少数新生儿口腔内仍有羊水，甚至还会有胎粪，就需要用吸引器吸出，它是产房必备的设备之一。

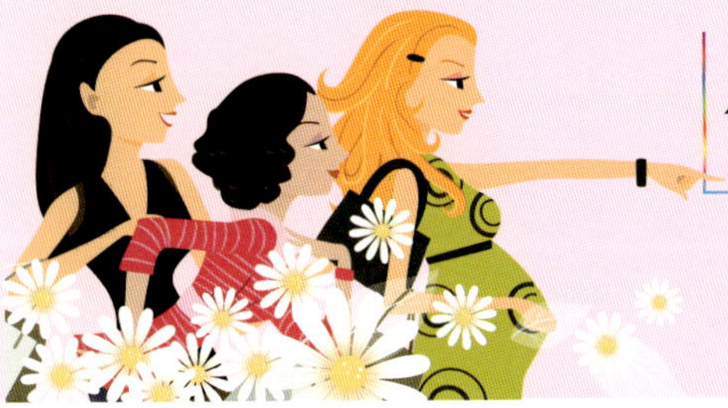

# 做做产前运动

到此时孕妈咪身体已经非常笨重，几乎进行不了什么活动了，唯有散步是孕妈咪最适宜的运动。要注意这时的孕妈咪在散步时，应该抬头、挺直后背、伸直脖子、收紧臀部，保持全身平衡，稳步行走。孕妈咪还可以进行一些利于分娩的呼吸运动、盆底肌肉锻炼等。

## ●呼吸运动

学会不同的呼吸法是很重要的，在分娩中孕妈咪将能够在不同的时间里适用到每一种技术，以此来帮助自己放松，保持体力，控制身体，抑制疼痛，以使自己感到镇静，免受恐惧，通过集中精力呼吸来对自己身体产生高度的控制作用。其中呼吸运动是分娩中减轻产痛最常用的方法，但呼吸也有技巧，分深呼吸、浅呼吸和短促呼吸。

### ☆深呼吸

深呼吸适合于子宫收缩开始和结束的时候。其技巧是孕妈咪尽量做到放松，当你吸气时，你会感觉到肺的最下部充满了空气，胸廓下部向外和向上扩张。如果你舒适地坐着，家人把手放在你的背下部，你能够通过吸气使其移开。这有点像叹气结束时的感受，接下来缓慢而深沉地将气呼出。这种深呼吸会产生一种镇静的效果。

### ☆浅呼吸

浅呼吸适合于子宫收缩达到高点的时候。技巧是吸气要浅，感觉吸到肺的上半部，当你的肺的上部分充满气体时，你的胸部的上部和肩胛就会上升和扩大。此时如果家人将手放到你的肩胛上便会感觉到。呼吸应丰满而短促，嘴唇微微开启，通过喉部把气吸入。每次浅呼吸约10次之后，就需做一次深呼吸，之后再做一次即可。

### ☆短促呼吸

短促呼吸用在子宫颈口未开大前抵御向下用力和镇痛，其技巧是呼吸上提放松，以不感到用力为度。孕妈咪应仰卧，后膝盖弯曲，双手交叉握在胸前，先吸气后用鼻快速短促地重复呼吸5次。口微微张开，慢慢呼气，重复练习。

## ●盆底肌肉锻炼

盆腔肌肉的收缩也是构成产力的一部分，在分娩过程中协助宝宝运动，它的功能减弱也可能导致难产，所以，盆腔肌肉的锻炼显得十分重要。

盆底肌肉的锻炼可以通过收缩和放松直肠、阴道和尿道来进行，就像排尿——逼尿——排尿，上提肛门——放松——上提肛门，这样反复练习。练习方法分为快速运动和慢速运动，快速运动就是在几秒钟内迅速收缩和放松，慢速运动是缓慢收缩和尽可能保持，或默数到十，然后放松休息几分钟后再重复。

这样每天锻炼数次，越接近分娩越要增加锻炼次数，收缩保持的时间也逐渐延长，这种运动要坚持到产褥期，它还有助于产后盆底组织的恢复。

还可以检测判断这种锻炼是否有效果。检测锻炼的效果可以用以下方法：

1. 排尿时，看排尿过程中能否让它停阻或控制其缓慢排泄。
2. 在大腿间夹一面镜子，观察在收缩运动时阴道和肛门是否上提。
3. 放一手指于阴道内，感觉在运动锻炼时是否有缩紧感。

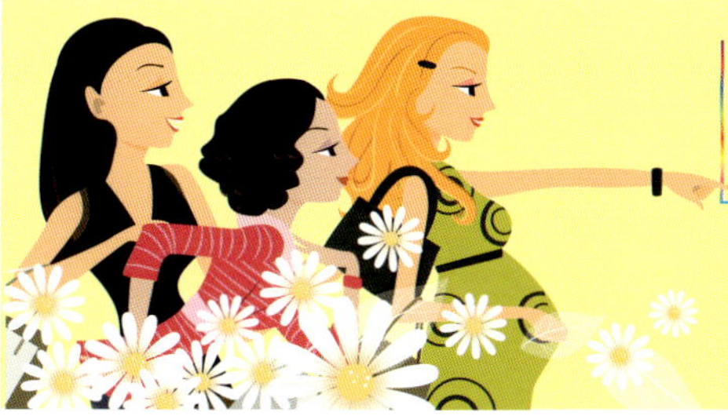

# 临近分娩的健康饮食

## ●孕10月的饮食原则

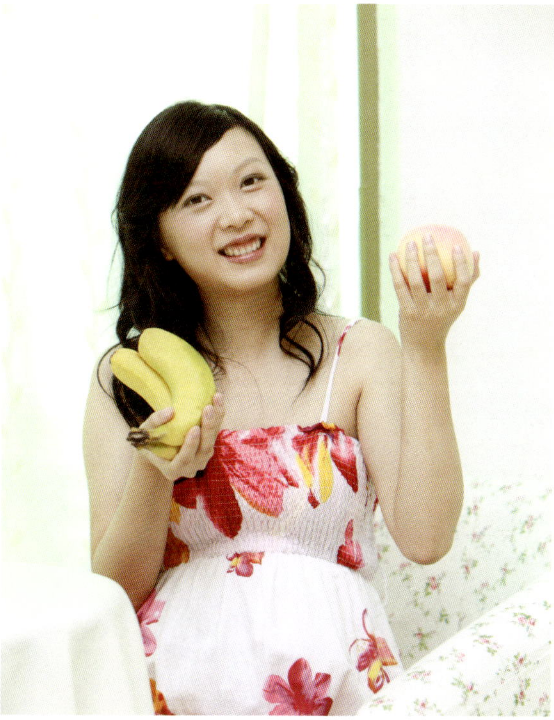

由于临产期越来越近，胎儿进入母体的骨盆中，孕妈咪上腹部的挤压感明显减轻。胃部感到比以前舒适了，因此食欲较之以前会增加。这一时期，孕妈咪为了保证生产时的体力，饮食除注意增加营养外，仍要以富含纤维素的蔬菜、水果为主，同时保证摄取足量的蛋白质、糖，以及钙、铁、磷和钾等营养元素。

为了保证孕妈咪营养的需要，每天膳食最好做到以下几点：

1. 摄取主食400～500克。

2. 蛋类可以提供优质蛋白质、叶酸、B族维生素和铁等，因此，孕妈咪应每天食用1～3个鸡蛋。

3. 摄取各种鱼、瘦肉等约80～150克，每周最好食用300～500克动物肝脏。

4. 孕妈咪适量吃些豆类食品，将对胎儿健脑十分有益。每天可食用200克大豆制品。

5. 每日必须食用400～500克新鲜蔬菜，如芹菜、油菜、萝卜、西红柿等，新鲜水果如苹果、香蕉、橘子、红枣等根据个人情况选择食用。

6. 为了保证碘的摄入，孕妈咪每天应食用海鱼、海虾、紫菜等。

7. 孕妈咪每天要保证充足的水分，富含各种矿物质的汤水也是必不可少的。

**一日营养食谱**

| | 早餐 | 午餐 | 晚餐 |
|---|---|---|---|
| 主食 | 牛奶250ml，奶油包2个（约150g）。 | 米饭2小碗，或小花卷2个（量约150g）。 | 米饭2小碗，或馒头2～3个（量约150g）。 |
| 副食 | 各种新鲜拌蔬菜1小盘，鸡蛋1个，肉类50g。水果可选香蕉2个或苹果1个。 | 炒三丁（鲜笋200g、胡萝卜100g、鸡肉100g），番茄里脊片（番茄酱100g、瘦猪肉150g），羊肉丸子白菜汤2小碗。下午水果葡萄约200g。 | 香菇西蓝花（西蓝花250克、鲜香菇100g），红焖牛肉土豆（牛肉250g、土豆200g），菠菜豆腐排骨汤2小碗。晚上水果品种可根据自己的口味选择。 |

# 第38周

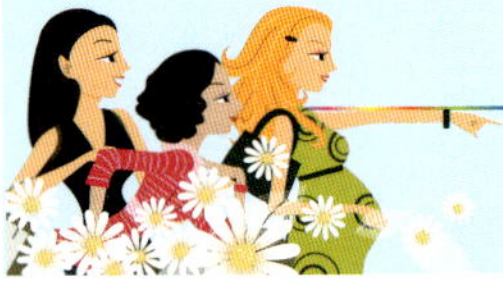

## 预防胎儿窘迫

### 什么是胎儿窘迫

胎儿窘迫是指胎儿在宫腔内缺氧而引起的一系列症状。产前或临产时缺氧均可导致胎儿窒息死亡。胎儿窘迫常因为母体血液中含氧量不足、胎盘功能不全或胎儿血循环受阻（脐带受压）所致。从发生的速度可分为急性和慢性两类。慢性胎儿窘迫常发生于产前阶段，多见于孕妈咪在怀孕前已有的全身性疾病，如贫血、肾病等；急性则多发生于临产阶段，常见于怀孕后所并发的疾病，如前置胎盘、羊水过多或过少等。

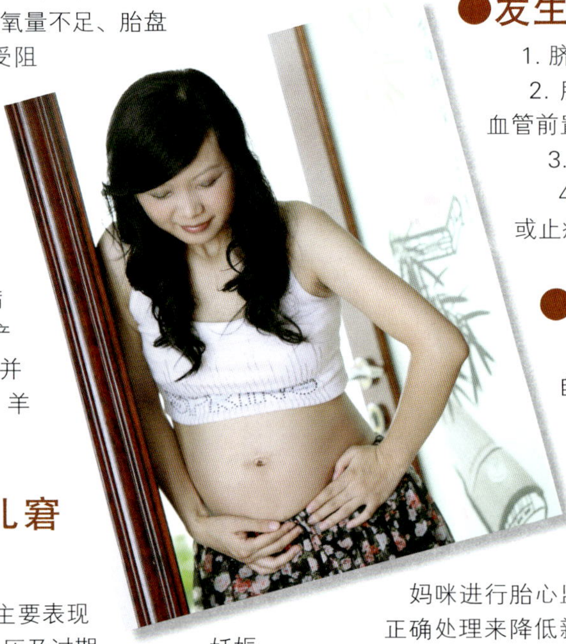

### 发生慢性胎儿窘迫的原因

1. 胎盘功能不全，主要表现于妊娠中毒症、妊娠高血压及过期妊娠。

2. 胎儿病变，主要为ABO血型不合所致的新生儿溶血症、胎儿宫内感染、畸形。

3. 孕妈咪非产科性疾病，主要是心脏功能不全、心力衰竭；肺功能不全或者哮喘、肺结核病；血液病及贫血、凝血障碍、白血病等；糖尿病及糖尿病前期；其他疾病如内分泌疾病、结缔组织病（红斑狼疮）等。

### 发生急性胎儿窘迫的原因

1. 脐带并发症，如脱垂、打结、过短等。

2. 胎盘并发症，如胎盘早剥、前置胎盘、血管前置。

3. 难产处理不当。

4. 胎儿因素，如胎儿出血、大脑产伤，或止痛及麻醉剂应用不当。

### 如何预防胎儿窘迫

1. 应认真做好产前检查，尽早掌握自己有无可能发生慢性胎儿窘迫的各种原因，如有则要积极进行治疗。如怀孕时伴有妊娠中毒症、过期妊娠、妊娠期合并全身性疾病等，需进行胎心监护，对妊娠整个过程进行严密观察。

2. 临产时去医院住院，医生会给孕妈咪进行胎心监护。绝大多数可通过早期发现、及时正确处理来降低新生儿窒息发生率及死产、新生儿死亡等。

3. 如是属于产力异常、滞产及胎头浮动的产妇，则需加强监护，临产时尽量少用宫缩素及麻醉剂。脐带并发症及产力异常，是胎儿窘迫最常见的原因。一旦有异常现象，医生会适时正确处理各种异常分娩。

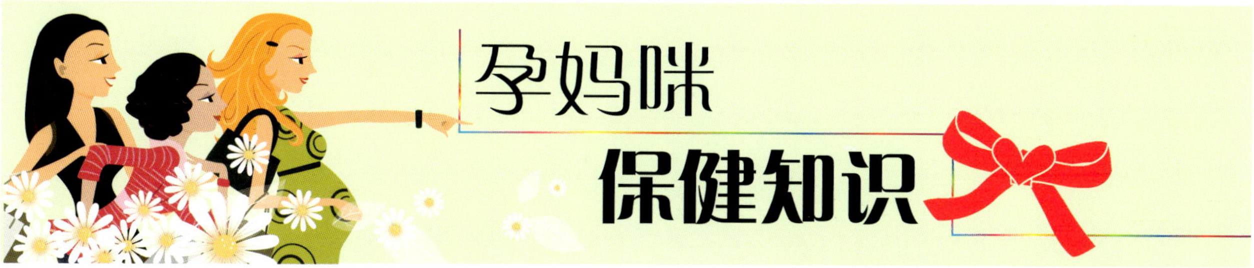


## 到了预产期就一定分娩吗

胎儿在母体内发育平均需要266天。鉴于排卵日期可能提前或推后，胎儿的成熟及分娩又存在一定的个体差异，实际只有5%的孕妈咪恰好在预产期那天分娩，而75%左右则在预产期前2周内及其后2周内临产。故妊娠38～42周间分娩，均属于足月产。

超过预产期2周或2周以上仍不临产者为过期妊娠。存在着如胎儿过大或胎头过硬，分娩时胎儿不容易通过产道的难题。还有，过期产胎盘老化或功能减退以及羊水减少，致使胎儿不能耐受产程中强烈的子宫收缩而易发生宫内缺氧等高危因素，对胎儿安全娩出不利。所以，应尽量设法避免发生过期妊娠。

超过预产期的孕妈咪，仍应按时进行产前检查。经医生核对预产期，一旦确定已过1周时，应遵照医生要求及时入院，接受适当的引产措施。

## 过期妊娠的预防及处理

过期妊娠的发生率为8%～10%。过期妊娠对母子不利，尤其对胎儿有害，为防止过期妊娠，应做到以下几个方面：

1. 按期做孕期保健检查。

2. 核对末次月经及以往月经周期是否规律，以准确计算胎龄。

3. 凡预产期（经核实）超过10天，应入院做好引产准备，计划分娩。

4. 凡羊水不少，胎儿大小适中，胎盘功能正常，宫颈尚不成熟的，可积极进行宫颈软化，在全面监测后，延迟分娩2～3天。如果没有条件监测，则应及时采取引产措施，勿使妊娠超过42周。

## 防治胎盘早剥

怀孕20周后或分娩期，正常位置的胎盘在胎儿娩出前部分或全部从子宫壁剥离时，称为胎盘早剥。胎盘早剥是妊娠晚期的严重并发症，往往起病急，进展快，可危及母婴生命，其围产儿死亡率为20%～35%，较无胎盘早剥者高15倍。

预防胎盘早剥，要加强产前检查，积极预防与治疗妊娠高血压疾病，对合并高血压病、慢性肾炎等高危妊娠应加强管理。妊娠晚期避免仰卧位及腹部外伤，胎位异常行外倒转术纠正胎位时，操作必须轻柔。处理羊水过多或双胎分娩时，避免宫腔内压骤然降低。

在治疗胎盘早剥时，如果出血不多，胎心正常，胎儿未足月，母婴生命不受影响，可行保守疗法。出血停止后，就诊很方便的病人可允许出院。如果是出血量大、处于休克状态的重症患者，应积极补充血容量，纠正休克，尽快改善患者状况，一旦确诊，必须及时终止妊娠。

胎盘早剥的危险性与治疗、处理的及时与否密切相关，及时、有效的治疗，可以使母儿患病率和死亡率显著降低。

## 孕妈妈的身体准备

1. 分娩时体力消耗较大，因此分娩前孕妈妈必须保证充分的睡眠时间，午睡对分娩也比较有利。

2. 合理安排孕妈妈的生活，接近预产期的孕妈妈应尽量不外出和旅行，但也不要整天卧床休息，做一些力所能及的轻微运动还是有好处的。

3. 临产前应绝对禁止性生活，免得引起胎膜早破和产时感染。

4. 孕妈妈必须注意身体的清洁，由于产后不能马上洗澡，因此，住院之前应洗澡，以保持身体的清洁。若到公共浴室洗澡，必须有人陪伴，以防止湿热的蒸汽引起孕妈妈的昏厥。

5. 在临产期间，准爸爸应尽量不要外出，夜间要在妻子身边陪护。

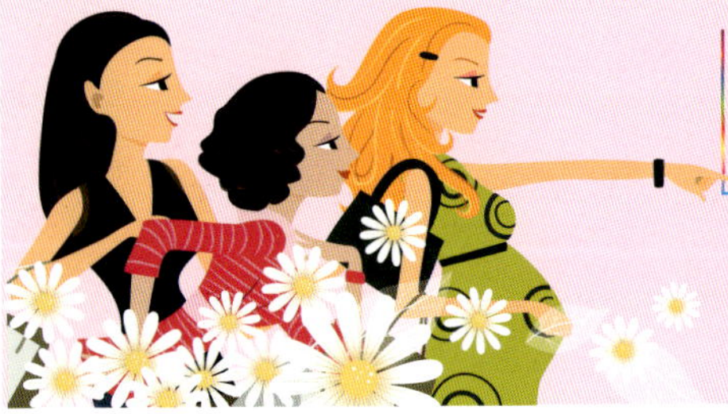

# 胎教讲堂

## ●对话胎教

在怀孕的最后1个月，胎儿视、听、触、味等感觉已健全，出现明显的好恶情绪。孕妈咪可给胎儿讲简单的童话，唱儿歌，向胎儿介绍他将面临的这个家庭。

孕妈咪还可以亲手制作一些“幼儿教育”使用的原始教材，每天读给胎儿听。例如要教“茶杯”或“苹果”这个词时，就在白纸中央贴一张剪下来的茶杯图片或苹果图片，再简单讲述一下物品的特性。也可以利用幼儿识字画册，拣一些简单常用的来进行胎教，这样能促进胎儿大脑的发育。

## ●视觉胎教

这个月时，孕妈咪的腹壁、子宫壁已变得较薄，光线易于透过，因此还应对胎儿进行视觉胎教。不刺眼的柔和光线可以增加胎儿对于明暗的感觉和节奏，以此提高胎儿对光的敏感度，初步促进生物钟的建立，这对大脑的发育和成熟有利。

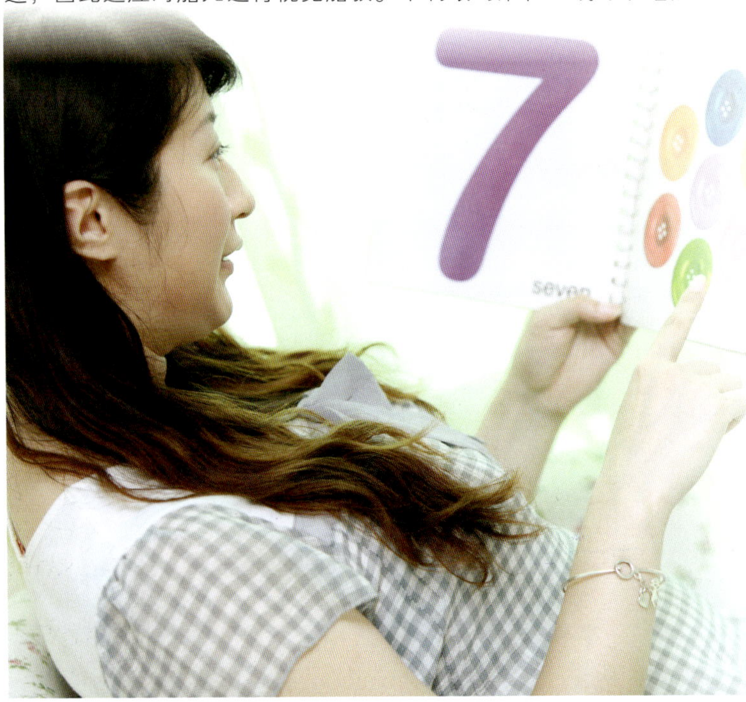


这时视觉胎教的具体做法是：在每晚听音乐之前和之后，把手电筒玻璃光罩直贴在孕妈咪的腹壁上，约在宫底以下三横指处对胎儿进行照射，每次照射2～3分钟。

## ●意念胎教

母亲与胎儿之间是存在情感沟通渠道的。母亲的情感状态和心理状态可通过神秘的途径传递给胎儿，进而对胎儿产生潜移默化的影响。

临近产期，孕妈咪应该沉下心来，专心看一些有关分娩和胎教方面的书，了解这方面的必要知识。平时也可多阅读一些有益的书籍，可以把敏捷的思维和丰富的联想传递给胎儿。另外，孕妈咪还可以想象自己的宝宝聪明、活泼、稚嫩的模样，向宝宝注入自己满腔的爱心。

## ●抚摸胎教

由于越临近产期，孕妈咪越容易出现紧张、焦虑、恐惧的心情，加上产程中的一些干扰措施等，这就容易使得难产增多。研究发现，适当进行按摩对胎儿来说是种很好的优教方法，甚至在新生儿出生时，按摩还可以使产程明显缩短，使难产的发生率降低。

具体做法是：孕妈咪或丈夫用手，在孕妈咪腹部触摸到胎儿身体后，用手指稍稍用力弹压胎儿肢体，用手轻轻推一推胎儿身体，一般在5分钟内总共做10多次即可，每晚在听音乐时做，或在手电筒光照前后做均可。

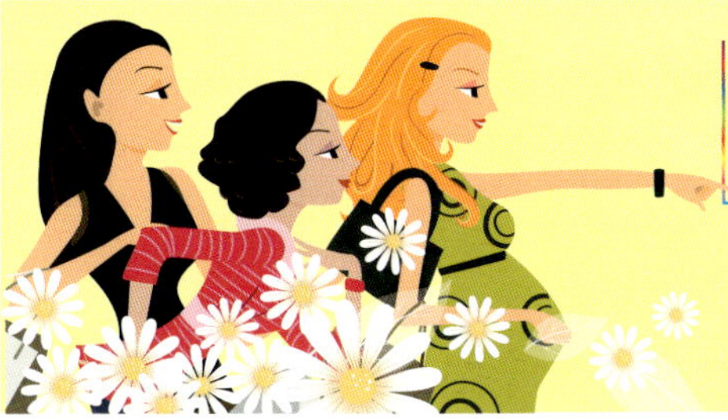

# 防治 胎儿宫内发育迟缓

## ●什么是胎儿宫内发育迟缓

胎儿宫内发育迟缓是指妊娠满37周，胎儿出生体重低于2500克，或低于同孕龄正常平均体重的两个标准差，或低于同孕龄正常平均体重的10个百分点。这样的婴儿成长发育较差，大约在1年之内，躯干的发育和智力均赶不上正常儿。这种病在我国发生率平均为6.39%，是围产期的主要并发症。

## ●胎儿宫内发育迟缓的原因是什么

一般情况下，造成胎儿宫内发育迟缓有以下三个方面的原因。

1. 孕妈咪方面的因素。孕妈咪患有慢性疾病或产科方面合并症，有接触化学毒物或放射线等历史。

2. 胎儿方面的因素。由于胎儿细胞分裂规律紊乱，影响胎儿发育，或者缺乏某种基因影响蛋白质合成等引起先天性畸形。

3. 胎盘方面的因素。如胎盘发育不良，胎盘较小，胎盘形态多呈分叶状，因此，通过胎盘供应胎儿的营养物质必然受到影响。

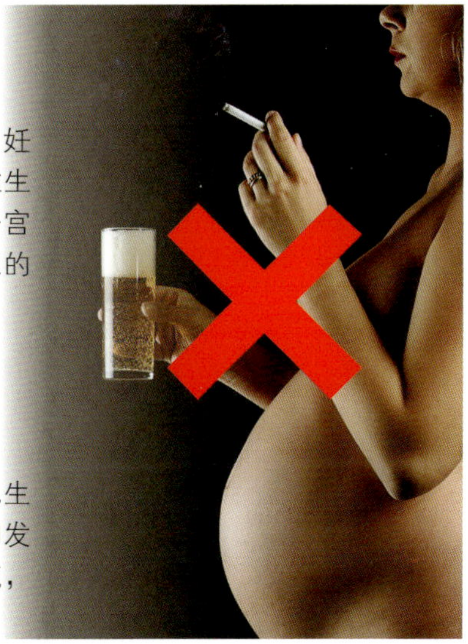

## ●如何预防胎儿宫内发育迟缓

孕妈咪首先应从孕前开始，避免接触毒物和放射性物质，勿吸烟、酗酒等。妊娠后应避免病毒感染，忌乱服药。从妊娠3个月起，应特别注意增加蛋白质、维生素、铁、钙的摄入。注意防治妊娠高血压疾病、肾炎等内科合并症，避免影响子宫胎盘供血。孕妈咪，尤其是有内科疾病及水肿的孕妈咪，应该增加侧位卧床休息的时间，并采取左侧卧位，可以有效地输送子宫胎盘供血，以增加胎盘血流量。

## ●如何治疗胎儿宫内发育迟缓

### ☆注射葡萄糖或麦芽糖

含必需氨基酸的复方氨基酸静注或羊膜腔内注射，补充维生素，可促进胎儿生长发育。如能早期发现，早期补给锌、叶酸，有利于胎儿生长发育。间断吸氧和发送子宫绒毛间隙供血方式也有效，为达到后一目的，常用沙丁胺醇2.4～4.8毫克，每日3～4次，已证明效果良好。

### ☆产科处理

主要是考虑是否终止妊娠。继续妊娠的指征为：宫内发育迟缓被纠正，而且没有合并症；胎盘功能及胎儿宫内情况良好。终止妊娠的指征为：有并发症，并于治疗中加重的；治疗后未好转，胎儿已成熟，未成熟促其成熟后；胎盘功能不佳，继续妊娠危险者。

如果为宫内发育迟缓的胎儿，分娩前应定期做胎心监护、超声波检查，准确了解病情变化。分娩后新生儿应重点监护，长期了解其生长发育情况。

# 第39周

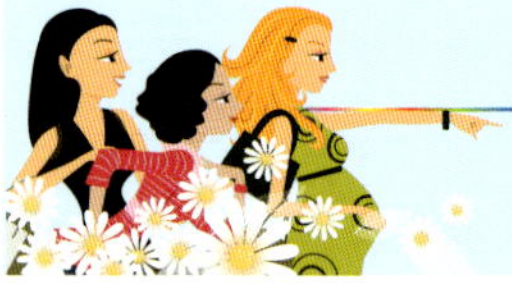

## 分娩方式多了解

目前医院一般采用三种分娩方式，即自然分娩、无痛分娩与剖宫产。一般医院会对产妇做详细的全身检查和产科检查，检查胎位是否正常，估计分娩时胎儿有多大，测量骨盆大小是否正常等，如果一切正常，就会建议采取自然分娩的方式。如果有问题，则会采取剖宫产。无痛分娩则是由患者自身来决定的，不想忍受产程剧痛又能自然分娩的人可选择无痛分娩。

剖宫产是处理高危妊娠和难产的有效方法，自然分娩的产妇产后恢复快，而且婴儿有经过产道挤压的过程，因此在呼吸系统等方面的发育也较好，是情况正常的产妇的最佳选择。无痛分娩则为害怕生产疼痛的产妇提供自然分娩的机会。

### ●无痛分娩

无痛分娩也是自然分娩的一种形式，是指在分娩过程中用各种方法使产妇的疼痛减轻甚至使之消失。目前通常使用的分娩镇痛方法有两种：药物性的和非药物性的。药物性的是应用麻醉药或镇痛药来达到镇痛效果，目前应用最多。非药物性的是通过产前训练、指导子宫收缩时的呼吸等来减轻产痛；分娩时按摩疼痛部位或利用中医针灸等方法，也能在不同程度上缓解分娩时的疼痛。

无痛分娩并不是人人都适合。须经过妇产科和麻醉科医生认真检查后才能确定是否可以采取这种分娩方式。如有妊娠并发心脏病、药物过敏、腰部有外伤史的产妇，应向医生咨询，由医生来决定是否可以进行无痛分娩。有阴道分娩禁忌症、麻醉禁忌症的人就不可以采用此方法。如有凝血功能异常，绝对不可以使用这种方法。

### ●剖宫产

剖宫产是产妇在分娩过程中，由于产妇及胎儿的原因无法使胎儿自然娩出而由医生采用的经腹切开子宫取出胎儿及其附属物的过程。

剖宫产手术的实施降低了孕产妇及围产儿的死亡率，对产钳及困难的臀位产造成的创伤及新生儿并发症也明显减少。但剖宫产有利也有弊，它毕竟是一种手术，有可能对新生儿和产妇自身造成不必要的损伤，选择时应谨慎对待。

### ●自然分娩

自然分娩又称阴道分娩，是在产力的作用下，胎儿头部从最小径线通过母体产道，自然娩出胎儿的过程。经过医生测量检查后，确认可自然分娩的孕妈咪均可施行。

对于多数孕妈咪来讲，最好的分娩方式还是选择自然分娩，因为自然分娩没有手术可能出现的并发症和创伤，分娩后活动自如，身体恢复快，子宫上不留瘢痕，如果再次分娩较瘢痕子宫的产妇危险性小。而且，自然分娩对胎儿有益，也不会出现手术生产时器械损伤新生儿的危险。

但是，产程较长，会有产前阵痛、阴道松弛、子宫膀胱脱垂后遗症、会阴损伤或感染、外阴血肿等。

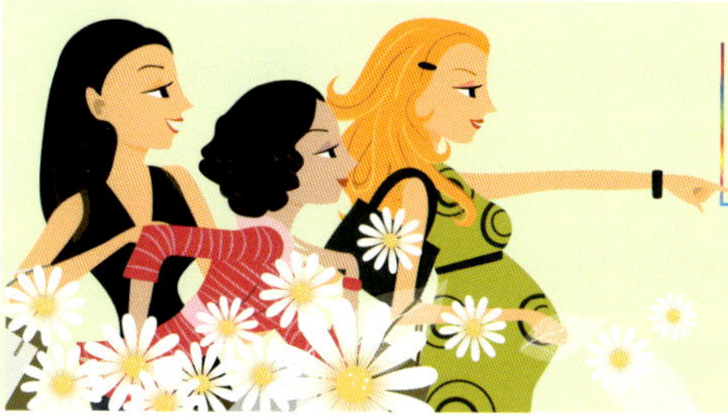

# 分娩前的准备

## ●注意保持外阴清洁

预产期前几天，孕妈咪尤其要注意保持外阴清洁，每天早晚用肥皂、温开水反复洗涤外阴、大腿内侧和下腹部。

若临产前产妇患有阴道炎、阴道内分泌物较多，化验报告表明阴道有真菌、滴虫或清洁度在“++”以上者，除请求医生治疗外，可选用中药银花藤、苦参、野菊花、土茯苓、防风、地肤子各30克煎汤熏洗，还可用1：1000的新洁尔溶液，或用1：5000的高锰酸钾溶液洗涤，早晚各一次，每次洗涤后须换上干净内裤。

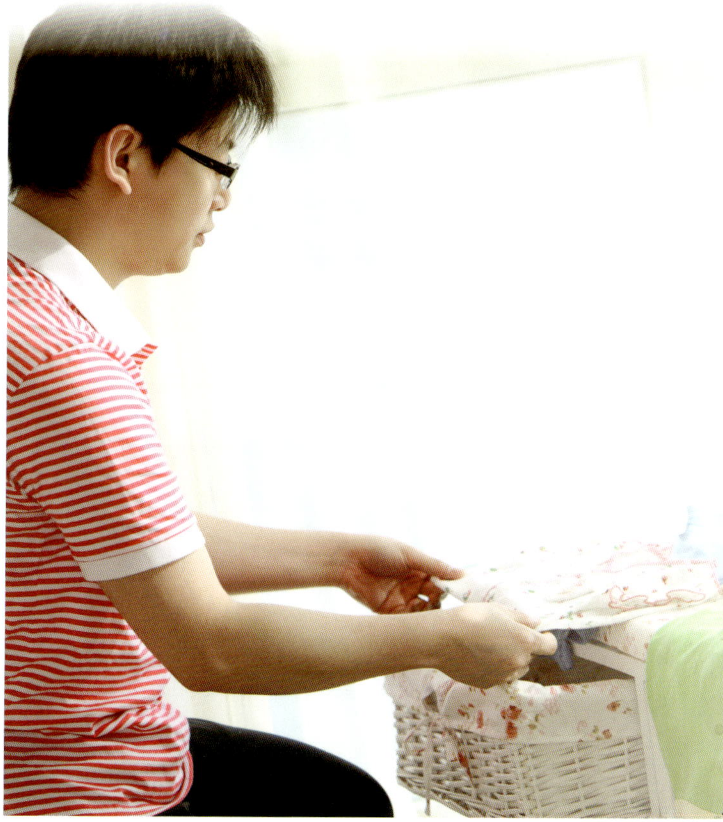

## ●准备孕妈咪的用品

产妇的证件：医疗证、挂号证、医疗保险证。

衣物：肥大的睡衣或内衣至少2套；棉质内裤至少4～6件；棉质、宽带、前面或侧面可拉开的胸罩2～3件；棉线袜2双，拖鞋1双。

日常用品：毛巾7～8条；小洗脸盆1个（产妇洗下身专用）；牙刷、牙膏、梳子、护肤品等洗漱用具1套；产妇用卫生巾及卫生纸各适量。

母乳喂养用品：手动吸奶器1个，乳头保护天然油脂适量，消毒湿巾1条，乳头保护罩1个。

其他：餐具1套，塑料或金属饼干筒1个（放置小食品），以及记录纸、笔（产妇或家属住院期间记事用）、零钱、手机等。

## ●准备宝宝用品

婴儿洗澡用品：婴儿专用的洗浴用品，2条软毛巾（洗身体用），1条洗脸用的小毛巾，1条用来擦干身体的大毛巾，以及椭圆形的浴盆、消毒棉球或纱布。

婴儿床上用品：活动床或摇篮（可供婴儿白天使用），1条小毛毯或被子，带栏杆的婴儿床，数条棉质床单（以备尿湿更换用），可在婴儿床上吊挂的小玩具。

婴儿食品：配方奶粉，补钙用品。

婴儿日常用品：棉质尿布或纸尿裤，纯棉质婴儿服装，童车。

人工喂养用品：125毫升奶瓶、250毫升奶瓶，普通奶嘴、防塌陷奶嘴，奶嘴消毒器，漏斗（便于将热好的奶倒入奶瓶中），奶瓶刷。

特殊用品：体温计，75%酒精。

这些物品孕妈咪及其家属应提前准备，备完后做个记号，临产前再次检查一下。

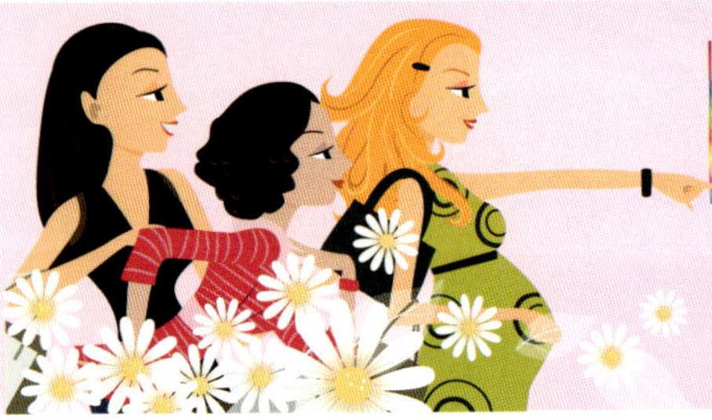

# 对分娩征兆的认识

在分娩开始前，常先出现一些预示临产的症状，孕妈咪及家人要对这些分娩先兆有一定的了解，才能在临产前做到不慌乱、不紧张，采取合理的措施。

## ●临近分娩的征兆

### ☆上腹部压迫症状减轻

妊娠36周后，孕妈咪的子宫和产道变软，胎头入盆，子宫开始下降，减轻了对横膈膜的压迫。此时孕妈咪会觉得呼吸困难的现象有所缓解，胃胀、吐酸水、烧心等症状都会明显地减轻。

### ☆不规律地宫缩

宫缩是指腹部阵阵无规则地发紧，宫缩没有规律，可能是1小时以上1次，也有可能十多分钟1次，而且每次持续的时间也不等，一般是几分钟到十多分钟。这是临产分娩征兆之一，与真正的产前有规律的宫缩不相同，这种现象在疲劳和兴奋时更容易出现。

### ☆尿频

尿频也是临近分娩征兆之一。这是因为下降的胎头压迫，导致膀胱存尿量少，有点儿尿就感到憋尿，要上厕所，并不是由泌尿系统疾病导致。

### ☆分泌物增多

为准备生产，子宫颈管张开，因此阴道分泌物增多，为透明的或是白色有黏性的分泌物。如果出现茶色带血的分泌物，就该住院准备了。因此，在怀孕晚期，必须经常注意分泌物的性状、颜色。

### ☆胎动减少

这是由于胎位已相对固定的缘故。但如持续12小时仍感觉不到胎动，应马上接受医生诊断。

以上这些征兆并非每个孕妈咪全部都具备，会因人而异。即使出现这些征兆，也不要慌张，并不会马上分娩，所以要冷静对待。

## ●即将分娩的征兆

### ☆出现规则的子宫收缩

当出现有规律的子宫收缩，每隔10～15分钟1次，每次持续时间几十秒钟，即使卧床休息宫缩也不会消失，而且间隔时间逐渐缩短，持续时间渐渐延长，收缩的强度不断增强，这是临产的开始，应该立即去医院待产。

### ☆阵痛

周期性的子宫收缩就是阵痛。刚开始时是每半个小时或一个小时就会有15秒左右的腹部张力，然后间隔时间会越来越短，反复地加强规则的子宫收缩。到了10分钟1次规则阵痛时就是要开始分娩了。

### ☆见红

见红是指在分娩开始前24小时内阴道会排出一些血性黏液。当产妇“见红”时就表示24小时以内即将临产。

### ☆破水

由于子宫收缩不断加强，子宫内的羊水压力增加，羊膜囊就会涨破，“胞浆水”就会流出，这时应该立即将孕妈咪送往医院。一般情况下，孕妈咪会在24小时以内临产。

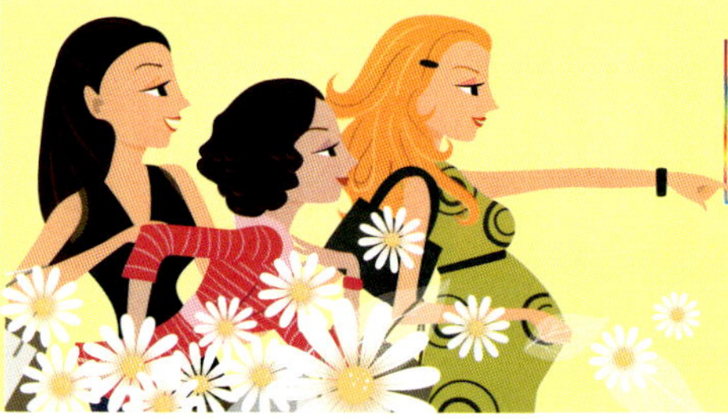

# 分娩心理保健宜注重

## 孕妈咪临近分娩时的心理反应

分娩对孕妈咪来讲是一件重大的应激事件，特别是初产妇，她们往往缺乏心理准备，对生产既感到神秘，又有些惧怕。有的孕妈咪往往有想象分娩时的疼痛，担心分娩不顺利，忧虑胎儿是否正常及胎儿的性别和长相是否理想等心理。

## 不良心理对分娩造成的影响

恐惧、焦虑、忧郁是孕妈咪最常见的心理反应，然而准妈妈在分娩时，心情越紧张，肌肉就会绷得越紧，产道不容易撑开，婴儿不能顺利出来，不但疼痛会更厉害，而且还会造成难产、滞产；相反，心情舒畅，让肌肉和骨盆放松，婴儿才能顺利通过。同时如果准妈妈过度焦虑，则容易导致子宫收缩乏力，可能增加助产率和产后出血。

## 缓解临产前紧张情绪的方法

1. 定期做好孕期保健、定期检查，确保宝宝的安全，消除担心。

2. 注意营养、休息，经常散散步、听听轻音乐，尽可能地放松自己，或看一些喜剧片，读一些高雅的书籍，不看恐怖影视、小说，以免增加额外的紧张。

3.安排好分娩前的准备工作，协商好分娩过程中可能出现的问题和解决办法。

4. 与社会多接触，尤其周围亲人，跟妈妈们交谈，咨询产科专家，获取分娩和育儿的感受和经验，以消除心中的疑问和了解分娩和育儿的知识。

5. 安排好工作，处理好家庭、社会关系，消除各种矛盾，不让不良的情绪带到临产中。

## 减轻分娩疼痛的心理疗法

孕妈咪应增加分娩的信心，保持良好的情绪，从思想上消除对分娩的恐惧不安的心理障碍。保持平静的心情，想象生产顺利情景，同时自我暗示："很快就能见到宝宝了。"参加孕妈咪学校的课程，了解生产的过程和引起疼痛的原因，有助于克服对分娩的恐惧心理。总之，要有冷静的态度，运用事先对分娩的过程详细的了解，做好配合助产人员的准备，这种心理状态能很好地帮助产妇克服产前的种种不适，也有利于产后的尽快恢复。

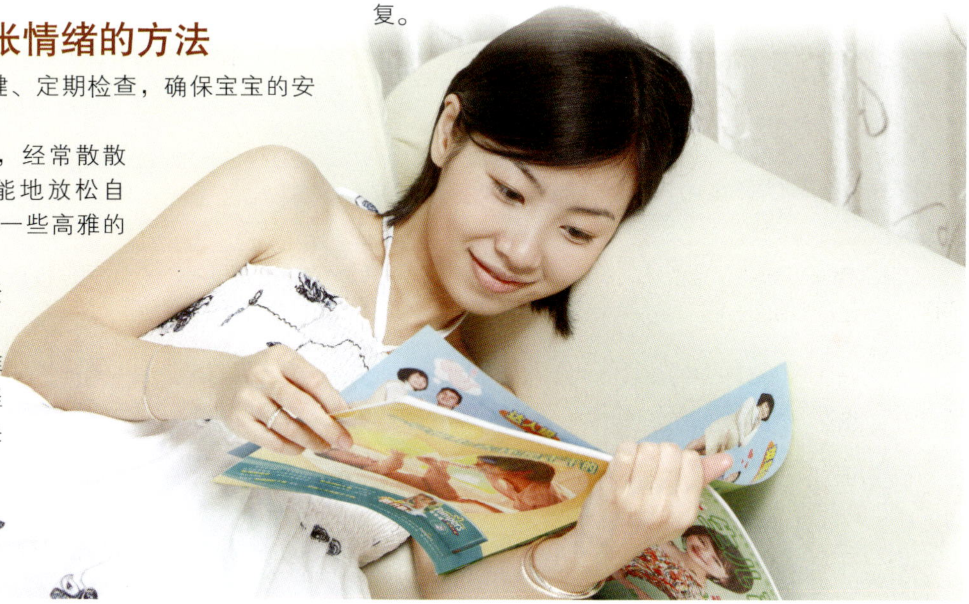

# 第40周

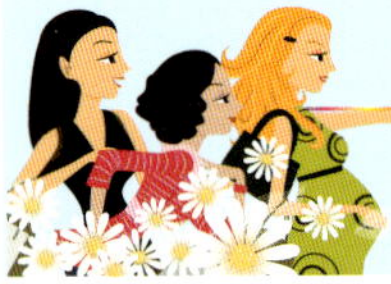

## 分娩当天怎么吃

### ●分娩前的饮食准备

在分娩前，产妇一定要重视饮食营养，很多产妇在监控分娩时因子宫阵阵收缩带来疼痛而不愿进食，甚至还会发生呕吐，这对于分娩是非常不利的。正确的方法是应该尽量少食多餐，吃些容易消化、高热量、低脂肪的饮食，如稀饭、面条、牛奶、鸡蛋等，以增加体力。为利于分娩，还要注意补充足够的水分，多喝糖水或含铁元素多的稀汤，为分娩时失去过多的水分做准备。

临产前可准备1～2千克优质羊肉（或猪肉）、250克红枣、250克红糖、50克当归。待临产前3天，每天取以上原料的1/3，洗净后，加入1升水，同放入锅中煮汤，待煮熟后取出，分为2份，早、晚各1次，服至分娩时为止。这既可增加孕妈咪的体力，有利分娩，还可以安神，并防止产后恶露不尽，有益产后疲劳的恢复。

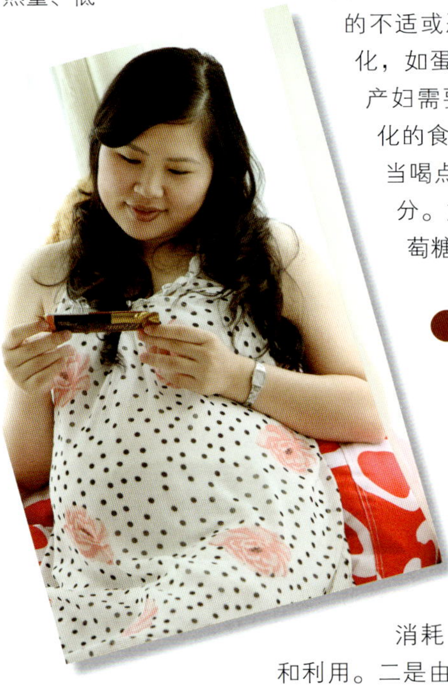

### ●分娩时的饮食须知

分娩时，产妇要有足够的能量供给，才能有良好的子宫收缩力，才能将孩子娩出。第一产程中，由于不需要产妇用力，产妇可尽可能多吃些东西，以备在第二产程时有力气分娩。所吃的食物应以碳水化合物性的食物为主，因为它们在体内的供能速度快，在胃中停留时间比蛋白质和脂肪短，不会在宫缩紧张时引起产妇的不适或恶心、呕吐。食物应稀软、清淡、易消化，如蛋糕、挂面、糖粥等。第二产程中，由于产妇需要不断用力，此时应进食高能量、易消化的食物，如牛奶、糖粥、巧克力等。还可适当喝点果汁或菜汤，以补充因出汗而失去的水分。如果实在无法进食时，也可通过输入葡萄糖、维生素来补充能量。

### ●准备巧克力

产妇在临产前要多补充些热量，以保证有足够的力量，屏气用力，顺利分娩。很多营养学家和医生都推崇巧克力，认为它是“助产大力士”，并将它誉为“分娩佳食”。一是由于巧克力营养丰富，含有大量的优质碳水化合物，能产生出大量的热能，供人体消耗，而且能在很短时间内被人体消化吸收和利用。二是由于巧克力体积小，发热多，而且香甜可口，吃起来也很方便。产妇只要在临产前吃一两块巧克力，就能在分娩过程中得到热量。

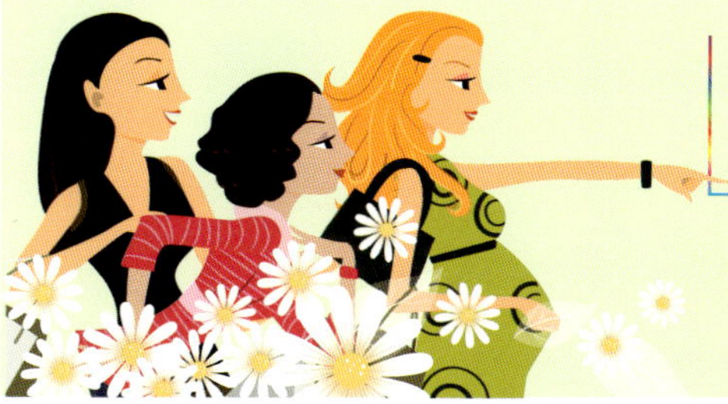

# 分娩时怎样配合医生

产妇分娩需要医生或助产人员帮忙，同时产妇也需要积极的配合才能使产程更顺利。产妇的分娩大多数是采用半坐位，即产妇躺在产床上，头部稍高，脚蹬在产床上。这种体位有利于分娩时助产人员为产妇保护会阴。

## ●第一产程中如何配合医生

在第一产程中，宫口未开全，产妇用力是徒劳的，过早用力反而会使宫口肿胀、发紧，不易张开。此时产妇应做到如下几点：

1. 保持思想放松、精神愉快。许多产妇由于缺乏对分娩的一般常识，当子宫收缩引起的疼痛加剧时，心里会很紧张，然而这种紧张的情绪会使食欲减退，引起疲劳、乏力，直接影响子宫收缩，影响产程进展。所以，产妇要保持思想放松、精神愉快。

2. 保存体力，注意休息，适当活动。在阵痛间隙要保持安静，利用宫缩间隙好好休息，节省体力，切忌烦躁不安，消耗精力。如果胎膜未破，可以下床活动，适当的活动能促进宫缩，有利于胎头下降。因为分娩是一漫长的强体力劳动，需要足够的体力来完成。

3. 采取最佳的体位。除非是医生认为有必要，不要采取特定的体位。只要是对妈妈好的必定也对宝宝有利。任何体位，能使产妇感觉减轻阵痛就是最佳的。

4. 补充营养和水分。分娩时，尽量吃些高热量的食物，如粥、牛奶、鸡蛋等，并保证水的摄入，以保障有足够的精力来承担分娩重任。

5. 勤排小便。膨胀的膀胱一方面有碍胎先露下降和子宫收缩，另一方面膀胱也会因受压而充血、水肿，使膀胱的张力下降，发生排尿困难，增加尿路感染的机会。在产程中，应在保证充足的水分摄入前提下，每2～4小时主动排尿1次。

6. 舒缓用力。在阵痛强烈时会不知不觉地使劲，但此时切忌屏气用力，用力要舒缓，精神要放松。

## ●第二产程中如何配合医生

第二产程时间最短，但也是分娩的时期。宫口开全后，产妇要注意随着宫缩用力。宫缩间隙要休息，放松，喝点水，准备下次用力。当胎头即将娩出时，产妇要密切配合接生人员，不要再用力屏气，避免造成会阴严重裂伤。

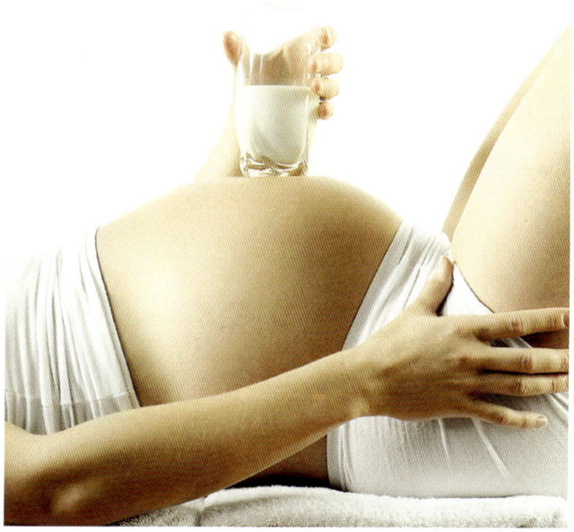

## ●第三产程中如何配合医生

在第三产程，产妇要保持情绪平稳。分娩结束后2小时内，产妇应卧床休息，此时可以喝些红糖水，少量进食，补充消耗的能量。一般产后不会马上排便，如果产妇感觉肛门坠胀，有排大便之感，要及时告诉医生，排除软产道血肿的可能。如有头晕、眼花或胸闷等症状，也要及时告诉医生，以及早发现异常，并给予处理。

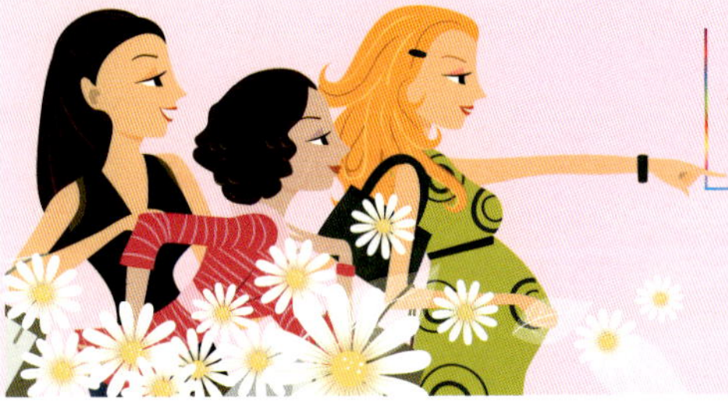

# 分娩中的注意事项

## ●分娩时不宜大喊大叫

分娩的全过程分为三期，也称为三个产程。第一产程为宫口扩张期，是指从规律性的宫缩开始到宫口开全；第二产程为宝宝娩出期，指从宫口开全到胎儿娩出；第三产程为胎盘娩出期，是指宝宝娩出到胎盘排出的过程。

有的产妇在产程开始就忍不住大喊大叫，这是非常有害的。因为产妇在分娩时大声喊叫既消耗体力，又会使肠管胀气，以致不能正常进食，随之脱水、呕吐、排尿困难等会接踵而来，产妇最后便会筋疲力尽，子宫收缩也逐渐变得不协调。有时因宫缩乏力，宫口迟迟不能开大，产程停滞，甚至还会使宫颈因压迫时间过长而发生水肿。有时即使宫口已经开全，进入第二产程，产妇亦因全身力气均已消耗殆尽，也没有足够的力量来增加腹压以娩出胎儿了。由于宫缩乏力，胎头往往不能按正常分娩机制顺利下降及内旋转，结果本来可以顺利分娩，最终变成了难产，胎儿也易因此而受到损害。胎儿娩出后，第三产程还有可能发生产后出血，因此，产妇在分娩时不要大喊大叫。应做好分娩中的自我调节，主动与医生配合，注意休息，按时进食和排尿，以利于产程的顺利进行。

## ●孕妈咪临产前要灌肠

孕妇由于便秘经常有粪便堆积。乙状结肠位于小骨盆腔的左后方，肠内大量粪便的堆积，分娩时往往影响胎头的顺利下降及旋转，以致妨碍产程的进展。分娩时如果没有什么禁忌，初产妇可在宫口开大不到4厘米，经产妇宫口开大不到2厘米时，用温肥皂水灌肠。

灌肠能清除粪便，避免在分娩时肛门放松，粪便排出污染产床及消毒物品，会阴侧切口、会阴伤口、产道及新生儿如被粪便污染，容易发生产后感染。同时，灌肠又能通过反射作用，刺激宫缩，加速产程进展。产妇临床的灌肠，对分娩非常有益。

## ●丈夫是生产的最佳陪护人

产妇生产时，最佳的陪护人应该是丈夫。现在越来越多的医院提供了温馨的家庭式的分娩环境，鼓励丈夫陪伴分娩。

丈夫陪伴在妻子身边，可以帮助妻子克服紧张心理，丈夫温柔体贴的话语可以使妻子得到精神上的安慰，丈夫的鼓励和支持可以增强妻子顺利分娩的信心。

有其信任的配偶在场，产妇感觉自己有了强大的支撑力。丈夫可以分担妻子的痛苦，也可以分享婴儿安全降生的快乐，这对于增进夫妻感情来说，也是至关重要的。

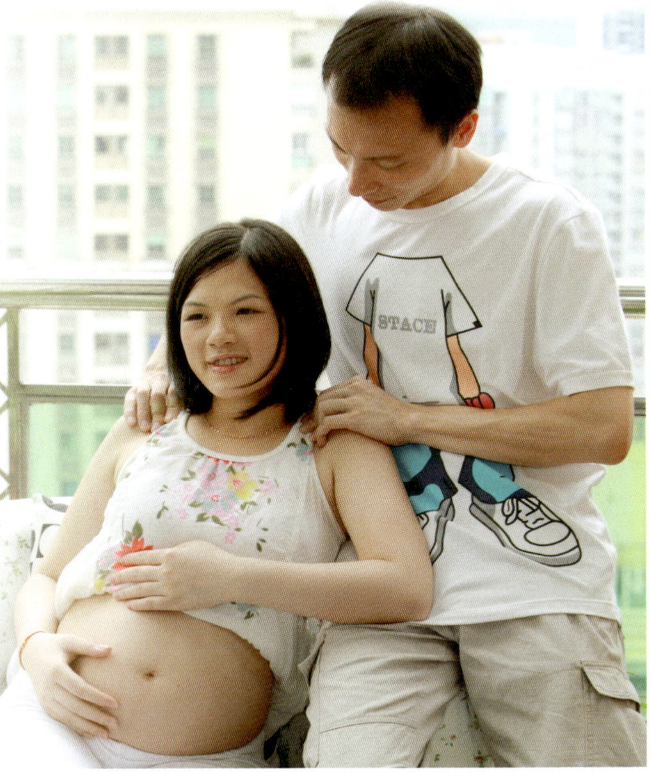

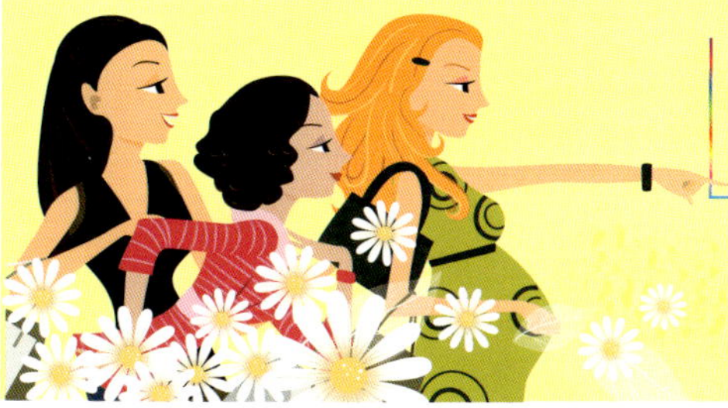

# 分娩意外应对法

## ●如何避免难产

难产，医学术语称做异常分娩，是指分娩时间长、出血过多、母体和胎儿有生命危险的情况。顺产和难产在一定条件下也可以互相转化，如果顺产处理不当，可以变为难产，反之，难产处理及时，也可能变为顺产。避免难产应做到如下几点：

1. 定期接受产前检查，对于妊娠贫血、高血压、胎儿体重异常、胎位不正等妊娠异常情况，可治疗纠正者应及时处理，避免成为影响分娩正常进行的潜在异常因素。

2. 分娩是一项耗时耗体力的劳动，既需要良好的机体状况，也少不了有对分娩过程足够的了解、充分的心理准备作为基础。孕妈咪应了解和掌握一些有助产程进展、缓解分娩阵痛的技巧。产妇对分娩的了解越多，准备越充分，信心越足，分娩成功的可能性就越大。

3. 凭着充分的信心和准备，做好应该、能够做的事，对左右不了的事，交给医生解决。不要无谓地焦虑，只要尽孕妈咪所能主动参与分娩，发挥主观因素，对分娩施与积极影响，即放松、保证良好的休息与进食，并运用自己学习到的助产和镇痛技巧，你就为分娩成功增添了一份保障。

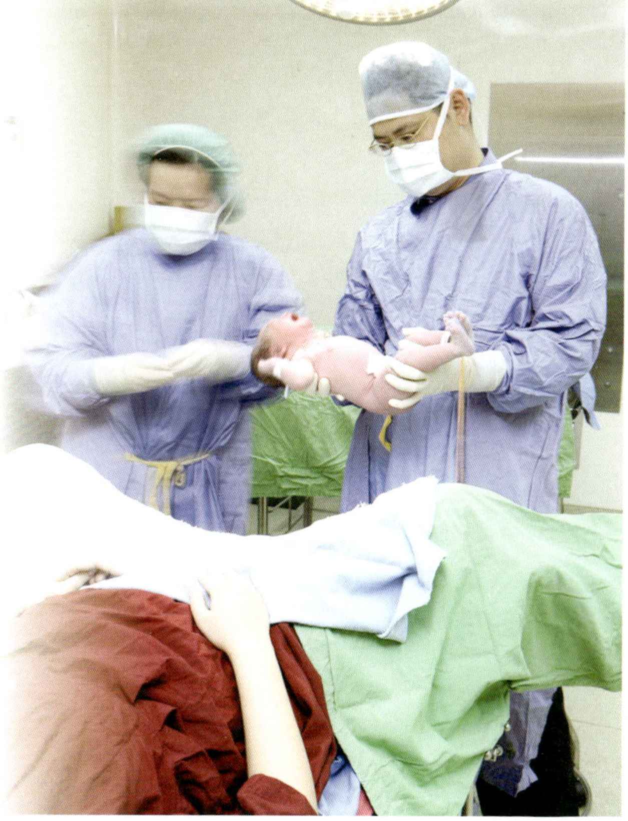

## ●临产时胎位发生变化怎么办

有些产妇在门诊产前检查一直被告知胎位是正的，而生产过程中却被告知胎位不正。这是因为在门诊检查时，只要胎头向下时，就认为胎位是正的，但是因胎头（枕部）的朝向和俯屈不同仍有胎位不正的存在，这种胎位不正只有在临产后才能被检查出来。遇到这种情况时，产妇不要慌张，要有自信心，相信经过自己和医生的共同努力能顺利分娩，这一点很重要，它是决定顺产的一个因素。然后通过和医生配合做到以下几点：

1. 在医生的指导下，进行适当的运动，如行走、下蹲、俯卧等。

2. 按照医生的要求取侧卧、屈腿等。

3. 不要随意使用腹压，同时及时排大小便。

4. 向医生了解产钳和剖宫产的利弊，以选择最有利的分娩方式。

5. 要保持一个正确的心态，相信、信任医生，尽可能采纳医生的建议，因为他们也都希望母婴安全健康。

## ●脐带绕颈怎么办

脐带绕颈是产科常见的并发症。脐带绕颈的发生与脐带长度有关，脐带长者发生绕颈的机会多，脐带越长绕颈的周数也越多，脐带短于30厘米者不会发生绕颈。绝大部分脐带绕颈在妊娠期不会对胎儿产生大的危害，所以没有必要过于担心，只要监测胎动和按时进行产前检查就可以了。如果胎动突然特别频繁或胎动明显减少（12小时胎动少于15次，或较以往减少50%），甚至不动，要及时到医院就诊。虽说脐带绕颈在妊娠时对胎儿没有太大的危害，但分娩时可能会引起胎头衔接困难、下降缓慢、胎儿缺氧等情况，所以有脐带绕颈的产妇，在分娩时要加强监护，只有及时发现异常，及时正确处理，才不会造成不良后果。

## ●如何预防滞产

在分娩过程中，如果因为某种原因使产程延长，超过24小时，则称为滞产。滞产由于临产时间过长，子宫收缩乏力，产妇疲劳，体力消耗，会发生肠胀气、排尿困难、脱水，甚至酸中毒，也容易造成产后出血及感染。胎儿长时间承受子宫收缩的压力，可造成胎儿缺氧、新生儿窒息等，由此增加了手术分娩机会（剖宫产、产钳、胎头吸引术），从而使胎儿产伤、宫内感染的机会也随之增加，所以，要尽可能避免滞产的情况发生。

预防滞产，首先孕妈咪要做好产前的各种准备工作，了解怀孕、生孩子是妇女的生理过程，了解产程的实际过程及自我感觉，以及如何对待的具体措施，打消顾虑，坚定能顺产的信心。在临产过程中，还需要医护人员严密观察产程，关心产妇的情绪及吃、喝、拉、撒、睡等。产程中注意宫缩、胎位与骨盆关系的动态变化，及时发现并加以处理，必要时改变分娩方式，滞产是可以避免的。

## ●胎膜破后怎么办

临产后胎膜破裂属正常，多数自然破膜发生在第一产程末宫颈口近开全时。如果临产前就发生了胎膜破裂，应立即去医院。

临产初破膜，如胎头先露尚未衔接或为臀位，这时需要产妇卧床，以免脐带脱垂受压，危及胎儿生命。在胎头先露者，破膜时流出的羊水性状可反映胎儿在宫内有无缺氧情况，所以如你感到有液体自阴道流出，应告诉医生，医生会通过观察来确定是否破膜了，并检查流出的羊水性状。有时在产程中为了了解胎儿宫内情况或刺激子宫收缩，加速产程进展，医生会经阴道进行人工破膜。

## ●产后出血的预防

在胎儿娩出后24小时内，阴道出血量达到或超过500毫升者，称为产后出血。产后出血是引起产妇死亡的重要原因之一，也是产科常见而又严重的并发症之一，发生率约占分娩总数的1%～2%。因此必须积极防治产后出血。

1．应注意孕妇的一般健康情况，如有无贫血、血压系统疾病或其他异常情况，如发现异常应及时纠正。对有可能发生产后出血的孕妇，如多胎妊娠、羊水过多、妊高征或以往有产后出血史者均应做系统产前检查，并应住院分娩，分娩前检查血型及血Rh因子，做好输血准备。

2．临产期注意饮食和睡眠，消除产妇思想顾虑，防止产程延长，避免消耗体力。第二产程中应指导产妇适时运用腹压以自然娩出胎儿。分娩时不可用力牵拉胎儿，避免软产道损伤及妨碍子宫的正常收缩，适时进行会阴切开以免发生重度会阴裂伤引起出血，对于有出血可能的产妇，应于胎儿前肩娩出后，立即静脉或肌肉注射子宫收缩剂以促进子宫收缩减少出血量。

3．在产程过程中产妇要听从医生的指导，不要思想紧张，不要大声喊叫而浪费体力，要积极进食，注意休息，保持体力。对有可能出现子宫收缩乏力的，在胎儿娩出后立即注射缩宫素，促进子宫收缩。